TB 생물
MEET DEET
기출문제집 2

7판
[신간]

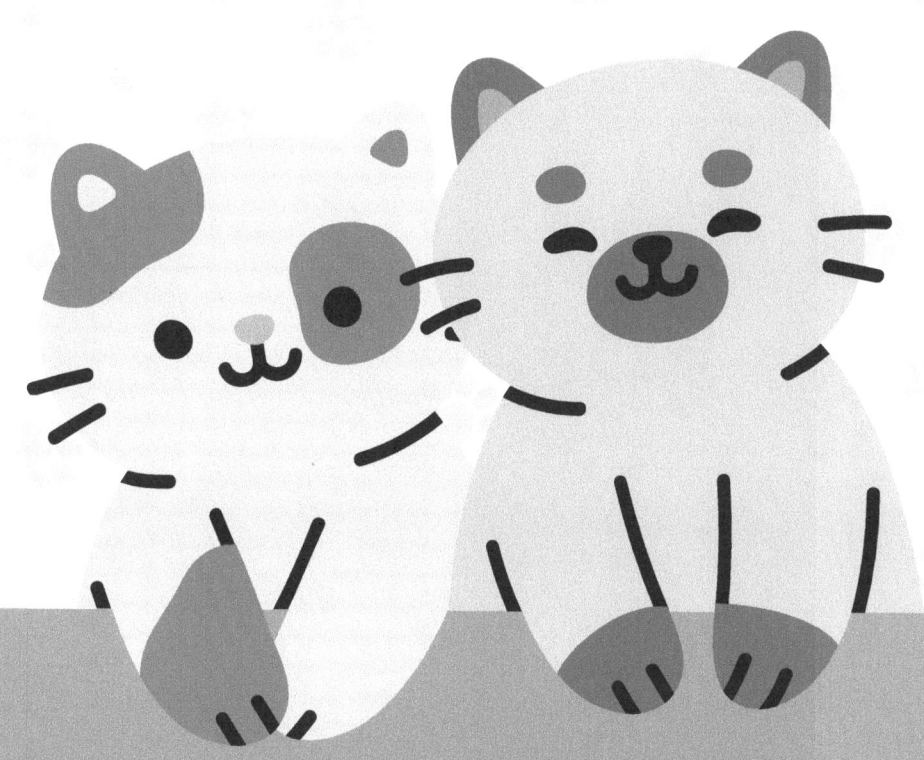

- 2005학년도~2025학년도 문제 수록
- 2017년 신유형 기출문제는 전체 수록
- 김영편입학원 실강 및 인강 진행 교재

WISTORY

All New TB

MEET/DEET 기출문제집 2 (7판)을 출간합니다!

✓ 총 2권으로 구성되어 있으며 TB교재와 함께 학습 시
  실력은 배가 됩니다.
  1권: 세포분자생물학. A~K
  2권: 동물생리학. L~W

✓ MEET/DEET 또는 의대편입을 준비하는 수험생이
  이 문제집으로 고득점에
  한 걸음 다가갈 수 있기를 바랍니다.

✓ 문제를 풀다가 고민이 생기면
  바로 우측 상단의 QR 코드를 찍고
  네이버카페에 질문을 올리세요.
  ▶ 마음의 평화: http://cafe.naver.com/biofirst

아무쪼록 이 교재로 좋은 점수 얻기를 기원합니다.

CONTENTS

L. 신호전달	007
M. 내분비계	023
N. 신경계	063
O. 중추신경계와 말초신경계	091
P. 감각계	103

CONTENTS

Q. 운동계		119
R. 순환계		141
S. 호흡계		175
T. 소화와 영양		193
U. 배설계		205

CONTENTS

V. 면역계	229
Ⅵ. 생식과 발생	293
정답	361

L

신호전달

L. 신호전달

[MEET/DEET - 2005학년도]

L 01.

그림은 간 조직의 세포에 작용하는 아드레날린 신호전달계의 모식도이다.

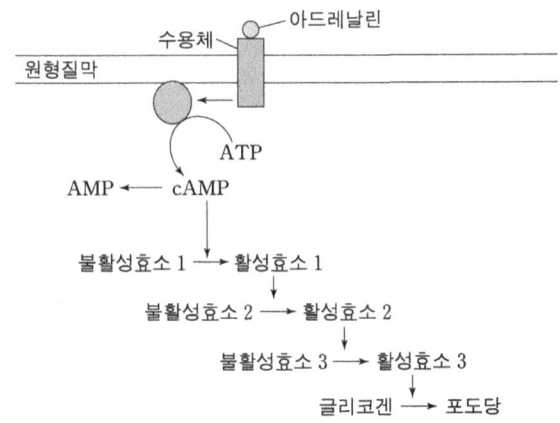

위 신호전달계에 대한 설명으로 옳은 것을 <보기>에서 모두 고른 것은?

보기

ㄱ. ATP는 아드레날린의 신호를 전달하는 세포 내의 신호분자이다.
ㄴ. AMP는 불활성효소1의 활성화를 억제하는 신호분자이다.
ㄷ. 효소의 단계적 연쇄반응을 거치는 것은 신호를 증폭하는 방법이 된다.
ㄹ. 글리코겐의 분해로 만들어진 포도당은 혈당을 높이는데 이용된다.

① ㄱ, ㄴ ② ㄱ, ㄷ ③ ㄴ, ㄷ
④ ㄴ, ㄹ ⑤ ㄷ, ㄹ

[MEET/DEET - 2010학년도]

L 02.

그림은 소장 상피 세포에서 콜레라 독소의 작용을 나타낸 것이다.

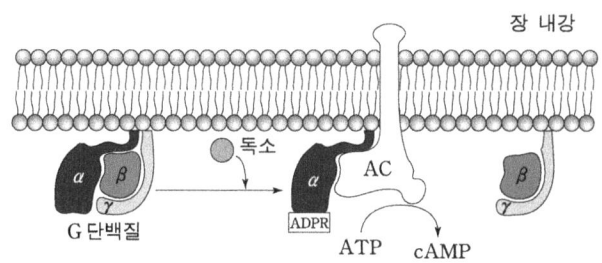

AC: 아데닐사이클라아제
ADPR: ADP-리보오스

이에 대한 설명으로 옳은 것만을 <보기>에서 있는 대로 고른 것은?

보기
ㄱ. 세포내 cAMP의 증가로 음이온 채널이 활성화된다.
ㄴ. G 단백질에 결합한 GTP가 콜레라 독소의 기질로 사용된다.
ㄷ. ADPR은 콜레라 독소에 의해 ATP와 포도당이 반응하여 형성된다.

① ㄱ　　　② ㄴ　　　③ ㄷ　　　④ ㄱ, ㄴ　　　⑤ ㄴ, ㄷ

L. 신호전달

[MEET/DEET - 2008학년도]

L 03.

그림은 지방세포 분화에 필수적인 인자들 중 하나인 PPARγ 유전자의 발현을 조절하는 세포 내 Wnt-1 신호전달 과정을 나타낸 것이다.

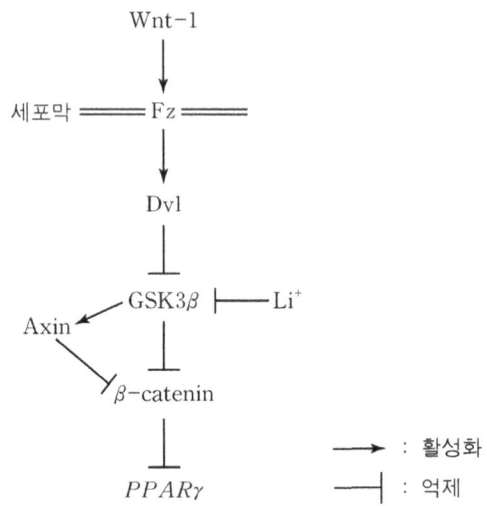

지방전구세포가 지방세포로 분화될 때, <보기>와 같이 처리하여 지방세포로 분화되는 것을 억제하는 경우를 모두 고른 것은?

보기
ㄱ. Wnt-1 단백질 처리
ㄴ. Li^+ 처리
ㄷ. Axin cDNA를 도입하여 발현

① ㄱ   ② ㄱ, ㄴ   ③ ㄱ, ㄷ   ④ ㄴ, ㄷ   ⑤ ㄱ, ㄴ, ㄷ

[MEET/DEET - 2006학년도]

L 04.

성장인자(growth factor) E가 세포막 수용체와 결합하면 수용체는 이량체(dimer)로 되고 자가인산화(autophosphorylation)를 일으켜 여러 신호 경로를 통해 세포분열을 촉진한다. E의 수용체에는 세포질 쪽 부분에 단백질 키나제 부위와 인산화되는 부위가 있다. E 수용체가 없는 세포에서 아래와 같이 정상 수용체와 변형된 수용체를 여러 조합으로 발현시킨 후, E를 처리하여 세포분열 및 인산화 정도를 조사하였다. (단, 이량화에는 A 부위만 관여한다.)

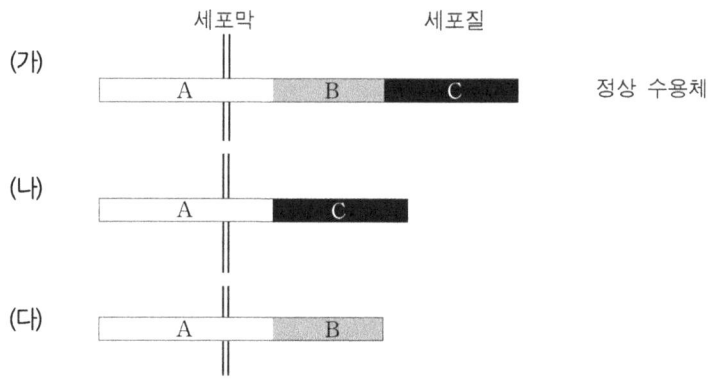

발현시킨 수용체	E 처리 여부	인산화된 수용체	세포분열 정도 (+ : 높음, - : 없음)
(가)	-	없음	-
(가)	+	(가)	++++
(나)	+	없음	-
(다)	+	없음	-
(가), (나)	+	(가), (나)	++++
(가), (다)	+	(가)	++
(나), (다)	+	(나)	++

위 실험에 대한 결론이나 추론으로 옳지 <u>않은</u> 것은?

① 수용체의 B는 인산화되는 부위이고 C는 키나제 부위이다.
② 이량화된 수용체 내에서 두 단량체 사이의 키나제 작용으로 자가인산화가 일어난다.
③ 키나제 작용이 있어도 수용체가 인산화되지 않으면 E의 신호전달이 일어나지 않는다.
④ (다) 수용체를 정상 E 수용체가 있는 세포에서 과발현시키면 E의 효과를 억제할 수 있다.
⑤ (가)와 (나) 수용체를 함께 발현시킨 후, E를 처리하면 세포막에 나타날 수 있는 이량체 형태는 세 가지이다.

L. 신호전달

[MEET/DEET - 2008학년도]

L 05.

단백질 X는 세포 표면수용체 단백질 Y에 결합한다. Y의 세포 내 신호전달 분자인 PLC_γ는 티로신이 인산화 되어 활성화된다. $PLC\gamma$에는 $PLC_{\gamma 1}$과 $PLC_{\gamma 2}$ 두 종류가 있다. 다음은 Y의 신호전달 기작을 알아보기 위한 실험 과정과 결과를 나타낸 것이다.

[실험 과정]

(가) 세포를 10개의 시험관에 나누어, 단백질 X, 열처리된 X, 대조항체, 항-Y 항체를 아래 표와 같이 처리하여 반응시킨다.

시험관 번호 처리	1	2	3	4	5	6	7	8	9	10
단백질 X	−	+	−	+	+	−	+	−	+	+
열처리 된 X	−	−	+	−	−	−	−	+	−	−
대조 항체	−	−	−	+	−	−	−	−	+	−
항-Y 항체	−	−	−	−	+	−	−	−	−	+

열처리 된 X : 80℃에서 30분간 처리한 X, (+ : 시험관에 첨가, − : 첨가하지 않음)

(나) 시험관의 세포를 용해시켜 단백질을 추출한 후 시험관 1~5에는 항-$PLC_{\gamma 1}$ 항체, 시험관 6~10에는 항-$PLC_{\gamma 2}$ 항체를 처리하여 침전시킨다(면역 침전).

(다) 시험관의 침전물을 SDS-PAGE 전기영동한다.

(라) 전기영동 젤의 단백질을 니트로셀룰로스 종이에 옮긴 후 시험관 1~5 시료는 항-$PLC_{\gamma 1}$ 항체 또는 항-인산티로신 항체, 시험관 6~10 시료는 항-$PLC_{\gamma 2}$ 항체 또는 항-인산티로신 항체를 처리하여 발색시킨다(Western blotting).

[실험 결과]

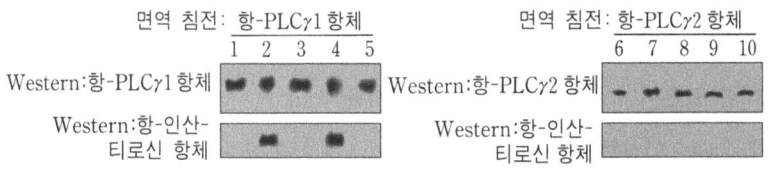

이에 대한 설명으로 옳은 것은?

① X가 Y와 결합하면 $PLC_{\gamma 1}$이 인산화된다.
② 실험에 사용된 세포에는 $PLC_{\gamma 1}$이 발현되지 않는다.
③ 항-Y 항체가 Y와 결합하면 $PLC_{\gamma 2}$가 인산화된다.
④ 열처리된 X가 Y와 결합하면 $PLC_{\gamma 2}$가 인산화된다.
⑤ 실험에 사용된 세포에는 $PLC_{\gamma 1}$이 $PLC_{\gamma 2}$보다 인산티로신이 많다.

[MEET/DEET - 2009학년도]

L 06.

성장인자 X는 수용체 R에 결합하여 MAP 키나아제를 인산화시켜 세포 성장을 조절한다. 다음 새로운 세포막 당단백질 Y의 기능을 확인하기 위한 실험이다.

[실험 과정]
(가) R과 Y가 모두 없는 세포에 그림과 같은 여러 형태의 R과 Y를 단독으로 또는 조합하여 발현시킨다.
(나) 성장인자 X를 세포에 처리한다.
(다) 웨스턴 블롯팅으로 MAP 키나아제의 인산화를 조사한다.

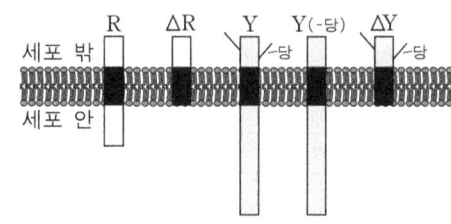

[실험 결과]

발현시킨 단백질	R (세포)		R Y (세포)		R Y(-당) (세포)		R ΔY (세포)		ΔR Y (세포)	
성장인자 X	없음	있음	없음	있음	없음	있음	없음	있음	없음	있음
MAP 키나아제 인산화 정도	−	++	−	+++	−	++	−	+++	−	−

(− : 없음, ++ : 약함, +++ : 강함)

이에 대한 설명으로 옳은 것만을 <보기>에서 있는 대로 고른 것은? (단, 발현된 각 단백질의 양은 동일하다.)

보기
ㄱ. Y에 의한 MAP 키나아제 인산화 조절에 Y의 당이 관여한다.
ㄴ. Y의 세포질 도메인은 MAP 키나아제 인산화 조절에 필수적이다.
ㄷ. Y에 의한 MAP 키나아제 인산화 조절은 R의 세포질 도메인을 필요로 한다.

① ㄱ   ② ㄴ   ③ ㄱ, ㄷ   ④ ㄴ, ㄷ   ⑤ ㄱ, ㄴ, ㄷ

[MEET/DEET - 2011학년도]

L 07.

다음은 호르몬에 반응하여 표적유전자 I과 II의 전사를 각각 조절하는 핵수용체 X와 Y에 대한 자료이다.

X: N-말단─[a | b | c]─C-말단

Y: N-말단─[d | e | f]─C-말단

a, d : 전사활성화 부위 1
b, e : 호르몬반응요소(HRE)에 결합하는 부위
    (b는 HRE 1에, e는 HRE 2에 결합한다.)
c, f : 호르몬 결합 부위와 전사활성화 부위2
    (c는 글루코코르티코이드와, f는 에스트로겐과 결합한다.)

- 글루코코르티코이드를 처리하면, X는 유전자 I의 HRE1에 결합하여 유전자 I의 전사를 증가시킨다.
- 에스트로겐을 처리하면, Y는 유전자 II의 HRE2에 결합하여 유전자 II의 전사를 증가시킨다.

X, Y의 각 부위를 융합시킨 재조합 단백질이 과발현된 세포에 에스트로겐을 처리할 때, 유전자 I의 전사를 증가시키는 재조합 단백질로 옳은 것을 <보기>에서 고른 것은? (단, 이 세포에서 a와 d의 전사활성도는 유사하며, 야생형 핵수용체의 영향은 고려하지 않는다.)

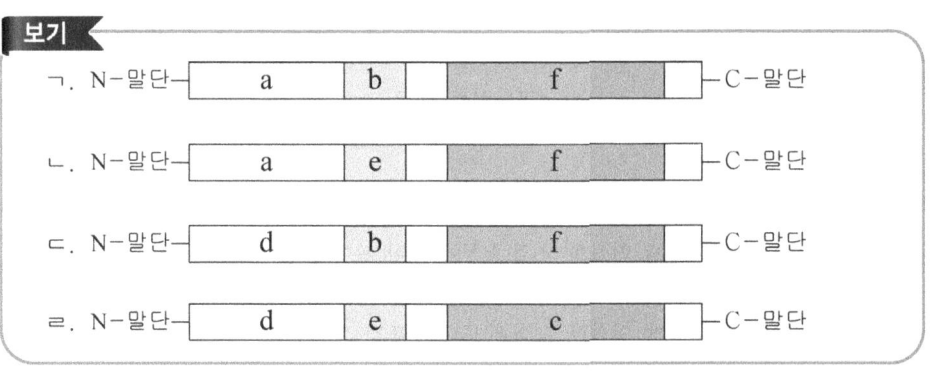

① ㄱ, ㄴ   ② ㄱ, ㄷ   ③ ㄴ, ㄷ
④ ㄴ, ㄹ   ⑤ ㄷ, ㄹ

[MEET/DEET - 2012년 예비검사]

L 08.

그림은 GTP 가수분해효소인 Ras 단백질의 활성 조절을 나타낸 것이다. GTP와 결합한 Ras는 활성화되어 세포 증식을 유도하는 신호를 전달한다. 구아닌교환인자(GEF)는 Ras와 GTP의 결합을 촉매하며, GTP 가수분해효소 - 활성화단백질(GAP)은 Ras에 의한 GTP 가수분해를 촉진한다.

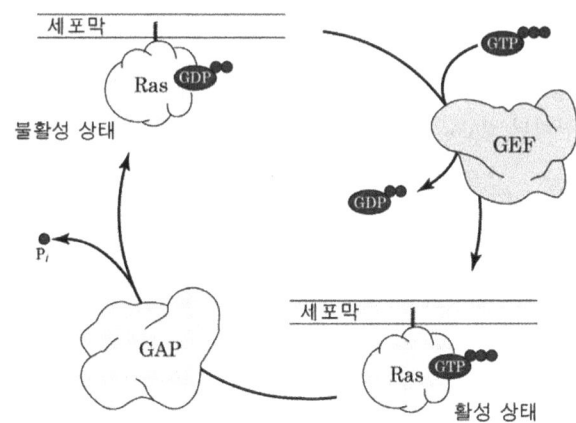

다음 돌연변이 중에서 과도하게 세포를 증식시키는 것은?

① GDP와의 결합력의 증가된 Ras 돌연변이
② GTP 가수분해 활성이 증가된 Ras 돌연변이
③ Ras 단백질 발현을 감소시키는 돌연변이
④ 활성이 감소된 GEF 돌연변이
⑤ 기능이 상실된 GAP 돌연변이

L. 신호전달

[MEET/DEET - 2019학년도]

L 09.

다음은 세포의 신호전달 경로에 관여하는 단백질 X에 대한 자료이다.

> ○ 성장인자 A는 수용체 티로신 키나아제(RTK)와 결합하여 다음의 신호전달 경로를 통해 세포 증식을 유도한다. X는 제시된 단백질 중 하나에 작용하여 신호전달 경로를 조절한다.
>
> RTK → → Ras → Raf → MEK → MAPK
>
> ○ 그림은 야생형과 X의 기능 결핍 돌연변이 세포 각각에 A를 처리하였을 때, 전체 MAPK와 인산화된 MAPK의 양을 시간 별로 조사한 웨스턴 블롯 결과이다.

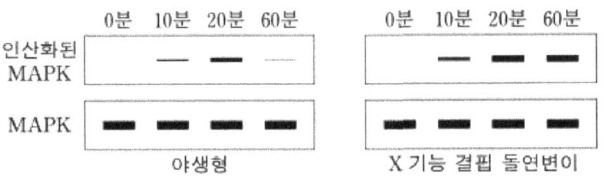

X에 대한 설명으로 가장 적절한 것은?

① RTK를 인산화시킨다.
② Ras의 GTPase 활성을 증가시킨다.
③ cAMP를 생성하여 Ras를 활성화시킨다.
④ Raf를 활성화시킨다.
⑤ MAPK를 인산화시킨다.

[MEET/DEET - 2020학년도 19번]

10.

다음은 대식세포의 염증 반응에 관여하는 NF-κB와 단백질 X에 대한 자료이다.

- 지질다당체(LPS)는 NF-κB의 신호전달 경로를 활성화시켜 대식세포의 염증 반응을 유도한다.
- NF-κB와 X는 세포질에서 복합체를 형성한다.
- 그림은 대식세포에 LPS와 프로테아좀 저해제를 처리하거나 처리하지 않았을 때, 세포질과 핵에 있는 NF-κB와 X의 양을 조사한 웨스턴 블롯 결과이다.

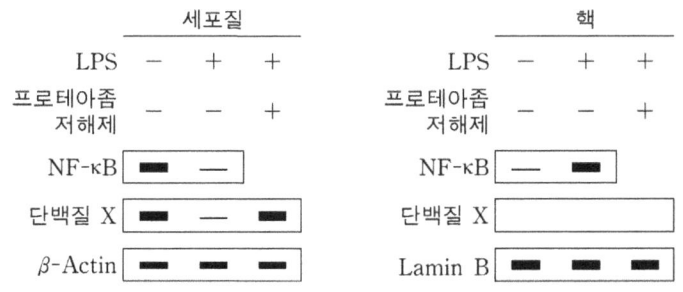

이 자료에 대한 설명으로 옳은 것만을 <보기>에서 있는 대로 고른 것은?

보기
ㄱ. LPS에 의해 신호전달 경로가 활성화될 때, NF-κB는 세포질에서 핵으로 이동한다.
ㄴ. LPS에 의해 신호전달 경로가 활성화될 때, X는 세포질에서 분해된다.
ㄷ. X는 NF-κB가 핵으로 이동하는 것을 억제한다.

① ㄱ   ② ㄷ   ③ ㄱ, ㄴ   ④ ㄴ, ㄷ   ⑤ ㄱ, ㄴ, ㄷ

I. 신호전달

[MEET/DEET - 2021학년도 22번]

L 11.

그림 (가)는 사람 세포에서 세포막 수용체로부터 신호가 전달되어 mTORC1이 활성화되는 과정을, (나)는 자가포식이 일어나는 과정의 일부를 나타낸 것이다.

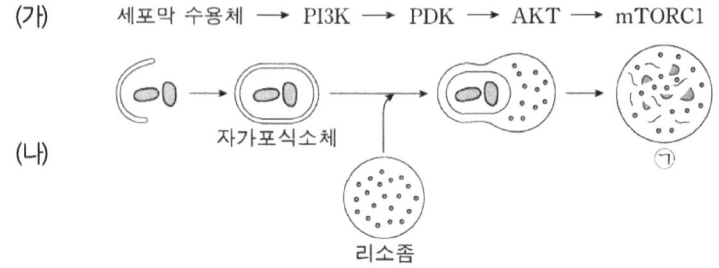

이에 대한 설명으로 옳은 것만을 <보기>에서 있는 대로 고른 것은?

보기
ㄱ. (가) 신호 전달 결과 번역의 개시가 촉진된다.
ㄴ. 활성화된 mTORC1은 (나) 과정을 촉진한다.
ㄷ. ㉠에서 단백질이 분해되어 아미노산이 재생산(re-cycling)된다.

① ㄱ   ② ㄴ   ③ ㄱ, ㄷ   ④ ㄴ, ㄷ   ⑤ ㄱ, ㄴ, ㄷ

[MEET/DEET - 2022학년도 28번]

L 12.

그림은 췌장세포에서 GPCR(G protein-coupled receptor)에 의해 단백질인산화효소C(PKC)가 활성화되는 신호전달 과정을 나타낸 것이다. ㉠은 GPCR과 결합하는 신호 물질이고, ㉡은 GPCR에 의해 활성화되는 효소이다.

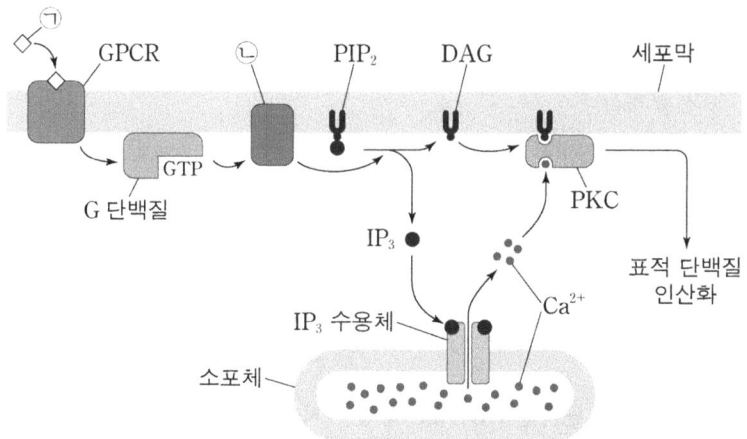

이 과정에 대한 설명으로 옳은 것만을 <보기>에서 있는 대로 고른 것은?

보기
ㄱ. ㉠에 해당하는 물질로 아세틸콜린이 있다.
ㄴ. ㉡은 phospholipase C이다.
ㄷ. Ca^{2+}은 촉진 확산에 의해 소포체에서 세포질로 이동한다.

① ㄱ   ② ㄷ   ③ ㄱ, ㄴ   ④ ㄴ, ㄷ   ⑤ ㄱ, ㄴ, ㄷ

L. 신호전달

[MEET/DEET - 2024학년도 09번]

L 13.

다음은 장 상피세포에서 GPCR(G protein-coupled receptor)에 의해 단백질인산화효소 A(PKA)가 활성화되는 신호 전달 과정과 콜레라 독소의 작용에 대한 자료이다.

○ 장 상피세포에서 신호 물질이 GPCR과 결합하면, ㉠에 의해 생성된 2차 전령 ㉡을 통해 PKA가 활성화된다. 활성화된 PKA는 표적 단백질을 인산화한다.

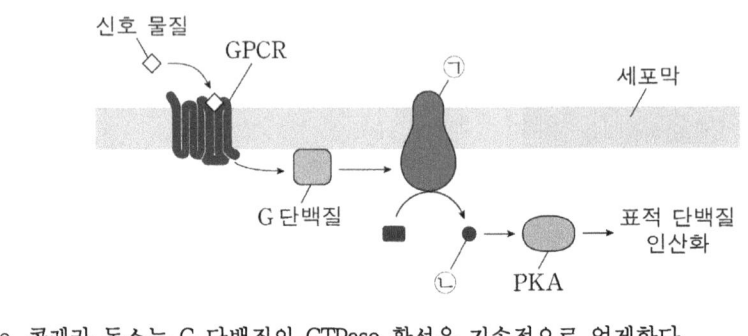

○ 콜레라 독소는 G 단백질의 GTPase 활성을 지속적으로 억제한다.

이에 대한 설명으로 옳은 것만을 〈보기〉에서 있는 대로 고른 것은?

보기

ㄱ. 콜레라 독소는 PKA의 표적 단백질 인산화를 감소시킨다.
ㄴ. 에피네프린이 신호 물질로 작용하면 ㉠이 활성화된다.
ㄷ. ㉡은 cAMP이다.

① ㄱ   ② ㄴ   ③ ㄱ, ㄷ   ④ ㄴ, ㄷ   ⑤ ㄱ, ㄴ, ㄷ

14.

다음은 GPCR(G protein-coupled receptor)에 의한 신호전달 과정과, 백일해 독소와 콜레라 독소의 작용에 대한 자료이다.

<자료 1>
(가) 신호 물질 A가 GPCR에 결합하면, G 단백질 Gαs가 활성화되어 adenylyl cyclase의 활성이 증가한다.
(나) 신호 물질 B가 GPCR에 결합하면, G 단백질 Gαi가 활성화되어 adenylyl cyclase의 활성이 감소한다.

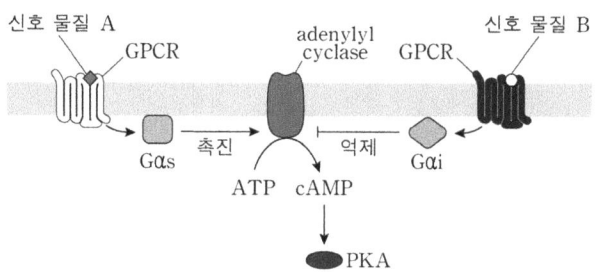

<자료 2>
○ 백일해 독소는 ⊙의 활성을 억제하고, 콜레라 독소는 ⓒ의 활성을 촉진한다. ⊙과 ⓒ은 각각 Gαs와 Gαi 중 하나이다.

이에 대한 설명으로 옳은 것만을 <보기>에서 있는 대로 고른 것은?

보기
ㄱ. ⊙은 Gαs이다.
ㄴ. 에피네프린은 신호 물질 A에 해당한다.
ㄷ. 백일해 독소와 콜레라 독소는 모두 PKA 활성을 증가시킨다.

① ㄱ   ② ㄴ   ③ ㄱ, ㄷ   ④ ㄴ, ㄷ   ⑤ ㄱ, ㄴ, ㄷ

M
내분비계

M. 내분비계

[MEET/DEET - 2006학년도]

M 01.

자궁근종은 자궁근에서 유래하는 양성 종양이다. 다음은 호르몬이 자궁근종의 성장과 자궁근에서 IGF-1(성장인자의 일종) 유전자의 전사에 미치는 영향을 밝히기 위해 가상적으로 실시한 실험 결과이다. 각 처리군별 자궁근종의 평균 크기와 근종세포당 IGF-1 mRNA의 발현 정도를 상대적인 수치로 나타냈다. (단, 세포에 존재하는 에스트로겐 수용체 단백질의 양은 동일하다.)

처리 방법	종양 크기	IGF-1 발현
무처리 대조군	100	100
성선자극호르몬방출호르몬 억제제 (GnRH antagonist) 투여	10	15
난소제거수술	10	15
난소제거수술 후 에스트로겐 투여	75	100
에스트로겐 억제제 (antiestrogen) 투여	35	15

위 실험 결과에 대한 해석 중 옳은 것을 <보기>에서 고른 것은?

보기

ㄱ. 황체형성호르몬(LH)은 종양의 크기에 직접적으로 영향을 미친다.
ㄴ. 난포자극호르몬(FSH)은 IGF-1 유전자 발현에 영향을 미치지 않는다.
ㄷ. IGF-1 유전자의 발현은 에스트로겐에 의해서 주로 영향을 받는다.
ㄹ. 난소에서는 여성호르몬 외에 자궁근종의 성장에 영향을 미치는 물질이 생산된다.

① ㄱ, ㄴ　　　　② ㄱ, ㄷ　　　　③ ㄴ, ㄷ
④ ㄴ, ㄹ　　　　⑤ ㄷ, ㄹ

[MEET/DEET - 2007학년도]

M 02.

연골조직에서 황산염 흡수율은 뼈의 성장을 측정하는 지표로 이용된다. 표는 성장호르몬의 작용 메커니즘을 밝히기 위하여, 쥐 뼈의 성장판에 있는 연골조직을 떼어 내어 쥐의 혈장을 배지로 하여 24시간 동안 배양한 후 황산염의 흡수율을 측정한 결과이다.

구분	배양액 성분	황산염 흡수율(%)
(가)	뇌하수체를 제거하지 않은 쥐의 혈장	78
(나)	뇌하수체를 제거한 쥐의 혈장	19
(다)	(나)에 성장호르몬 첨가	21
(라)	(나)에 IGF-I(insulin-like growth factor-I) 첨가	80
(마)	뇌하수체를 제거한 쥐에 성장호르몬을 투여하고 12시간 후 채취한 혈장	81

위 실험 결과와 성장호르몬의 특성을 바탕으로 한 추론이나 설명으로 옳은 것을 <보기>에서 모두 고르면? 〔단, 성장호르몬과 IGF-I을 제외한 다른 요소는 고려하지 않는다.〕

보기

ㄱ. (가)에 비해 (나)와 (다) 모두에서 황산염 흡수율이 낮은 이유는 이 혈장에 IGF-I의 양이 적기 때문이다.
ㄴ. (라)에서 IGF-I은 성장호르몬과 관계없이 황산염 흡수율을 증가시킬 수 있다.
ㄷ. (마)에서 황산염 흡수율이 (가)와 유사하게 나타난 이유는 성장호르몬 투여로 인한 혈액 내 IGF-I의 증가 때문이다.
ㄹ. 연골세포에서 IGF-I은 핵 내의 수용체 단백질과 결합하여 작용한다.

① ㄱ, ㄴ   ② ㄱ, ㄹ   ③ ㄷ, ㄹ
④ ㄱ, ㄴ, ㄷ   ⑤ ㄴ, ㄷ, ㄹ

M. 내분비계

[MEET/DEET - 2012학년도]

M 03.

어떤 폐암 환자의 경우 암세포에서 ACTH가 과다 분비되어 혈중 ACTH 농도가 정상치보다 높다. 그림 (가)는 정상인에서, (나)는 이 환자에서 코르티솔 분비를 조절하는 시상하부-뇌하수체-부신 축을 나타낸 것이다.

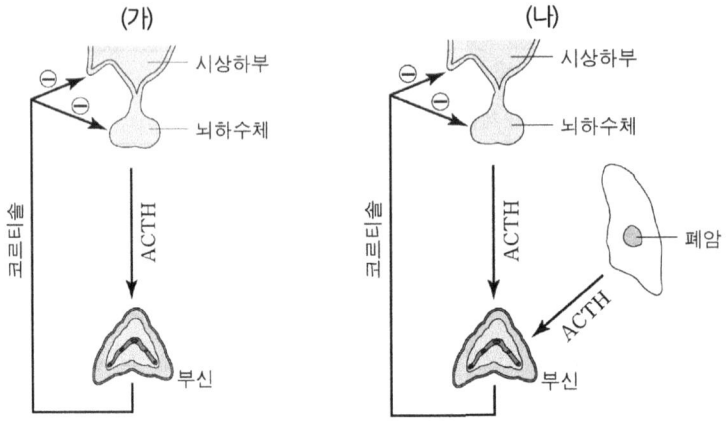

이 환자에 대한 설명으로 옳은 것만을 <보기>에서 있는 대로 고른 것은? (단, 이 환자의 시상하부, 뇌하수체, 부신의 기능은 정상이다.

보기
ㄱ. 혈중 코르티솔 농도가 정상치보다 높다.
ㄴ. 뇌하수체에서 ACTH 분비가 증가한다.
ㄷ. 혈중 포도당 농도가 정상치보다 높다.

① ㄱ   ② ㄴ   ③ ㄷ   ④ ㄱ, ㄴ   ⑤ ㄱ, ㄷ

[MEET/DEET - 2006학년도]

M 04.

키가 2 m 30 cm인 25세의 A군은 얼마 전부터 얼굴과 손의 생김새가 변하고, 시야도 좁아져서 진찰을 받았다. A군의 뇌를 단층촬영 한 결과 그림과 같이 X 부위가 비대해진 것을 확인하였다.

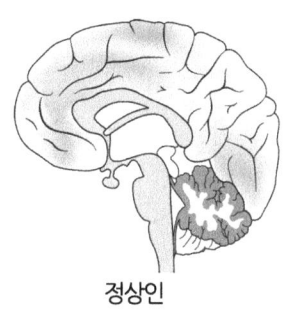
정상인

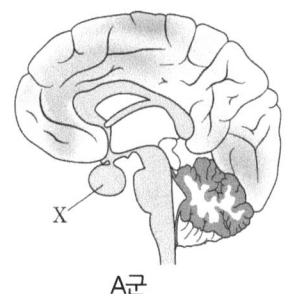
A군

이에 대한 설명으로 가장 적절한 것은?

① A군은 시상하부가 비대해져 뇌하수체 호르몬이 과다하게 분비된다.
② A군은 옥시토신의 과다분비로 대뇌 시각피질의 이상이 초래되었다.
③ A군은 장골 성장판의 활성이 없지만 과다한 성장호르몬의 영향으로 키가 계속 자랄 것이다.
④ X는 중추신경조직에서 유래한 후엽과 내분비선 조직인 전엽으로 나뉜다.
⑤ X의 비대증은 성장호르몬이 뇌하수체 후엽에 과다하게 저장되어 일어났다.

M. 내분비계

[MEET/DEET - 2005학년도]

M 05.

철수는 탄수화물로 된 음식을 먹고 시간이 지나서 배고픔을 느꼈으나 얼마 후 증상이 사라졌다. 그림은 철수의 혈당 농도 변화를 나타낸 모식도이다.

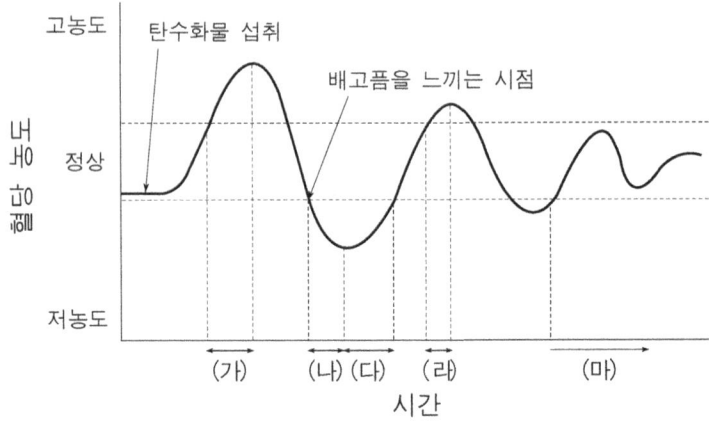

위 그림의 각 구간에서 분비되는 호르몬에 대한 설명이나 추론으로 가장 적절한 것은?

① (가)에서 에피네프린의 분비가 촉진된다.
② (나)에서 글루카곤의 분비가 촉진된다.
③ (나)에서 억제되었던 코르티졸의 분비가 (다)에서 촉진된다.
④ (라)에서 혈당이 높아지는 이유는 (다)에서 분비된 인슐린의 영향 때문이다.
⑤ (마)에서는 혈당조절호르몬이 분비되지 않는다.

[MEET/DEET - 2006년 예비검사]

M 06.

부신에서 만들어지는 어떤 호르몬은 세뇨관에서 Na$^+$와 K$^+$의 재흡수와 분비에 관여한다. 그림은 부신의 구조를 나타내고, 표는 사람의 혈액과 오줌의 Na$^+$와 K$^+$의 농도를 나타낸다.

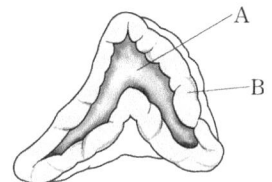

이온	혈액	오줌
Na^+	142	128
K^+	5	60

단위 : mmole/L

혈액 내 Na$^+$의 농도가 낮을 경우 작용하는 이 호르몬의 합성 장소, 표적세포에서의 신호전달 기작 및 혈압에 미치는 효과를 설명한 것 중 옳은 것은?

	합성 장소	호르몬의 신호전달 기작	혈압
①	A	G-단백질 활성화를 통한 2차 신호전달자 생성	높아짐
②	A	수용체 티로신키나제의 인산화를 통한 신호 활성화	낮아짐
③	B	수용체 티로신키나제의 인산화를 통한 신호 활성화	높아짐
④	B	수용체 단백질과 결합하여 전사인자로 작용	낮아짐
⑤	B	수용체 단백질과 결합하여 전사인자로 작용	높아짐

M. 내분비계

[MEET/DEET - 2009학년도]

M 07.

(가)는 정상인과 어떤 당뇨병 환자의 포도당 섭취(1g/체중kg) 후 시간에 따른 혈당의 변화를, (나)는 이 두 사람의 지방세포에서 인슐린 농도 변화에 따른 포도당 유입량을 나타낸 것이다.

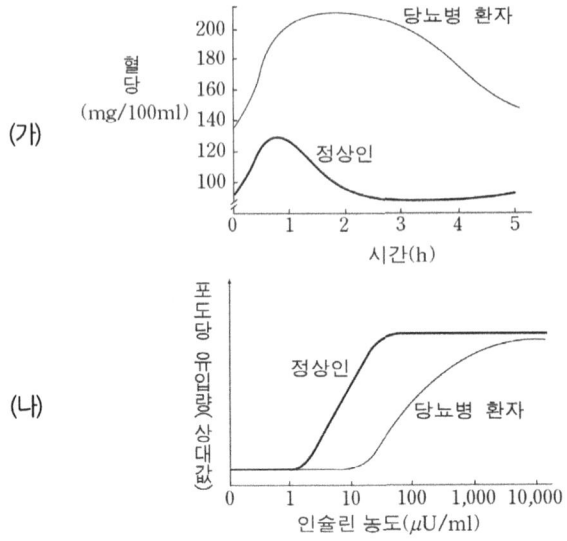

이 당뇨병 환자의 이러한 유형의 당뇨병에 대한 설명으로 옳은 것만을 <보기>에서 있는 대로 고른 것은?

보기

ㄱ. 혈액 내 지방산의 양이 감소한다.
ㄴ. 오줌을 통한 포도당의 배출이 증가하고 탈수 현상이 발생한다.
ㄷ. 인슐린 저항성이 증가하여 지방세포 내로 포도당이 적게 유입된다.
ㄹ. 이 유형의 당뇨병은 어린이에서 주로 나타나는 제1형 당뇨병이다.

① ㄱ, ㄴ　　　　② ㄱ, ㄷ　　　　③ ㄴ, ㄷ
④ ㄷ, ㄹ　　　　⑤ ㄱ, ㄴ, ㄹ

M 08.

[MEET/DEET - 2009학년도]

다음은 사람의 두 호르몬 분비샘 A와 B에 대한 해부도이다.

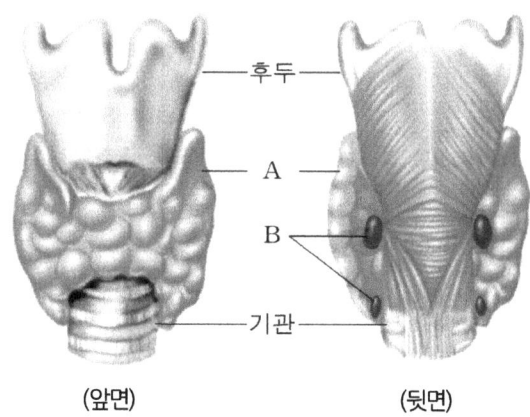

(앞면)   (뒷면)

이에 대한 설명으로 옳은 것만을 <보기>에서 있는 대로 고른 것은?

보기

ㄱ. A는 요오드와 티로신이 결합된 지용성 호르몬을 만든다.
ㄴ. A는 성장에 관여하고 세포의 산소소모량을 증가시키는 호르몬을 만든다.
ㄷ. A와 B는 모두 체내 칼슘 농도를 조절하는 호르몬을 만든다.
ㄹ. B는 소장에서 비타민 D를 활성화시키는 호르몬을 만든다.

① ㄱ, ㄴ 　　② ㄴ, ㄹ 　　③ ㄷ, ㄹ
④ ㄱ, ㄴ, ㄷ　　⑤ ㄱ, ㄷ, ㄹ

M. 내분비계

[MEET/DEET - 2013학년도]

M 09.

어떤 50대 여성이 피로와 전신 쇠약 때문에 병원을 방문했다.

[검사 결과]
- 혈장의 Ca^{2+} 농도가 정상 수치보다 높았고, 인산염 농도는 정상 수치보다 낮았다.
- 소변의 Ca^{2+} 과 인산염 농도는 모두 정상 수치보다 높았다.
- 혈장의 부갑상선호르몬(parathyroid hormone, PTH) 수준이 정상보다 높았다.
- 부갑상선 스캔 결과, 오른쪽 아래 부갑상선이 커져 있었다(그림).

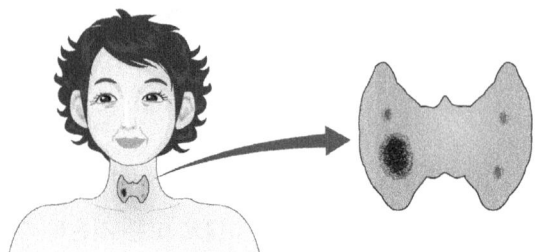

이 사람에 대한 설명으로 옳은 것만을 <보기>에서 있는 대로 고른 것은? (단, 다른 질환의 영향은 무시한다.)

보기
ㄱ. PTH는 뼈에서 혈액으로 유리되는 인산염을 감소시킨다.
ㄴ. 소변의 인산염 농도가 높은 것은 콩팥의 인산염 재흡수가 감소하기 때문이다.
ㄷ. 소변의 Ca^{2+} 농도가 높은 것은 콩팥의 Ca^{2+} 여과량이 재흡수량을 초과하기 때문이다.

① ㄱ   ② ㄷ   ③ ㄱ, ㄴ   ④ ㄴ, ㄷ   ⑤ ㄱ, ㄴ, ㄷ

[MEET/DEET - 2005년 예비검사]

M 10.

다음은 원숭이의 집단생활에 대한 설명이다.

> 원숭이는 계급 사회를 이루어 생활을 하며, 가장 싸움을 잘하는 수컷 대장 원숭이가 집단을 지배하고 있다. 대장 원숭이는 다른 수컷의 지속적인 도전으로 인해 스트레스를 받아서 호르몬들의 혈중 농도가 변하며 수명이 짧다.

위 자료를 근거로 장기적인 스트레스를 받은 대장 원숭이의 상태에 대한 설명으로 옳지 않은 것은?

① 혈액의 양이 증가하고 혈압이 높다.
② 혈중 글루코코르티코이드의 농도가 높다.
③ 면역 반응에 관여하는 세포들의 기능이 억제된다.
④ 신장에서 나트륨 이온과 물의 재흡수가 줄어든다.
⑤ 단백질과 지방의 대사를 촉진시켜 혈당량이 증가한다.

M. 내분비계

[MEET/DEET - 2011학년도]

M 11.

부신에서 코르티솔(cortisol)의 합성은 시상하부-뇌하수체-부신 축에 의해 조절된다. 그림 (가)는 부신 피질에서 일어나는 스테로이드 호르몬 생합성 경로의 일부를, (나)는 시상하부-뇌하수체와 부신사이의 되먹임 과정을 나타낸 것이다.

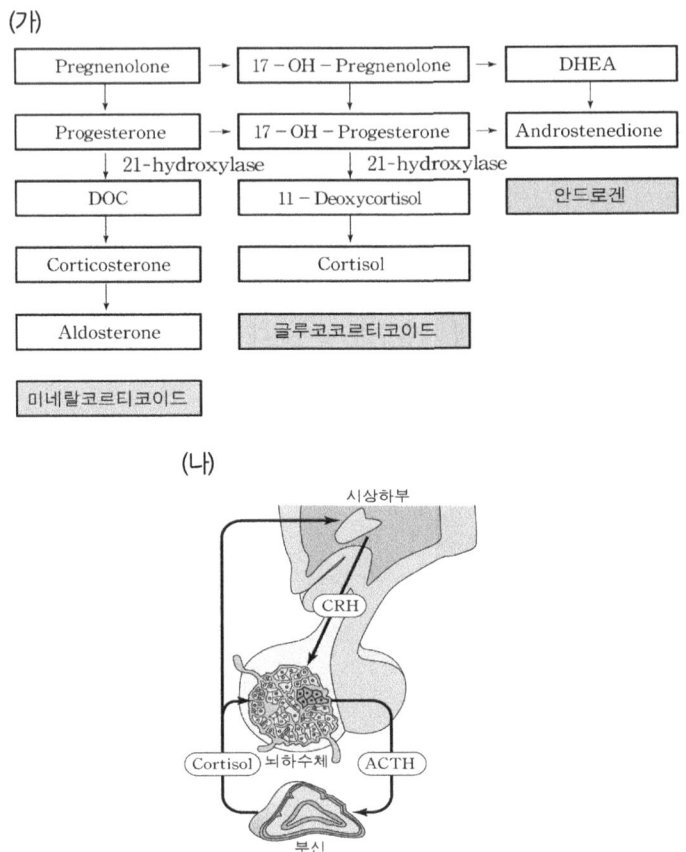

생후 7일 된 여아가 21-hydroxylase 결핍에 의한 선천성 부신과형성(congenital adrenal hyperplasia)으로 진단되었다. 이 여아는 정상 여아에 비해 코르티솔과 알도스테론(aldosterone) 생성량은 매우 적었으나, 안드로겐 생성량은 많았다. 이에 대한 설명으로 옳은 것만을 <보기>에서 있는 대로 고른 것은?

보기

ㄱ. 이 여아의 뇌하수체에서 분비되는 ACTH 양은 정상 여아보다 적다.
ㄴ. 이 질환을 가진 여아에서 과잉 안드로겐은 외부생식기가 남성화되는 원인이 된다.
ㄷ. 치료 목적으로 이 여아에게 코르티솔을 투여하면 안드로겐 생성이 투여 전보다 감소한다.

① ㄱ   ② ㄴ   ③ ㄷ   ④ ㄱ, ㄴ   ⑤ ㄴ, ㄷ

M 12.

다음은 일상생활에서 내분비계와 연관된 호르몬의 합성 기작 및 기능에 관한 설명이다. <보기>에서 옳은 것을 고른 것은?

보기

ㄱ. 술을 많이 마시면 소변을 자주 보게 되는 이유는 뇌하수체후엽에서 생산되는 항이뇨호르몬의 분비가 억제되기 때문이다.
ㄴ. 먼 외국을 여행할 때 시차 적응을 위해 복용하기도 하는 멜라토닌은 밤에 분비량이 증가한다.
ㄷ. 장에서 칼슘 이온의 흡수를 조절하는 비타민 D는 토코페롤로부터 만들어지며, 피부가 자외선에 오래 노출되면 많이 합성된다.
ㄹ. 운동선수들이 불법적으로 사용하는 아나볼릭 스테로이드(anabolic steroid)는 글루코코르티코이드의 유도체로서 근육에서 당대사를 촉진하여 많은 ATP가 생산되도록 한다.

① ㄱ, ㄴ   ② ㄱ, ㄷ   ③ ㄴ
④ ㄴ, ㄹ   ⑤ ㄷ, ㄹ

M. 내분비계

[MEET/DEET - 2006학년도]

M 13.

동물은 체온 조절 기작에 따라 열을 스스로 생산하는 내온성과 열을 외부에서 얻는 외온성으로 구분된다. 내온성 동물의 생태적 특성으로 옳지 않은 것은?

① 몸 크기의 최소 한계가 있다.
② 외온성 동물보다 지리적 분포에 제한이 적다.
③ 몸무게가 적은 종일수록 단위 몸무게당 산소 소비율은 증가한다.
④ 추운 지방에서는 표면적 대 부피의 비가 작아지는 둥근 형태의 몸을 갖는다.
⑤ 외온성 동물보다 동화된 총에너지 중에서 성장과 번식에 높은 비율의 에너지를 분배한다.

M 14.

그림 (가)와 (나)는 사람에서 운동과 감염에 의한 열 생산과 열손실을 각각 나타낸 것이다.

(가) 운동 (외부 온도 : 상온)

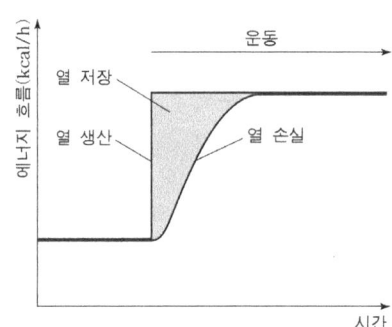

(나) 감염 (외부 온도 : 10°C)

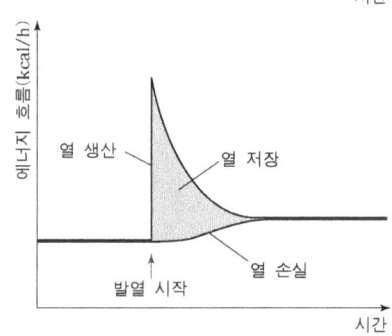

이에 대한 설명으로 옳은 것만을 〈보기〉에서 있는 대로 고른 것은?

보기
ㄱ. (가)에서 시상하부의 기준온도(set-point)가 증가한다.
ㄴ. (나)에서 중심체온(core temperature)이 증가한다.
ㄷ. (나)에서 열 저장률은 발열 초기에 가장 높다.

① ㄱ   ② ㄴ   ③ ㄷ   ④ ㄱ, ㄷ   ⑤ ㄴ, ㄷ

M. 내분비계

M 15.

그림은 갈색 지방세포가 저온에서 체온 유지를 위해 열을 생산하는 과정을 나타낸 것이다.

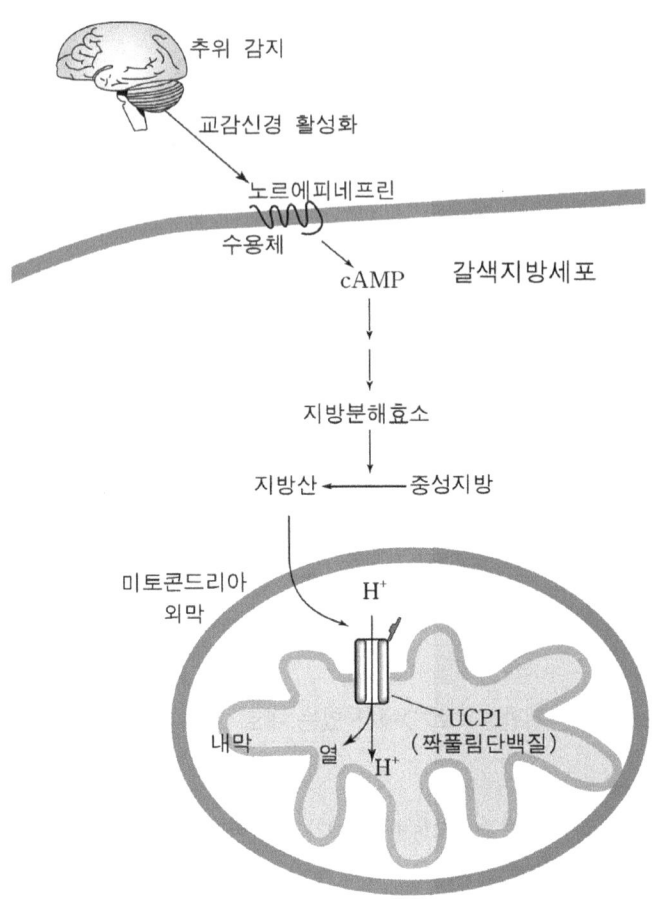

이에 대한 설명으로 옳은 것만을 〈보기〉에서 있는 대로 고른 것은?

보기

ㄱ. UCP1 유전자가 결손된 생쥐는 저온에서 정상 생쥐에 비해 체온이 더 올라간다.
ㄴ. 노르에피네프린 수용체에 대한 억제제를 정상 생쥐에 처리하면 갈색 지방세포의 산소 소모량이 처리전보다 증가한다.
ㄷ. 갈색지방세포에서 일어나는 비떨림열생산 과정은 신생아의 체온유지에 중요한 기능을 한다.

① ㄱ   ② ㄴ   ③ ㄷ   ④ ㄱ, ㄴ   ⑤ ㄴ, ㄷ

[MEET/DEET - 2014학년도]

M 16.

그림은 사람의 칼슘 대사 조절 과정을 나타낸 모식도이다. (가)~(다)는 부갑상선호르몬, 비타민 D 활성체, 칼시토닌을 순서 없이 나타낸 것이다.

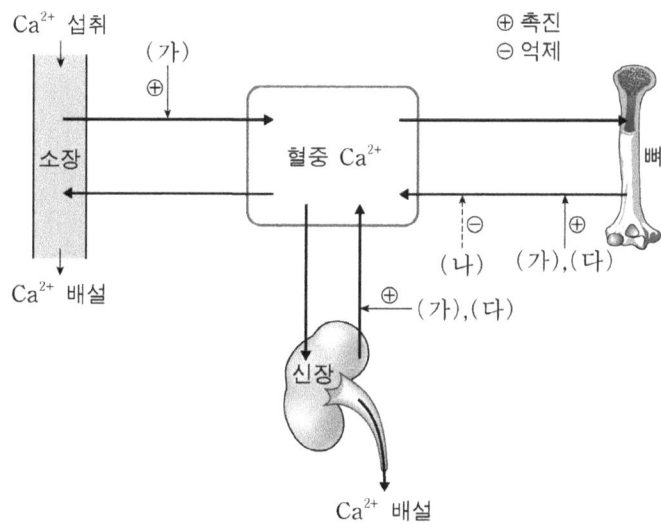

이에 대한 설명으로 옳은 것만을 <보기>에서 있는 대로 고른 것은?

보기
ㄱ. (가)는 혈액의 인산염 농도를 증가시킨다.
ㄴ. (나)는 갑상선에서 분비된다.
ㄷ. (다)의 과량 분비는 골밀도를 감소시킨다.

① ㄱ   ② ㄴ   ③ ㄱ, ㄷ   ④ ㄴ, ㄷ   ⑤ ㄱ, ㄴ, ㄷ

M. 내분비계

[MEET/DEET – 2017학년도 예비검사]

M 17.

그림 (가)와 (나)는 각각 황체화호르몬(LH)과 에스트로겐이 해당 수용체를 통해 유전자 발현을 조절하는 과정을 나타낸 것이다.

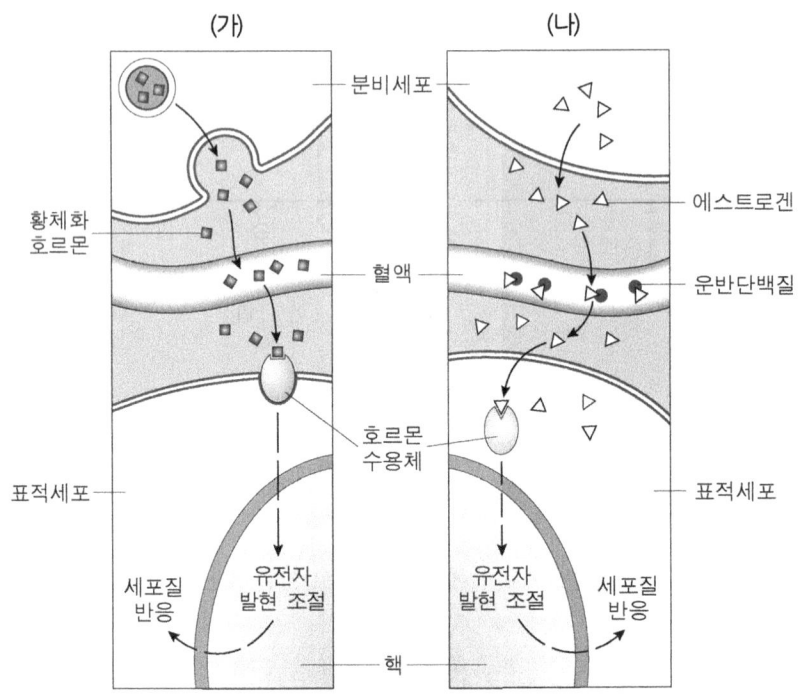

이에 대한 설명으로 옳은 것만을 〈보기〉에서 있는 대로 고른 것은?

보기

ㄱ. (가)에서 호르몬-수용체 복합체가 핵 안으로 들어간다.
ㄴ. (나)의 호르몬 신호전달 과정에 세포 내 2차 전령자가 필요하다.
ㄷ. (나)에서 호르몬-수용체 복합체가 표적 유전자에 결합한다.

① ㄱ ② ㄴ ③ ㄷ ④ ㄱ, ㄴ ⑤ ㄴ, ㄷ

[MEET/DEET - 2017학년도 예비검사]

M 18.
그림은 사람의 뇌하수체를 나타낸 것이다.

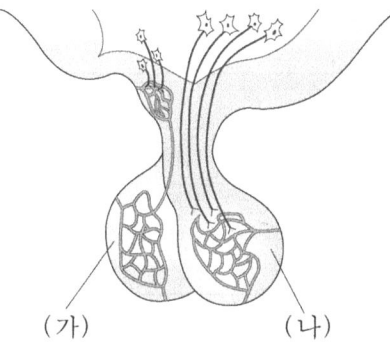

이에 대한 설명으로 옳지 <u>않은</u> 것은?

① 항이뇨호르몬(ADH)은 (가)에서 분비된다.
② 성장호르몬은 (가)에서 생성된다.
③ (가)에서 분비되는 호르몬의 양은 시상하부의 조절을 받는다.
④ 옥시토신은 (나)에서 분비된다.
⑤ (나)에서 분비되는 호르몬은 시상하부에서 생성된다.

M. 내분비계

M 19.

다음은 사람의 어떤 호르몬에 대한 자료이다.

종류	(가)
분비 양상	(나)
혈액 내 운반 단백질	티록신 결합 글로불린 또는 알부민
표적 세포	거의 모든 세포
표적 수용체의 위치	(다)
작용	에너지 대사 증가
되먹임 조절 부위	시상하부와 뇌하수체 전엽

(가) ~ (다)에 해당하는 것으로 가장 적절한 것은?

	(가)	(나)	(다)
①	아민	긴장성 (tonic)	핵
②	펩티드	하루 주기 (circadian)	세포막
③	스테로이드	긴장성	핵
④	스테로이드	하루 주기	세포막
⑤	아민	하루 주기	핵

[MEET/DEET - 2018학년도]

M 20.
그림은 어떤 동물 조직의 단면을 모식도로 나타낸 것이다.

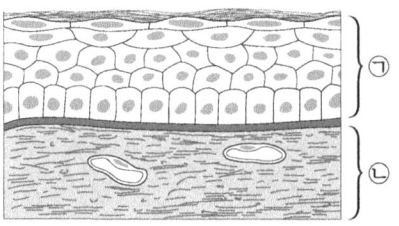

이에 대한 설명으로 옳은 것만을 <보기>에서 있는 대로 고른 것은?

보기
ㄱ. ㉠은 중층입방상피이다.
ㄴ. ㉡은 결합조직이다.
ㄷ. 피부에서 관찰된다.

① ㄱ ② ㄴ ③ ㄷ ④ ㄱ, ㄴ ⑤ ㄴ, ㄷ

M. 내분비계

[MEET/DEET - 2020학년도 14번]

M 21.
다음은 GnRH(생식샘자극호르몬분비호르몬)에 의한 LH와 FSH의 분비 조절에 대한 자료이다.

[자료 I]
○ 시간에 따른 GnRH 분비율과 정맥혈 LH 농도

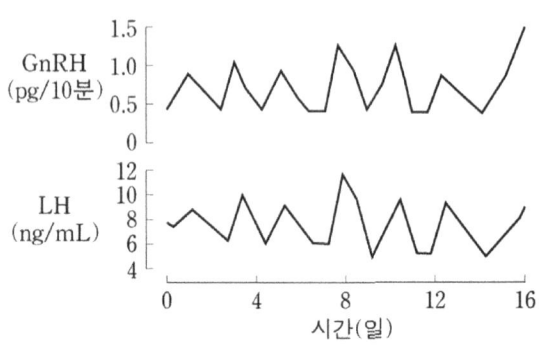

[자료 II]
○ 그림과 같은 빈도로 GnRH 분비 세포에 전기 자극을 주었을 때의 정맥혈 LH 및 FSH의 농도 변화

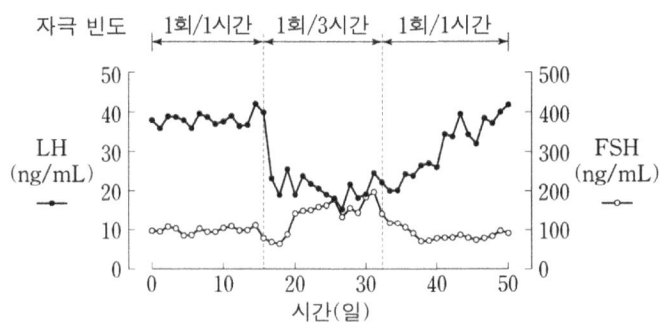

이에 대한 설명으로 옳은 것만을 <보기>에서 있는 대로 고른 것은?

보기
ㄱ. LH 분비 주기는 GnRH 분비 주기에 의해 결정된다.
ㄴ. 자료 II에서 자극 빈도가 낮아지면 정맥혈 $\frac{[LH]}{[FSH]}$ 가 증가한다.
ㄷ. GnRH의 분비율이 증가하면 배란이 억제된다.

① ㄱ ② ㄷ ③ ㄱ, ㄴ ④ ㄱ, ㄷ ⑤ ㄴ, ㄷ

M 22.

그림은 혈중 포도당 농도가 증가하였을 때 췌장 베타세포에서 인슐린이 분비되는 과정을 나타낸 것이다. 이 과정에서 ATP-민감성 K^+ 통로의 변화에 의해 세포막 탈분극이 유도되고 Ca^{2+}이 유입된다.

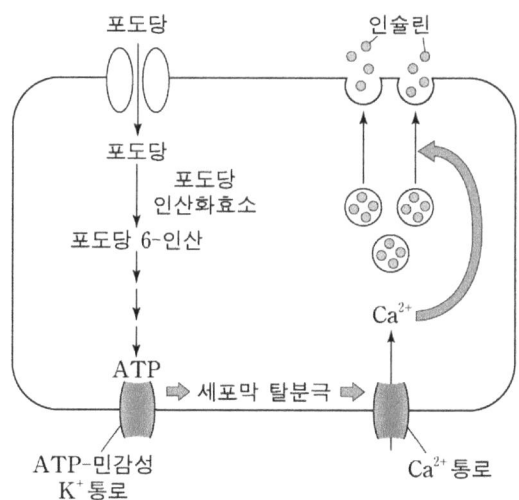

이에 대한 설명으로 옳은 것만을 <보기>에서 있는 대로 고른 것은?

보기

ㄱ. 포도당인산화효소는 췌장 베타세포에서 포도당 감지기(glucose sensor)로 작용한다.

ㄴ. 세포 내 $\dfrac{[ATP]}{[ADP]}$가 증가하면 ATP-민감성 K^+ 통로가 열린다.

ㄷ. ATP-민감성 K^+ 통로를 차단하면 인슐린 분비가 감소한다

① ㄱ ② ㄴ ③ ㄷ ④ ㄱ, ㄷ ⑤ ㄴ, ㄷ

M. 내분비계

M 23.

그림은 사람에서 음식 섭취 전후 혈중 글루카곤과 인슐린의 농도 변화를 나타낸 것이다. ㉠과 ㉡은 각각 글루카곤과 인슐린 중 하나이다.

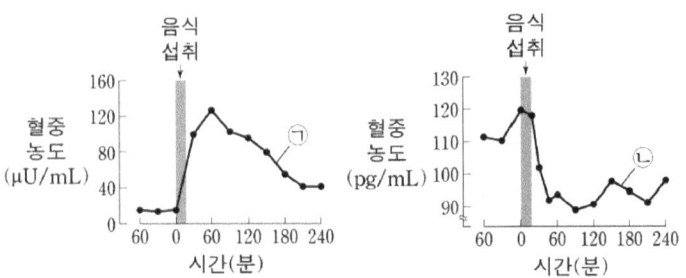

이에 대한 설명으로 옳은 것만을 〈보기〉에서 있는 대로 고른 것은?

보기
ㄱ. ㉠은 글루카곤이다.
ㄴ. ㉡은 췌장의 α-세포에서 분비된다.
ㄷ. ㉡의 수용체는 GPCR (G protein-coupled receptor)이다.

① ㄱ   ② ㄴ   ③ ㄱ, ㄷ   ④ ㄴ, ㄷ   ⑤ ㄱ, ㄴ, ㄷ

[MEET/DEET - 2022학년도 01번]

M 24.

그림 (가)와 (나)는 헤마톡실린-에오신으로 염색한 소장융모상피조직과 식도상피조직의 광학 현미경 사진을 순서 없이 나타낸 것이다.

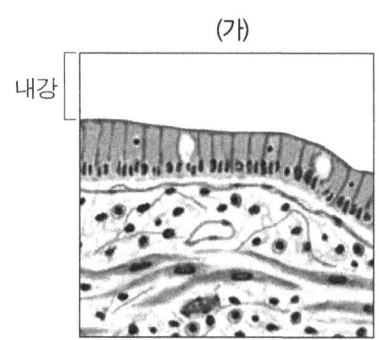
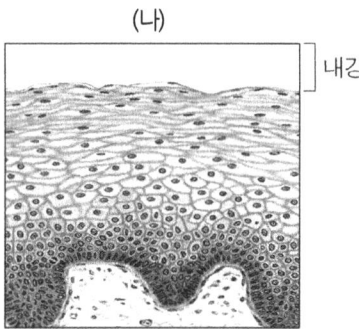

이에 대한 설명으로 옳은 것만을 <보기>에서 있는 대로 고른 것은?

보기
ㄱ. (가)에 원주상피세포가 있다.
ㄴ. (나)는 식도상피조직을 나타낸 것이다.
ㄷ. (나)의 상피조직 유형은 구강점막에서 관찰된다.

① ㄱ　　② ㄴ　　③ ㄱ, ㄷ　　④ ㄴ, ㄷ　　⑤ ㄱ, ㄴ, ㄷ

M. 내분비계

M 25.

다음은 부신겉질호르몬의 합성 과정과 어떤 사람의 혈중 호르몬 측정값에 대한 자료이다.

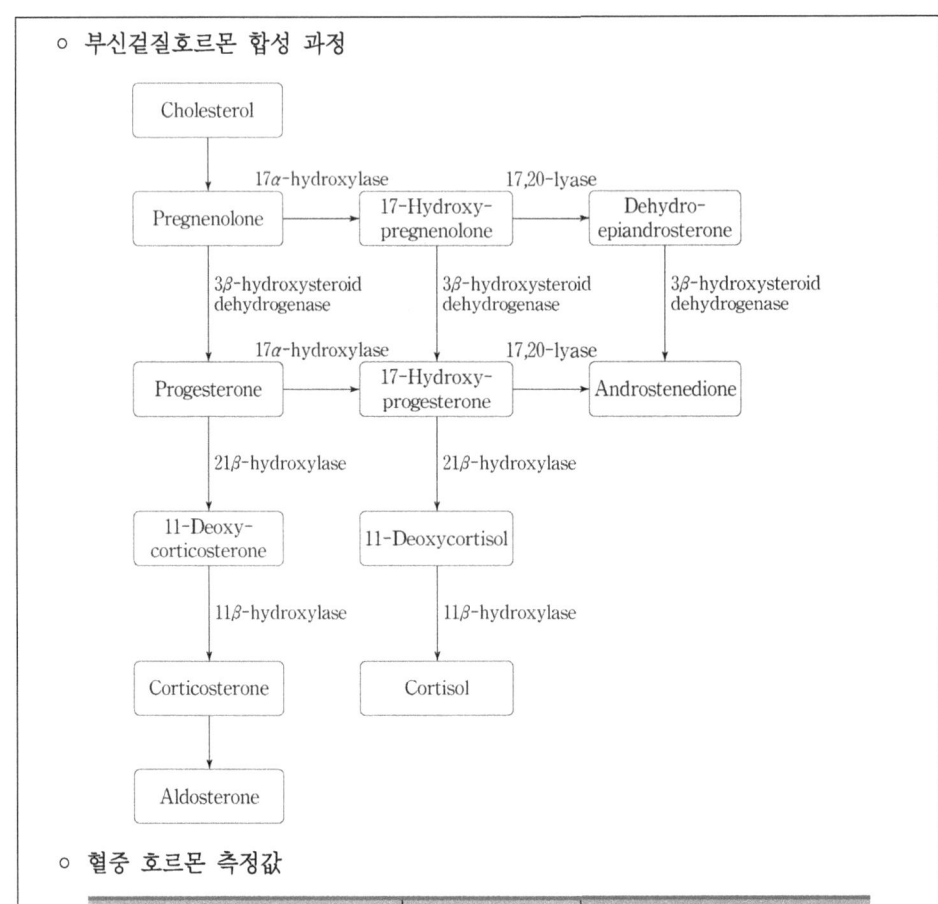

○ 부신겉질호르몬 합성 과정

○ 혈중 호르몬 측정값

호르몬	측정값	정상 범위
17-Hydroxyprogesterone	200 ng/mL	3 ~ 90 ng/mL
11-Deoxycorticosterone	2.5 ng/dL	0.03 ~ 0.33 ng/dL
Cortisol	6.2 ng/mL	50 ~ 250 ng/mL
Dehydroepiandrosterone	2128 ng/mL	350 ~ 4300 ng/mL

부신겉질호르몬 합성에 관여하는 효소 중 이 사람에서 결핍된 것으로 가장 적절한 것은?

① 11β-hydroxylase

② 21β-hydroxylase

③ 17α-hydroxylase

④ 17,20-lyase

⑤ 3β-hydroxysteroid dehydrogenase

M 26.

다음은 병원에 온 46세 여자에 대한 검사 자료이다. 이 여자는 머리를 다친 후 갈증이 심해 물을 계속 마셨고 소변량이 증가하였다.

<자료 1>
- 24시간 소변량 : 10 L
- 공복 혈당 : 100 mg/dL (정상 범위 : 60 ~ 110)
- 당화혈색소 : 4.5 % (정상 범위 : 5.4 미만)

<자료 2>
- 표와 같이 처치한 후 측정한 혈청과 소변의 오스몰 농도

처치	혈청 오스몰 농도 (정상 범위 : 289 ~ 308)	소변 오스몰 농도 (정상 범위 : 500 ~ 850)
12시간 동안 음식과 수분 섭취 제한	300 mOsm/L	70 mOsm/L
24시간 동안 항이뇨호르몬 투여	295 mOsm/L	620 mOsm/L

이 여자에서 소변량이 증가한 원인으로 가장 적절한 것은?

① 뇌하수체 전엽의 손상
② 뇌하수체 후엽의 손상
③ 전두엽 신경세포의 손상
④ 췌장 베타세포의 분비 장애
⑤ 콩팥 집합관 주세포의 기능 장애

M. 내분비계

[MEET/DEET - 2023학년도 26번]

M 27.

그림은 정상인에게 포도당을 투여한 후 혈중 인슐린 농도와 혈당 농도의 변화를 나타낸 것이다. ⓐ과 ⓑ은 포도당을 각각 경구 투여했을 때와 정맥 투여했을 때 얻은 혈중 인슐린 농도의 변화 중 하나이다. 이 실험 조건에서 두 가지 투여 경로에 의한 혈당 농도의 변화는 동일하였다.

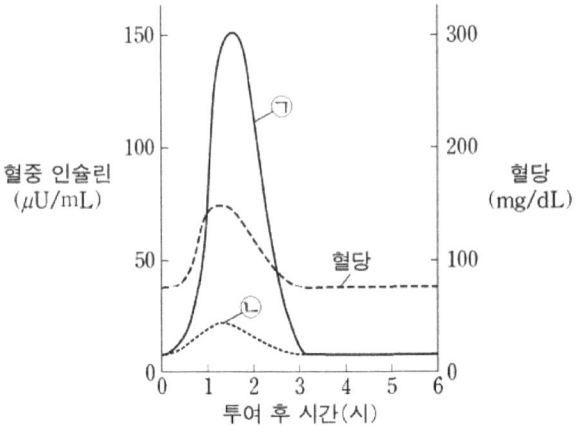

이에 대한 설명으로 옳은 것만을 <보기>에서 있는 대로 고른 것은?

보기

ㄱ. ⓐ은 경구 투여했을 때의 혈중 인슐린 농도 변화이다
ㄴ. 1형 당뇨병 환자에서 ⓑ의 최댓값이 감소한다.
ㄷ. ⓐ의 경우에 위장관에서 인슐린 분비를 촉진하는 물질이 나온다.

① ㄱ   ② ㄴ   ③ ㄱ, ㄷ   ④ ㄴ, ㄷ   ⑤ ㄱ, ㄴ, ㄷ

[MEET/DEET - 2011학년도]

M 28.

그림은 사람의 결합조직 (가)~(라)를 나타낸 것이다.

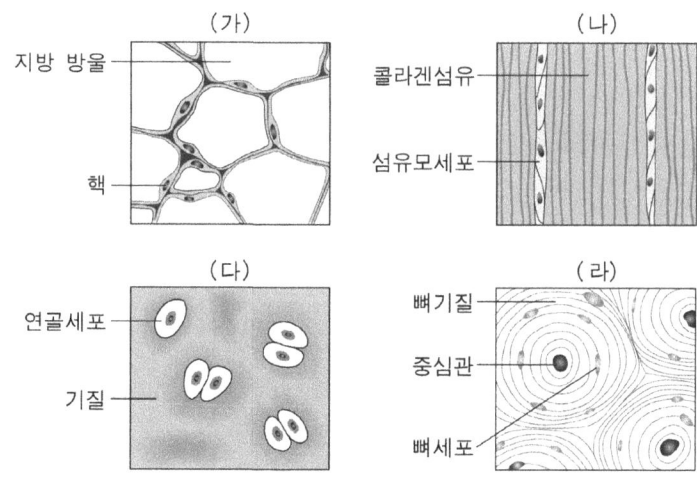

이에 대한 설명으로 옳은 것만을 <보기>에서 있는 대로 고른 것은?

보기

ㄱ. (가)는 에너지 저장의 역할을 한다.
ㄴ. (나)는 신장력(tensile force)에 대한 저항성이 크다.
ㄷ. (다)의 기질에는 콜라겐과 콘드로이틴황산염이 존재한다.
ㄹ. (라)의 뼈세포(osteocyte)는 뼈기질을 파괴한다.

① ㄱ, ㄴ ② ㄱ, ㄷ ③ ㄴ, ㄹ
④ ㄷ, ㄹ ⑤ ㄱ, ㄴ, ㄷ

M. 내분비계

[MEET/DEET - 2013학년도]

M 29.

그림 (가) ~ (다)는 사람에서 관찰되는 기본 조직의 예를 나타낸 것이다.

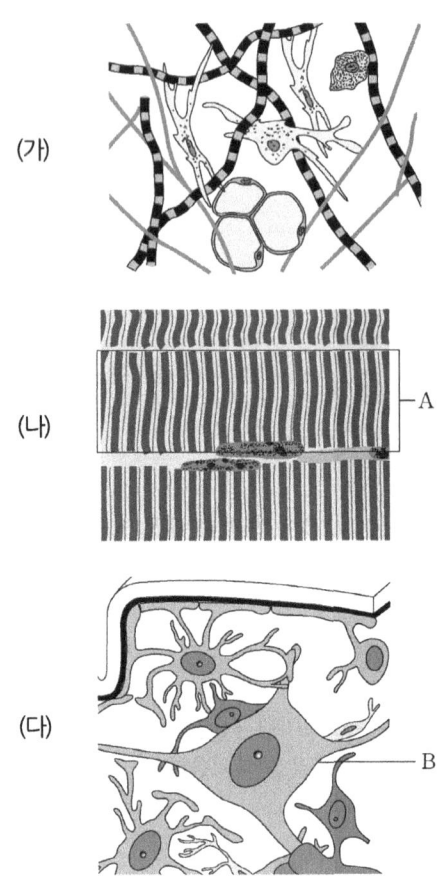

이에 대한 설명으로 옳은 것만을 <보기>에서 있는 대로 고른 것은?

보기
ㄱ. 혈액은 (가)의 기본 조직에 속한다.
ㄴ. (나)의 세포 A는 핵이 여러 개이다.
ㄷ. (다) 조직이 손상되면 세포 B의 분열이 활발해진다.

① ㄱ　　　② ㄴ　　　③ ㄷ　　　④ ㄱ, ㄴ　　　⑤ ㄴ, ㄷ

M 30.

그림 (가)~(마)는 각각 사람의 서로 다른 조직을 나타낸 것이다.

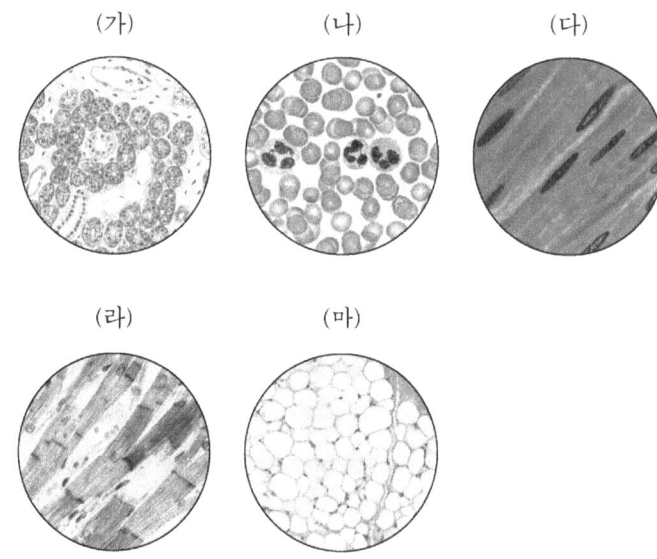

이에 대한 설명으로 옳은 것은?

① (가)는 신경 조직에 속한다.
② (나)는 결합조직에 속한다.
③ (다)는 심장근이다.
④ (라)는 내장 평활근이다.
⑤ (마)는 타액선 조직이다.

M. 내분비계

[MEET/DEET - 2008학년도]

M 31.

다음은 생쥐의 식욕 조절 유전자 Ob와 Db에 대한 자료와 이들 유전자의 기능을 알아보기 위한 실험을 나타낸 것이다.

생쥐 유형	표현형	유전자형	유전자 산물
A	정상	Ob/Ob, Db/Db	단백질 Ob와 Db를 만든다.
B	비만	ob/ob, Db/Db	단백질 Ob를 만들지 못한다.
C	비만	Ob/Ob, db/db	단백질 Db를 만들지 못한다.

단백질 Ob : 혈액 속에서 순환하는 단백질
단백질 Db : 단백질 Ob에 대한 식욕 조절 중추 세포막 수용체

[실험 과정]
실험 (가)에서는 생쥐 A와 B, 실험 (나)에서는 생쥐 B와 C의 혈관을 연결하여 혈액이 서로 순환되도록 한다.

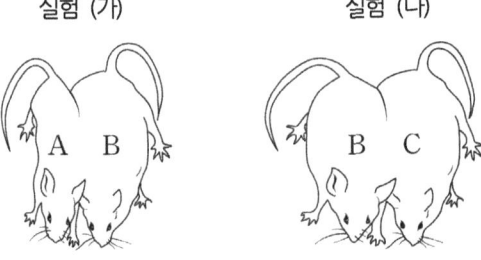

일정 기간이 지난 후 생쥐의 표현형으로 옳은 것은?

	실험 (가)		실험 (나)	
	A	B	B	C
①	정상	정상	정상	비만
②	정상	정상	비만	정상
③	정상	비만	정상	비만
④	비만	정상	비만	정상
⑤	비만	비만	비만	정상

[MEET/DEET - 2011학년도]

M 32.

렙틴(leptin)은 비만에 관여하는 호르몬이다. (가)는 면역침전법을 이용하여 정상 생쥐(+/+), 비만생쥐 A(ob/ob), 비만생쥐 B(db/db)의 혈장 내 렙틴의 양을 측정한 결과이며, (나)는 생쥐에게 렙틴을 매일 투여하면서 먹이 섭취량을 관찰한 결과이다.

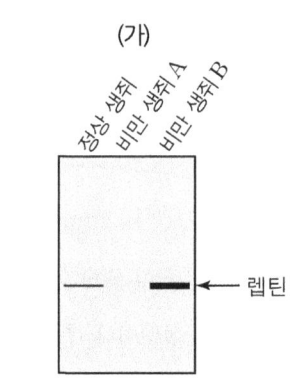

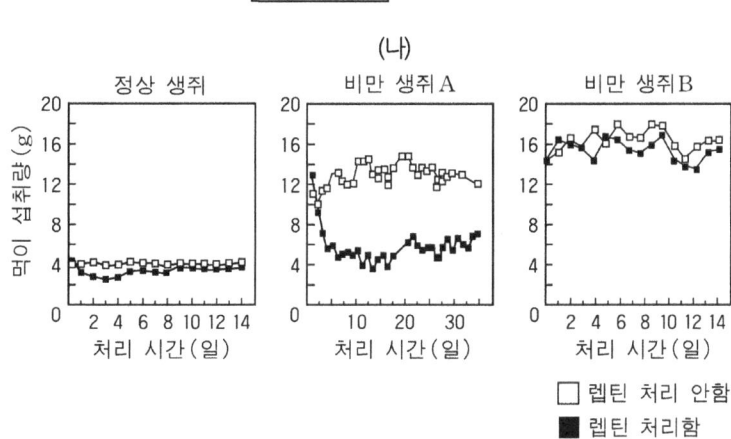

이에 대한 설명으로 옳은 것만을 <보기>에서 있는 대로 고른 것은?

보기

ㄱ. 정상생쥐에서 지방세포가 증가하면 렙틴 분비의 감소로 인해 먹이 섭취량이 증가한다.
ㄴ. 비만생쥐 A는 지방세포에서 렙틴이 분비되지 않아 비만해졌다.
ㄷ. 비만생쥐 B는 뇌에서 렙틴수용체가 정상적으로 작동하지 않아 비만해졌다.

① ㄱ　　② ㄴ　　③ ㄷ　　④ ㄴ, ㄷ　　⑤ ㄱ, ㄴ, ㄷ

M. 내분비계

[MEET/DEET - 2005학년도]

M 33.

그림은 사람이 단식을 하였을 때 나타나는 혈액의 영양 성분 변화를 나타낸 것이다.

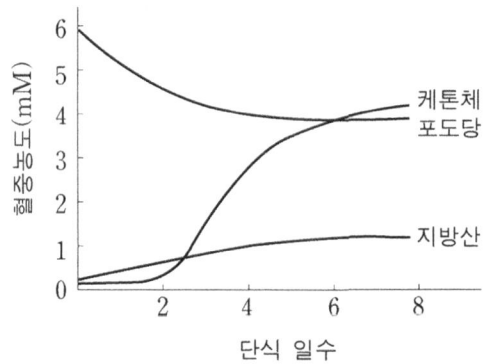

위의 그림과 관련된 에너지 대사과정에 대한 설명이나 추론으로 옳지 <u>않은</u> 것은?

① 포도당이 분해되어 지방산 합성이 증가한다.
② 신체가 먼저 이용하는 주된 에너지원은 탄수화물이다.
③ 포도당 농도가 감소하면 지방의 이용은 증가한다.
④ 3일 이후 포도당은 유기물로부터 합성되어 농도가 유지된다.
⑤ 2일 이후 증가한 케톤체는 다른 조직에서 에너지원으로 이용된다.

M 34.

[MEET/DEET - 2009학년도]

그림은 단식 중인 사람의 간세포에서 일어나는 포도당의 신생합성과 케톤체의 생성 과정을 나타낸 것이다.

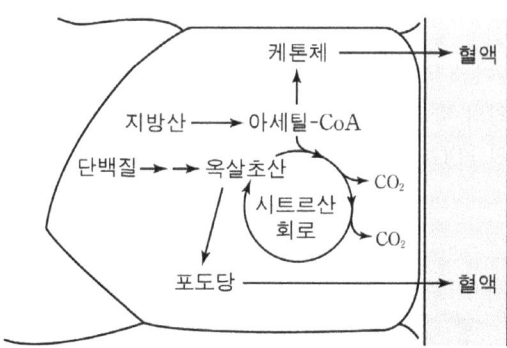

단식 전과 비교하여 단식 중인 사람에게 나타나는 현상에 대한 설명으로 옳지 <u>않은</u> 것은?

① 뇌세포가 케톤체를 이용하게 된다.
② 간세포에서 시트르산 생성이 감소된다.
③ 케톤체가 과량으로 생성되면 혈액의 pH가 낮아진다.
④ 간세포에서 옥살초산은 포도당 신생합성에 사용된다.
⑤ 간세포에서 지방산으로부터 포도당 신생합성이 일어난다.

M. 내분비계

[MEET/DEET - 2024학년도 14번]

M 35.

다음은 양전자 단층촬영(PET)을 통해 사람 기관의 포도당 대사 활성을 알아본 자료이다.

- PET는 포도당 유도체인 [^{18}F] 2-fluoro-2-deoxyglucose(FDG)를 정맥 투여한 후, FDG의 방사선을 촬영하여 FDG의 농도가 높은 기관을 확인하는 기술이다.
- 세포 내로 들어간 FDG는 인산화되어 세포 밖으로 나가지 못한다.
- 그림은 정상인의 같은 단면을 촬영한 컴퓨터 단층촬영(CT) 사진과 PET 사진이다. PET 사진에서 FDG의 방사선은 검은색으로 나타난다.

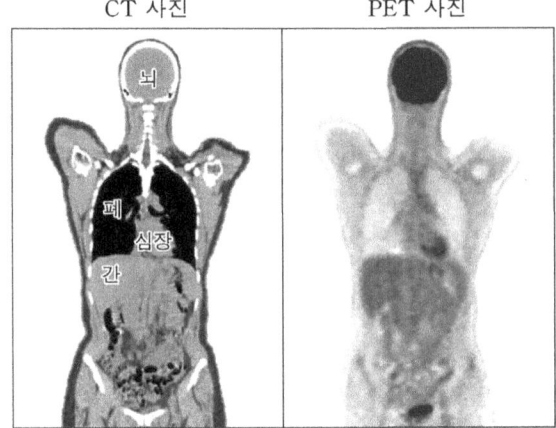

이에 대한 설명으로 옳은 것만을 〈보기〉에서 있는 대로 고른 것은?

보기

ㄱ. 포도당은 폐보다 뇌에서 많이 이용된다.
ㄴ. FDG는 촉진 확산에 의해 세포 내로 이동한다.
ㄷ. FDG는 해당과정을 통해 분해된다.

① ㄱ   ② ㄷ   ③ ㄱ, ㄴ   ④ ㄴ, ㄷ   ⑤ ㄱ, ㄴ, ㄷ

M 36.

그림의 (가)는 세포외액량이 정상일 때 혈장 삼투압에 따른 ADH(항이뇨호르몬)의 분비율을 나타낸 것이다. ㉠과 ㉡은 세포외액량이 정상보다 증가되거나 감소된 조건에서 혈장 삼투압에 따른 ADH 분비율을 순서 없이 나타낸 것이다.

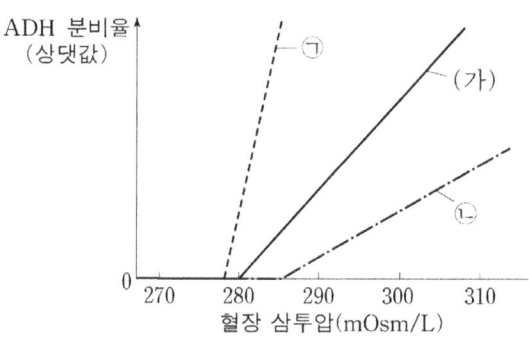

이에 대한 설명으로 옳은 것만을 <보기>에서 있는 대로 고른 것은?

보기
ㄱ. ADH는 뇌하수체 전엽에서 분비된다.
ㄴ. 세포외액량이 정상일 때 ADH는 혈장 삼투압이 일정 수준 이상으로 높아져야 분비된다.
ㄷ. ㉠은 세포외액량이 정상보다 증가된 조건이다.

① ㄱ　　② ㄴ　　③ ㄷ　　④ ㄱ, ㄴ　　⑤ ㄴ, ㄷ

M. 내분비계

[MEET/DEET - 2024학년도 27번]

M 37.

그림 (가)는 PTH(부갑상샘호르몬)와 비타민 D에 의해 Ca^{2+}이 소장, 신장, 뼈에서 혈장으로 이동하여 혈장 Ca^{2+} 농도가 증가되는 과정을 나타낸 것이다. 그림 (나)는 혈장 Ca^{2+} 농도에 따른 PTH 분비율을 나타낸 것이다.

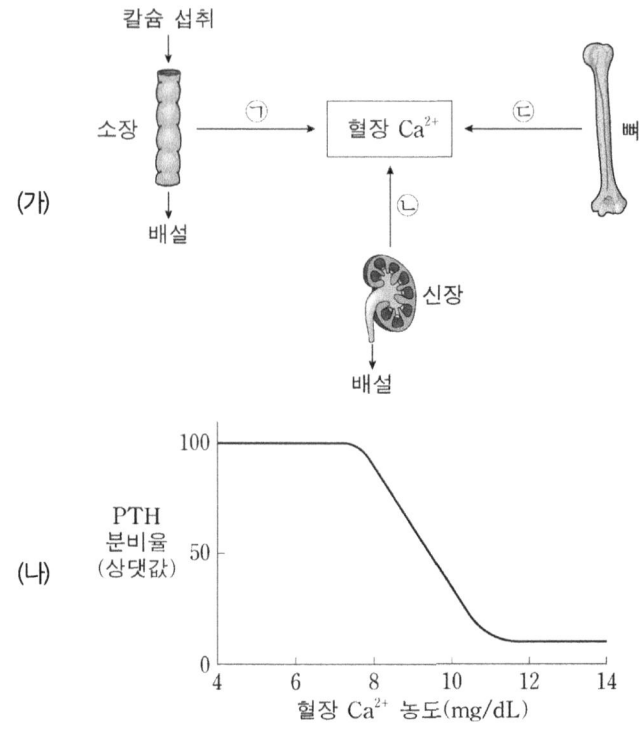

이에 대한 설명으로 옳은 것만을 <보기>에서 있는 대로 고른 것은?

보기

ㄱ. 부갑상샘기능항진증 환자에서 ㉠~㉢이 모두 저해된다.
ㄴ. PTH는 세뇨관 상피세포의 막 수용체와 결합하여 ㉡을 증가시킨다.
ㄷ. 혈장 PTH 농도는 정상인보다 비타민 D 결핍 환자에서 높다.

① ㄱ ② ㄷ ③ ㄱ, ㄴ ④ ㄴ, ㄷ ⑤ ㄱ, ㄴ, ㄷ

[MEET/DEET - 2024학년도 01번]

M 38.

그림 (가)~(다)는 사람의 서로 다른 조직을 나타낸 것이다.

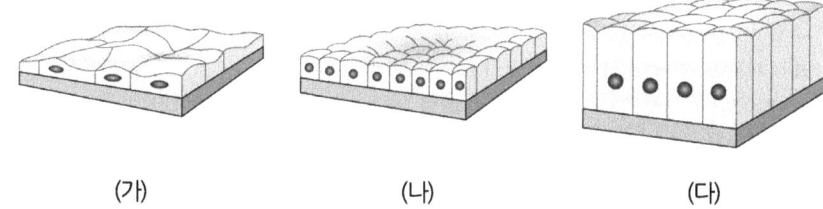

이에 대한 설명으로 옳은 것만을 <보기>에서 있는 대로 고른 것은?

> **보기**
> ㄱ. 폐포 상피 조직은 (가)에 속한다.
> ㄴ. 피부 상피 조직은 (나)에 속한다.
> ㄷ. 내장근 조직은 (다)에 속한다.

① ㄱ   ② ㄷ   ③ ㄱ, ㄴ   ④ ㄴ, ㄷ   ⑤ ㄱ, ㄴ, ㄷ

M. 내분비계

[MEET/DEET - 2025학년도 07번]

M 39.

다음은 시상하부-뇌하수체-표적기관 축에서 호르몬이 분비되어 전달되는 2가지 방식에 대한 자료이다.

> ○ 그림 (가)는 호르몬 A가 시상하부 뉴런에서 뇌하수체로 분비된 후 혈관을 통해 표적기관으로 전달되는 과정을 나타낸 것이다.
> ○ 그림 (나)는 시상하부 뉴런에서 분비된 호르몬이 뇌하수체의 내분비세포를 자극하고, 내분비세포에서 분비된 호르몬이 표적기관으로 전달되는 과정을 나타낸 것이다.

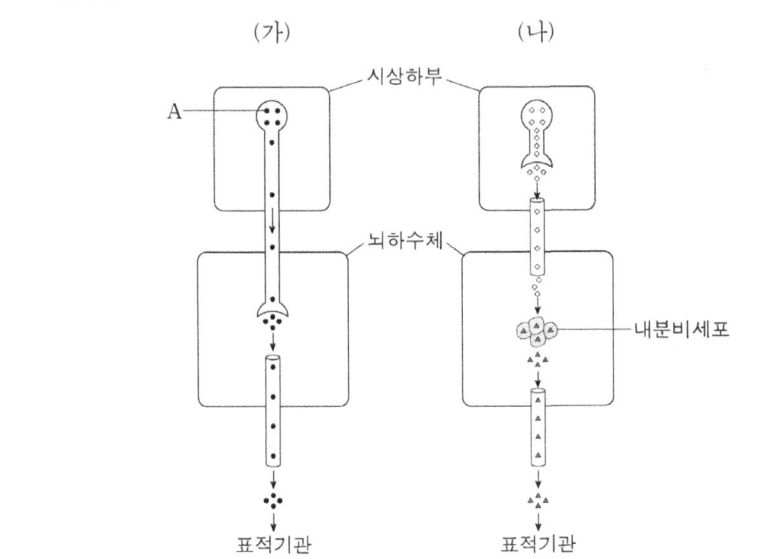

이에 대한 설명으로 옳은 것만을 <보기>에서 있는 대로 고른 것은?

보기
ㄱ. A의 예로 GnRH(생식샘자극호르몬분비호르몬)가 있다.
ㄴ. A는 시상하부 뉴런에서 뇌하수체 전엽으로 분비된다.
ㄷ. 갑상샘은 (나)의 표적기관에 해당한다.

① ㄱ   ② ㄷ   ③ ㄱ, ㄴ   ④ ㄴ, ㄷ   ⑤ ㄱ, ㄴ, ㄷ

N
신경계

N. 신경계

[MEET/DEET - 2012학년도]

N 01.

그림은 뇌의 뉴런과 신경아교세포(neuroglia)를 나타낸 것이다.

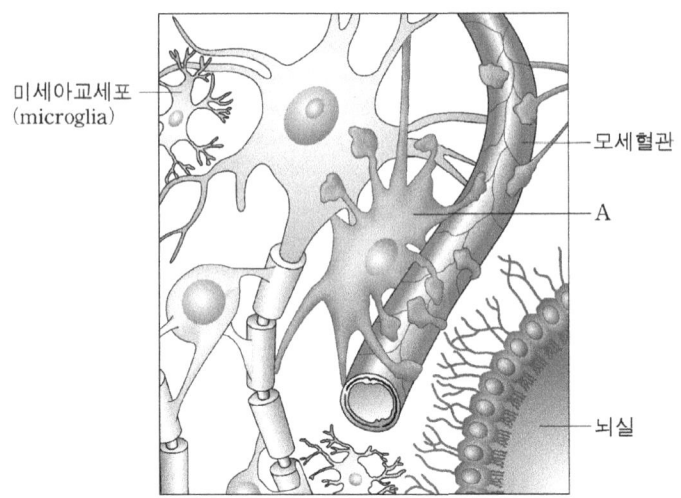

생쥐 뇌의 특정 부위에서 세포 A를 선택적으로 모두 제거한 경우, 이 부위에서 나타나는 변화에 대한 설명으로 옳은 것만을 <보기>에서 있는 대로 고른 것은?

보기

ㄱ. 세포외액의 이온 조성이 교란된다.
ㄴ. 활동전위의 전도속도가 증가된다.
ㄷ. 뇌-혈관 장벽(blood-brain barrier)이 손상된다.

① ㄱ   ② ㄴ   ③ ㄷ   ④ ㄱ, ㄴ   ⑤ ㄱ, ㄷ

[MEET/DEET - 2010학년도]

N 02.

표는 포유류 중추 신경계 신경세포 A의 내부와 외부의 이온 농도를 나타낸 것이다.

이온	내부 (mM)	외부 (mM)
K^+	150	15
Na^+	15	150
Cl^-	10	100
Ca^{2+}	0.0001	1

신경세포 A는 총 10개의 다른 신경세포와 시냅스를 형성한다. 외부 자극 S가 왔을 때, 이 중 6개의 신경세포는 신경세포 A의 축삭둔덕(axon hillock) 유발영역에 각각 4 mV의 흥분성 시냅스 후전위(EPSP)를, 나머지 4개의 신경세포는 각각 5 mV의 억제성 시냅스 후전위(IPSP)를 동시에 형성한다. 신경세포 A의 활동 전위는 막전위가 휴지 막전위보다 +20 mV 이상 높을 때 발생한다. 휴지막 전위값과, 외부자극 S가 왔을 때 신경세포 A의 활동 전위 생성 여부를 각각 바르게 제시한 것은? (단, 표에 제시한 이온 외에 다른 이온의 존재는 고려하지 않으며, 휴지기의 막에 대한 각 이온의 상대적 투과도 P는 $P_{K^+} : P_{Na^+} : P_{Cl^-} : P_{Ca^{2+}} = 1 : 0 : 0 : 0$이다. $2.303 \dfrac{RT}{F}$의 값은 60으로 가정한다.)

	휴지막 전위값	생성여부
①	-40 mV	생성됨
②	-56 mV	생성됨
③	-56 mV	생성되지 않음
④	-60 mV	생성되지 않음
⑤	-64 mV	생성됨

N. 신경계

[MEET/DEET - 2011학년도]

N 03.

신경세포 안과 밖의 K^+와 Na^+ 농도가 일정할 때, 막전위는 각 이온의 세포막투과도(P_K와 P_{Na})에 따라 다르다. 막전위를 구하는 식은 아래와 같고, 막전위가 +60, 0, -60 mV일 때의 $P_K : P_{Na}$는 표와 같다.

$$막전위(mV) = 60 \times \log \frac{P_K[K^+]_{out} + P_{Na}[Na^+]_{out}}{P_K[K^+]_{in} + P_{Na}[Na^+]_{in}}$$

막전위 (mV)	$P_K : P_{Na}$
+60	0 : 1
0	1 : 1
-60	1 : 0

막전위가 +18 mV일 때 $P_K : P_{Na}$는? (단, $[K^+]_{out} = [Na^+]_{in}$, $[K^+]_{in} = [Na^+]_{out}$이고, log2 = 0.3 이다.)

① 2 : 79   ② 4 : 65   ③ 6 : 29   ④ 8 : 19   ⑤ 13 : 1

N 04.

척추동물의 신경세포막은 휴지 상태에 있을 때 약 -70 mV의 전위차를 나타낸다. 휴지 전위를 형성하는데 관여하는 요인을 <보기>에서 모두 고른 것은?

보기

ㄱ. Na^+ 이온과 K^+ 이온의 상호 반발력
ㄴ. 막 안팎에 분포하는 Na^+ 이온과 K^+ 이온의 농도 차이
ㄷ. Na^+ 이온과 K^+ 이온에 대한 세포막의 투과성 차이
ㄹ. 뉴런으로부터 Na^+ 이온과 K^+ 이온의 유출을 저지하는 미엘린 수초

① ㄱ, ㄴ　　　② ㄱ, ㄷ　　　③ ㄴ, ㄷ
④ ㄴ, ㄹ　　　⑤ ㄷ, ㄹ

N. 신경계

[MEET/DEET - 2005년 예비검사]

N 05.

마취할 때 야생형 초파리에 비해 비정상적으로 몸을 떠는 떨림 돌연변이체를 발견했다. 그 후 돌연변이가 일어난 유전자는 신경세포의 K^+ 이온 통로 단백질 유전자임을 알게 되었다. 다음은 이 돌연변이와 야생형 초파리의 신경세포를 분리해 활동 전위를 기록한 결과이다.

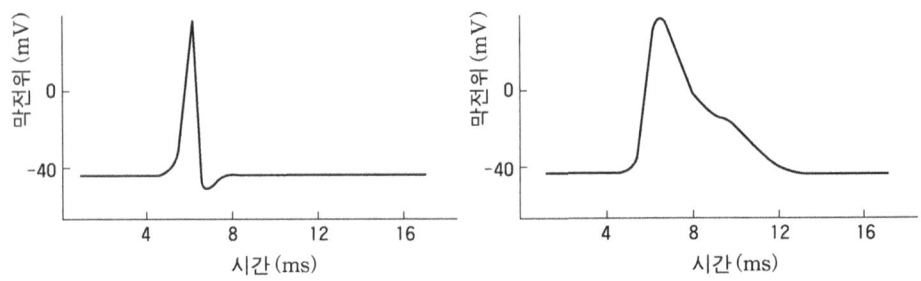

위 결과에 대한 설명으로 옳은 것은?

① 돌연변이 신경세포는 절대불응기가 길다.
② 돌연변이 신경세포는 야생형보다 빨리 과분극 된다.
③ 돌연변이 신경세포의 휴지 전위는 야생형보다 낮다.
④ 야생형과 돌연변이 신경세포는 탈분극에 필요한 역치 전위가 다르다.
⑤ 야생형과 돌연변이 신경세포는 탈분극 시 Na^+ 이온의 투과도가 다르다.

[MEET/DEET - 2005학년도]

N 06.

신경세포의 활동전위는 전압 의존성 Na^+ 채널과 전압 의존성 K^+ 채널의 작동에 의해 발생한다. 그림은 신경세포에 생성된 활동전위를 나타낸 것이다.

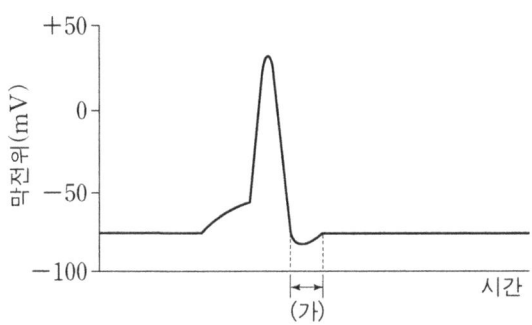

위 그림의 (가) 지점에서 일어나는 이들 두 채널의 개폐와 이온의 이동에 대한 설명으로 옳은 것은?

① Na^+ 채널은 열려 있으나, K^+ 채널은 닫혀 있다.
② Na^+ 채널과 K^+ 채널이 모두 닫히면서 탈분극이 일어난다.
③ Na^+ 채널이 닫혀 있으며, K^+ 채널은 서서히 닫히기 시작한다.
④ K^+의 세포 내 유입에 따라 막전위는 다시 $-70\,mV$ 정도까지 떨어진다.
⑤ 세포 내로 유입되는 K^+의 양보다 밖으로 유출되는 Na^+의 양이 많은 시기이다.

N. 신경계

[MEET/DEET - 2011학년도]

N 07.

이온채널에는 전압의존성 이온채널과 리간드의존성 이온채널이 있다. 다음은 Na^+와 K^+가 통과할 수 있는 아세틸콜린 수용체가 열렸을 때 나타나는 전류를 측정한 실험이다.

[실험 과정]
(가) 뇌에서 분리한 신경세포를 인공뇌척수액에 담근다.
(나) 전압고정법(voltage clamping)을 이용하여 막전위를 -80 mV로 고정한다.
(다) 아세틸콜린을 처리하고 전류를 측정한다.

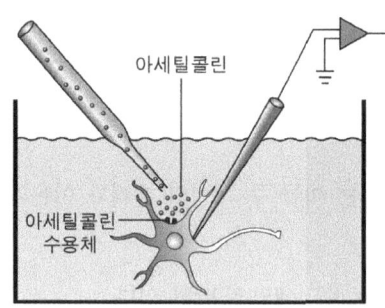

(라) 막전위를 20 mV씩 증가시키며 +60 mV가 될 때까지 (다) 과정을 반복한다.

[실험 결과]

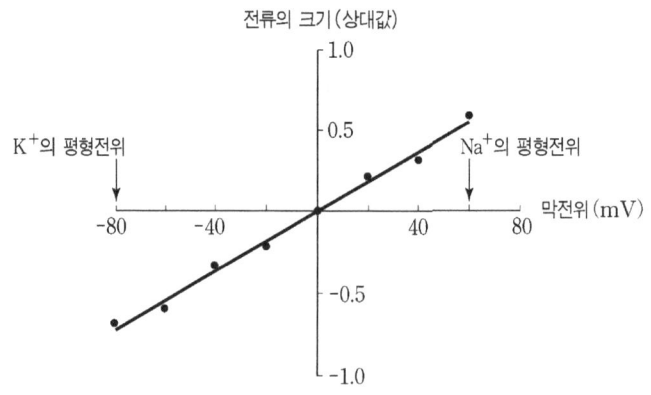

세포 안으로 들어온 양이온이 밖으로 나간 양이온보다 많을 때, 전류의 상대적 크기는 음의 값으로 표현된다.

이에 대한 설명으로 옳은 것을 〈보기〉에서 고른 것은?

보기
ㄱ. 막전위 0 mV에서 아세틸콜린 수용체를 통한 Na^+와 K^+의 이동량은 같다.
ㄴ. 아세틸콜린 수용체는 막전위차에 의하여 열린다.
ㄷ. 아세틸콜린은 막전위 -40 mV에서 탈분극을 일으킨다.
ㄹ. 세포 밖 K^+ 농도가 증가하면 이 그래프는 왼쪽으로 평행 이동한다.

① ㄱ, ㄴ   ② ㄱ, ㄷ   ③ ㄴ, ㄷ
④ ㄴ, ㄹ   ⑤ ㄷ, ㄹ

N 08.

[MEET/DEET - 2007학년도]

다발성경화증(multiple sclerosis)은 중추신경계의 수초(myelin sheath)가 파괴되어 발생하는 자가면역질환이다. 그림 1은 B 지점의 수초가 파괴된 다발성경화증 환자의 신경세포를 나타낸 것이다. (가) 지점에 전기 자극을 준 후, (나) 지점의 막전위를 측정한 결과는 그림 2와 같다.

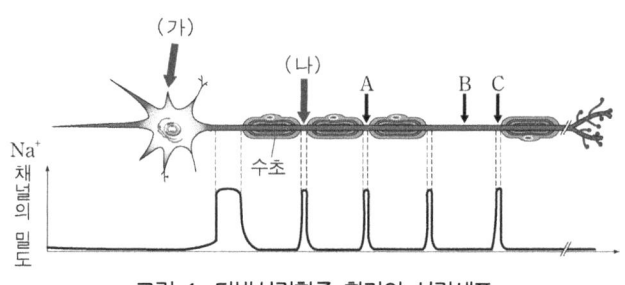

그림 1. 다발성경화증 환자의 신경세포

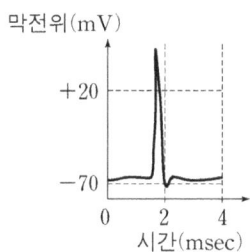

그림 2. (나)의 활동전위

이 때 A, B, C 각 지점에 나타날 수 있는 축색 막전위를 표현한 것으로 옳은 것은?

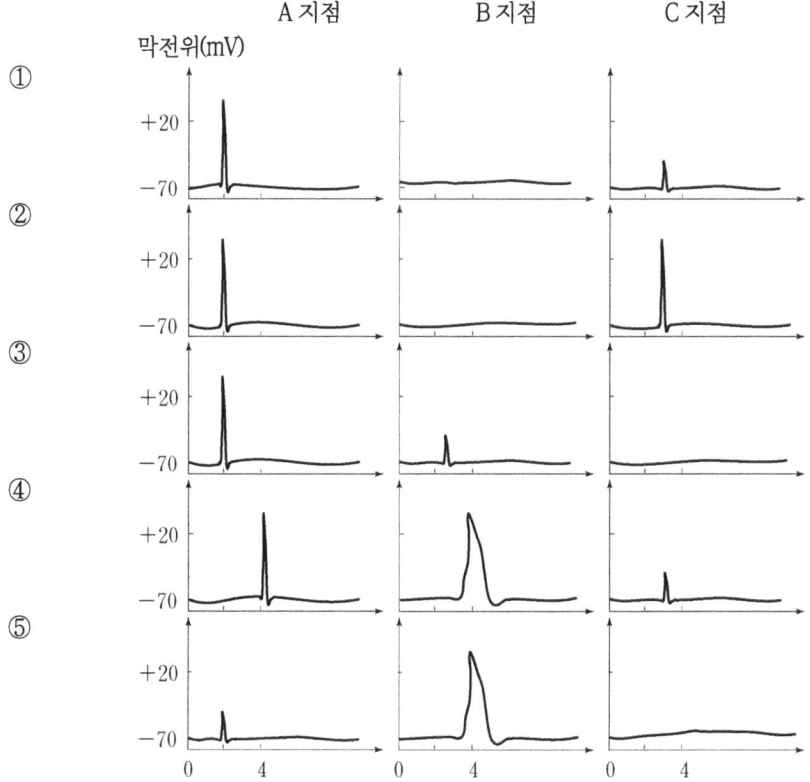

N. 신경계

[MEET/DEET - 2006학년도]

N 09.

배양접시에서 배양되는 신경세포 A와 B는 (가)처럼 시냅스를 형성하고 있다. 신경세포 A를 전기적으로 자극하면, 축삭말단부에서 흥분성 신경전달물질이 분비된다. 이때 신경세포 B의 활동전위를 측정하였더니 (나)와 같았다. 이어서 전위의존적(voltage-dependent) Na^+ 채널 억제제를 배양액에 첨가하고, 동일한 실험을 수행하였다. (단, 휴지막전위는 $-65\,mV$이고, 화살표는 전기 자극 전달 시점을 나타낸다.)

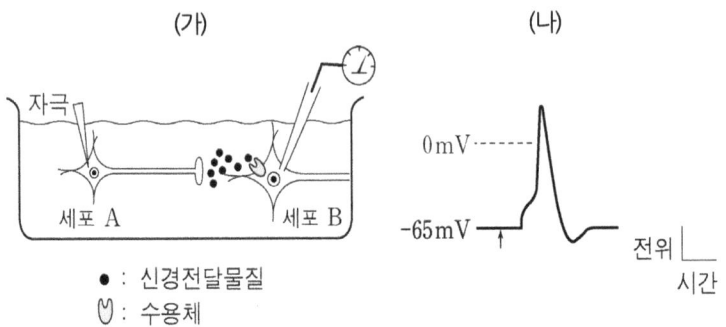

이 때, 예상되는 신경세포 B의 막전위 변화를 옳게 나타낸 것은?

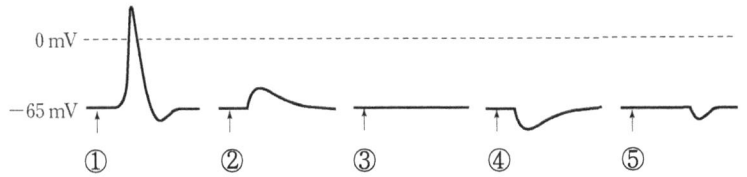

[MEET/DEET - 2005학년도]

N 10.

토끼의 중추신경계에 존재하는 A, B, C, D 4개의 뉴런은 서로 연결되어 신경망을 이루고 있다. 이들 뉴런의 종류(흥분성 또는 억제성)와 연결 순서를 밝히려는 실험을 하였다. (단, 각 뉴런은 하나의 시냅스말단을 가지고 있다. 또한 억제성 뉴런은 흥분성 뉴런의 효과를 억제한다.)

[실험 과정]
(가) 각각의 뉴런에 막전위를 측정할 수 있는 미세전극을 꽂았다.
(나) 뉴런을 자극하여 활동전위를 측정하였다.

[실험 결과]

자극받은 뉴런	활동전위 발생			
	A	B	C	D
A	+	+	−	−
B	−	+	−	−
C	−	−	+	−
D	+	+	−	+
C와 D를 동시 자극	−	−	+	+

(+ : 있음, − : 없음)

위의 실험 결과에 대한 추론으로 옳지 않은 것은?

① A의 시냅스말단은 B와 연결되어 있다.
② A와 D는 흥분성 시냅스말단을 가지고 있다.
③ B의 시냅스말단은 흥분성인지 억제성인지 알 수 없다.
④ B와 C를 동시에 자극하면 A, B, C에 활동전위가 나타난다.
⑤ C의 시냅스말단은 억제성이다.

N. 신경계

[MEET/DEET - 2008학년도]

N 11.

그림 (가)는 뉴런 A~C와 연결된 뉴런 D를, 그림 (나)는 뉴런 A~C의 신호에 의해 생성된 뉴런 D의 시냅스후전위(PSP)를, 그림 (다)는 뉴런 A~C에 의해 생성된 PSP와 이들의 통합에 의해 형성된 뉴런 D의 활동전위(AP)를 나타낸 것이다. 그림 (다)에서 PSP와 AP는 수직 실선으로 나타냈다.

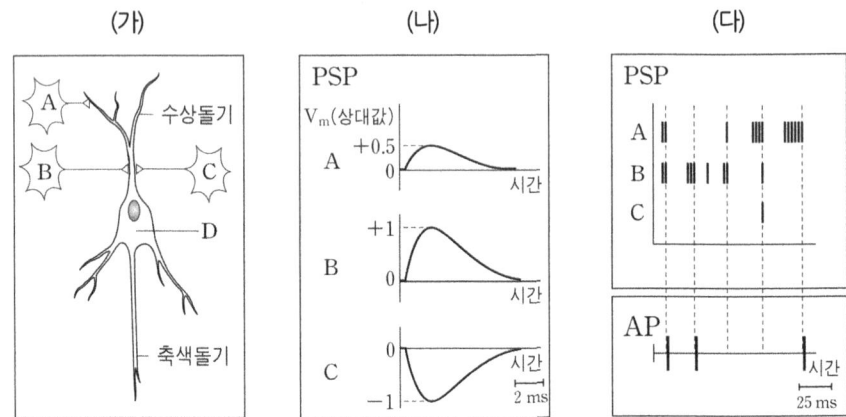

뉴런 A~C에 의해 생성된 PSP가 <보기>와 같을 때, 관찰되는 뉴런 D의 활동전위로 옳은 것은?

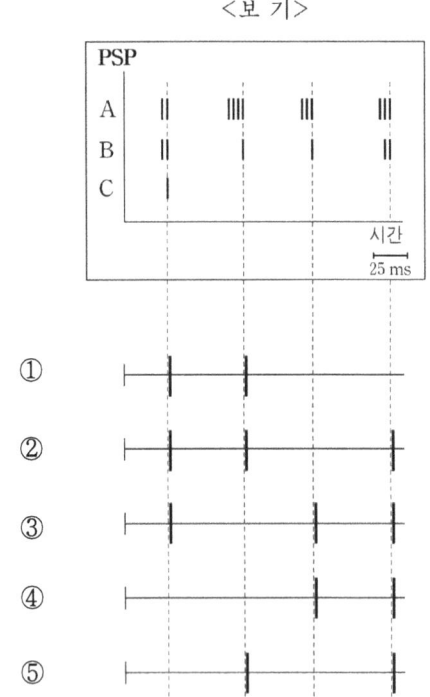

N 12.

[MEET/DEET - 2009학년도]

다음은 시냅스로 연결된 글루탐산성 신경세포(가)와 GABA성 신경세포(나)를 나타낸 것이다.

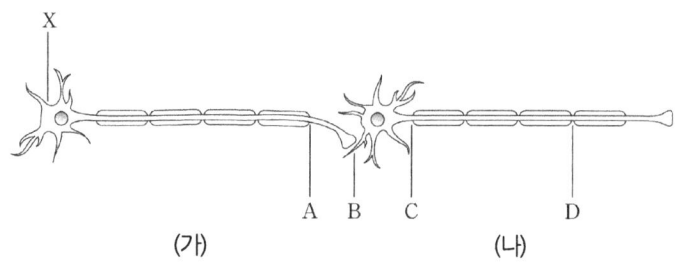

X에 역치보다 큰 전기 자극을 가했을 때 지점 A, B, C, D의 막전위 변화로 가장 적절한 것은?

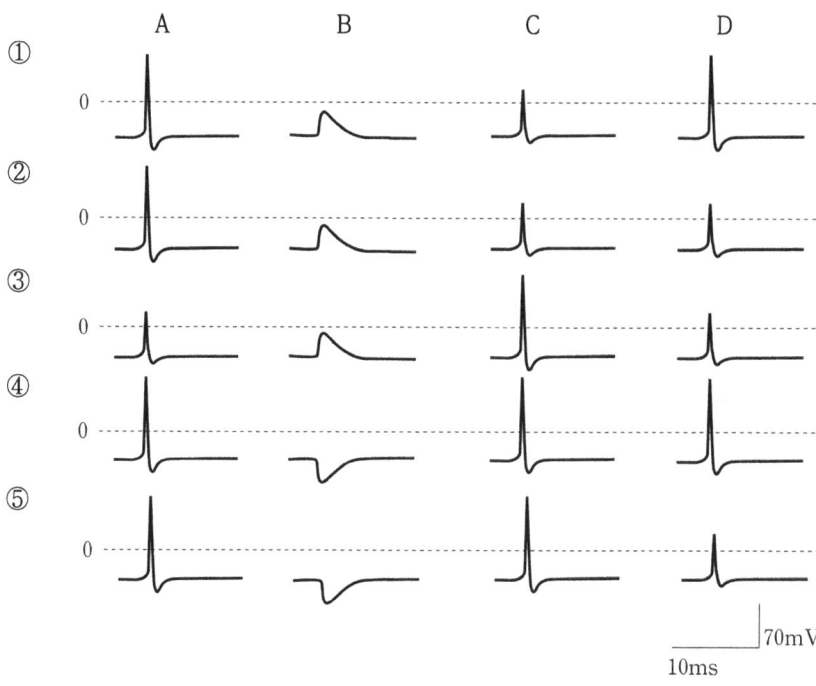

N. 신경계

[MEET/DEET - 2012년 예비검사]

N 13.

그림은 정상적인 세포외 용액에서 어떤 뉴런의 활동전위를 나타낸 것이다.

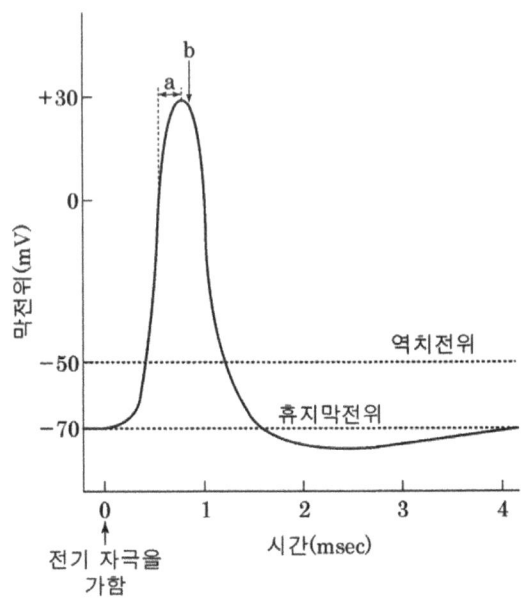

이에 대한 설명으로 옳은 것만을 <보기>에서 있는 대로 고른 것은?

보기

ㄱ. 가한 전기 자극의 크기가 15 mV이면 활동전위가 생성된다.
ㄴ. 구간 a에서 세포 안의 Na^+ 농도는 세포 밖의 Na^+ 농도보다 더 높다.
ㄷ. 지점 b에서 K^+ 채널은 열려 있다.

① ㄱ   ② ㄴ   ③ ㄷ   ④ ㄱ, ㄴ   ⑤ ㄴ, ㄷ

N 14.

[MEET/DEET - 2014학년도]

그림은 뉴런에서 미세소관(microtubule)을 따라 이동하는 소낭을 나타낸 것이다. 화살표는 소낭의 이동 방향을 나타낸다.

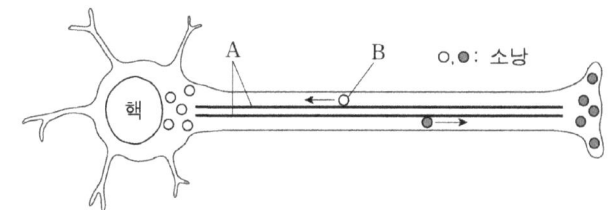

이에 대한 설명으로 옳은 것만을 <보기>에서 있는 대로 고른 것은?

보기
ㄱ. A의 단량체는 G-액틴이다.
ㄴ. A의 음성말단은 뉴런의 축삭 말단 쪽에 있다.
ㄷ. B의 이동에 디네인(dynein)이 사용된다.

① ㄱ   ② ㄷ   ③ ㄱ, ㄴ   ④ ㄱ, ㄷ   ⑤ ㄴ, ㄷ

N. 신경계

[MEET/DEET - 2014학년도]

N 15.

그림은 뉴런 외부의 Na⁺ 농도를 변화시키면서 역치 이상의 전기 자극을 가하고 활동전위를 측정한 것이다.

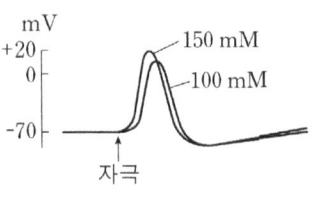

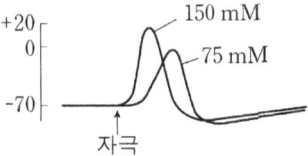

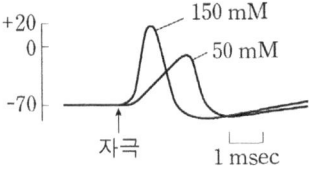

이에 대한 설명으로 옳지 <u>않은</u> 것은?

① 뉴런 외부의 Na⁺ 농도를 감소시키면 자극 후 1 msec 동안 세포막의 Na⁺ 투과량이 감소한다.
② 뉴런 외부의 Na⁺ 농도 변화는 휴지막전위(resting membrane potential)를 변화시킨다.
③ 뉴런 외부의 Na⁺ 농도 의존적으로 활동전위의 크기가 줄어드는 것은 Na⁺의 평형전압이 감소하기 때문이다.
④ 뉴런 외부의 Na⁺ 농도가 감소하면 활동전위의 탈분극 속도가 감소한다.
⑤ 뉴런 외부의 Na⁺ 농도 감소는 활동전위의 재분극 속도에 영향을 주지 않는다.

N 16.

그림 (가)는 사람의 중추신경에 존재하는 3개의 뉴런 A~C의 연결 관계를 나타낸 것이다. (나)는 A에 자극을 줄 때 A와 C의 반응을, (다)는 B에 자극을 줄 때 B와 C의 반응을 나타낸 것이다.

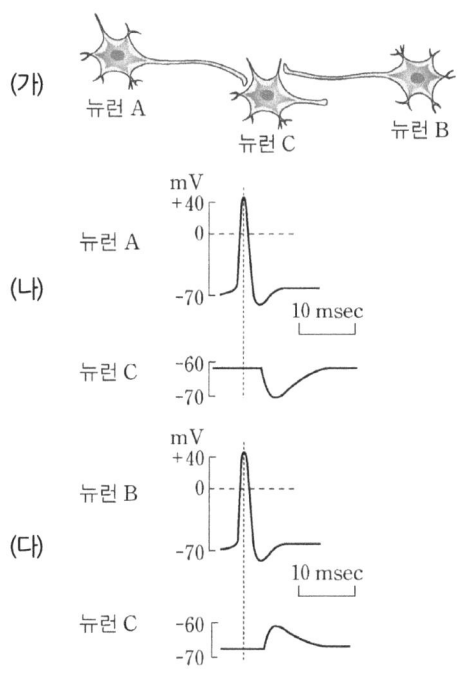

이에 대한 설명으로 옳은 것만을 <보기>에서 있는 대로 고른 것은?

보기
ㄱ. A의 신호는 C의 니코틴성 아세틸콜린 수용체를 통해서 전달된다.
ㄴ. B의 신호로 인해 C에서 흥분성 시냅스후막전위(EPSP)가 발생한다.
ㄷ. A와 B를 동시에 자극할 때, B의 신호에 의한 C의 반응은 A의 신호에 의해 억제된다.

① ㄱ   ② ㄴ   ③ ㄷ   ④ ㄱ, ㄷ   ⑤ ㄴ, ㄷ

N. 신경계

[MEET/DEET - 2017년 예비검사]

N 17.

다음은 동물세포에서 휴지막전위가 생성되는 기작을 알아본 실험이다.

(가) K^+ 이온통로만 존재하는 세포막으로 수조를 구획 I 과 구획 II로 나눈다.
(나) 구획 I 은 150 mM KCl 수용액으로, 구획 II 는 150 mM NaCl 수용액으로 채운다.
(다) K^+의 순이동량이 0이 될 때 구획 I 의 전압을 측정한다.

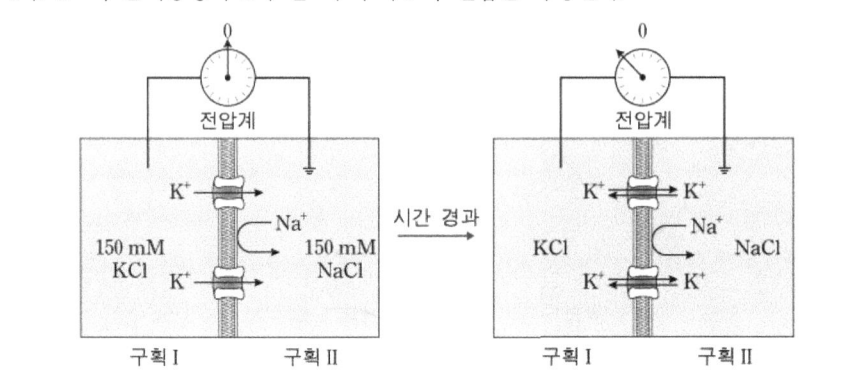

이에 대한 설명으로 옳은 것만을 〈보기〉에서 있는 대로 고른 것은?

보기

ㄱ. (다)에서 측정한 전압은 음(-)의 값을 갖는다.
ㄴ. (다)에서 측정한 전압은 NaCl 농도에 영향을 받는다.
ㄷ. 구획 II 에서 구획 I 로의 K^+ 이동은 전위차에 따라 이루어진다.

① ㄱ   ② ㄷ   ③ ㄱ, ㄴ   ④ ㄱ, ㄷ   ⑤ ㄱ, ㄴ, ㄷ

N 18.

그림 (가)는 뉴런 1~3이 시냅스 a와 b로 연결된 것을, (나)는 막전위를 측정하면서 뉴런 1에 전기 자극을 가했을 때 뉴런 1~3에서의 막전위 변화를 나타낸 것이다.

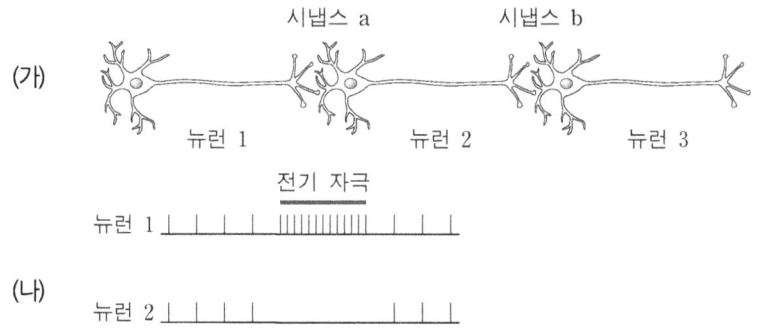

이에 대한 설명으로 옳은 것만을 <보기>에서 있는 대로 고른 것은?

보기
ㄱ. 전기 자극은 뉴런1을 과분극시킨다.
ㄴ. a는 억제성이다.
ㄷ. b는 흥분성이다.

① ㄱ   ② ㄴ   ③ ㄷ   ④ ㄱ, ㄴ   ⑤ ㄴ, ㄷ

N. 신경계

N 19.

다음은 이온통로 ㉠을 과발현시킨 세포 X를 이용하여 ㉠의 특성을 알아본 실험이다.

<실험 과정>

(가) 표의 K^+과 Cs^+ 농도를 갖는 용액 I과 용액 II를 준비한다. 두 용액에서 K^+과 Cs^+ 외의 다른 이온의 조성과 농도는 세포내액과 동일하다.

	용액 I	용액 II
K^+ 농도(mM)	135	0
Cs^+ 농도(mM)	0	135

(나) 세포 X를 혈장과 동일한 이온 조성을 갖는 용액에 둔다.
(다) 세포 X의 세포내액을 용액 I 또는 II로 치환한다. 이때 세포의 안정막전압은 모두 -70 mV이다.
(라) (다)의 세포내액이 치환된 세포에서 막전압에 따른 전류 크기를 각각 측정한다.

<실험 결과>

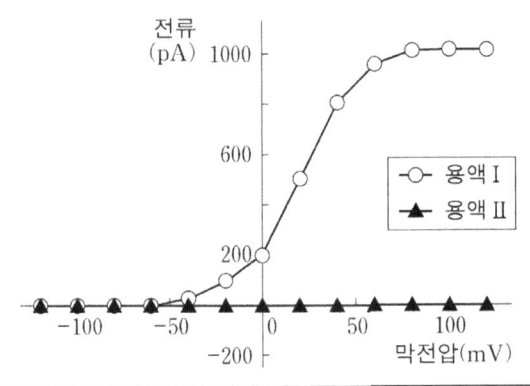

이온통로 ㉠에 대한 설명으로 옳은 것만을 <보기>에서 있는 대로 고른 것은? (단, ㉠ 이외의 다른 이온통로는 고려하지 않는다.)

보기

ㄱ. ㉠의 전도도는 K^+에 의해 매개된다.
ㄴ. ㉠은 안정막전압에서 활성을 보이지 않는다.
ㄷ. Cs^+은 ㉠을 통과하지 못한다.

① ㄱ   ② ㄴ   ③ ㄱ, ㄷ   ④ ㄴ, ㄷ   ⑤ ㄱ, ㄴ, ㄷ

N 20.

그림 (가)는 포유동물의 척수 신경세포 A~F로 이루어진 신경회로망이고, (나)는 (가)의 신경세포 A~D의 활성을 동시에 측정한 결과이다.

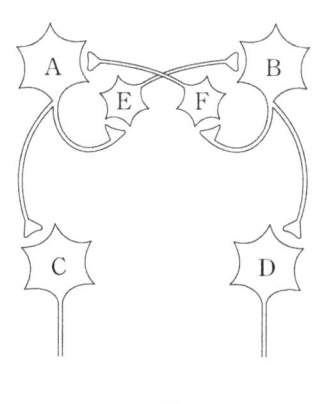

(가)   (나)

이에 대한 설명으로 옳은 것만을 <보기>에서 있는 대로 고른 것은?

보기
ㄱ. A는 E를 억제한다.
ㄴ. B에서 분비되는 글루탐산에 의해 D가 활성화된다.
ㄷ. F는 억제성 신경세포다.

① ㄱ   ② ㄴ   ③ ㄱ, ㄷ   ④ ㄴ, ㄷ   ⑤ ㄱ, ㄴ, ㄷ

N. 신경계

[MEET/DEET - 2018학년도]

N 21.

다음은 신경독소가 신경전도에 미치는 영향을 알아본 실험이다.

<자료>
- 신경세포 A와 B는 시냅스로 연결되어있다.
- 전기자극은 세포 A에 활동전압을 만든다.
- 포도당 고장액을 세포에 짧게 처리하면 시냅스 소포가 강제로 분비된다.
- 포도당 고장액은 막전압에 영향을 주지 않는다.

<실험 과정>
(가) 세포 A와 B 모두에 신경독소 ㉠ 또는 ㉡을 전처리한다.
(나) 세포 A에 전기자극을 주거나 포도당 고장액을 짧게 처리하여, 세포 B에 나타난 전압 변화를 기록한다.

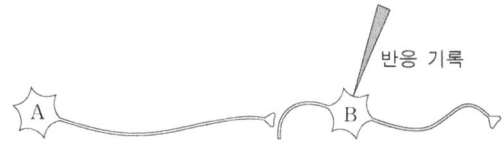

<실험 결과>

		세포 B에 기록된 전압 변화	
		세포 A에 전기자극	세포 A에 포도당 고장액 처리
세포 A와 B에 전처리한 물질	없음	─┘∧└─	─┘∧∧∧└─
	신경독소 ㉠	───	─┘∧∧└─
	신경독소 ㉡	───	─┘⌒└─

이에 대한 설명으로 옳은 것만을 <보기>에서 있는 대로 고른 것은?

보기
ㄱ. ㉠은 전기 자극을 받은 세포 A로부터 시냅스 소포가 분비되는 것을 막는다.
ㄴ. ㉡은 세포 B에서 시냅스후 막전압이 형성되는 것을 막는다.
ㄷ. ㉡은 세포 B에서 활동전압이 형성되는 것을 막는다.

① ㄱ   ② ㄴ   ③ ㄷ   ④ ㄱ, ㄷ   ⑤ ㄴ, ㄷ

N 22.

다음은 생쥐의 해마 신경세포에서 막전압고정법(voltage clamping)을 이용하여 억제성시냅스 후전류(IPSC)를 기록하는 실험이다.

<자료>
- 내향 전류는 양이온이 세포 안으로 이동하거나, 음이온이 세포 밖으로 이동할 때 생성되는 전류이다.
- 외향 전류는 양이온이 세포 밖으로 이동하거나, 음이온이 세포 안으로 이동할 때 생성되는 전류이다.
- 이온 X의 평형전압(E_X)은 다음의 식으로 구한다.

$$E_X = \frac{60}{Z} \log \frac{[X]_{세포밖}}{[X]_{세포안}}$$ (Z: 이온의 전하수)

<실험>
- 그림의 세포 안팎 이온 농도에서, GABA 수용체를 활성화 시키고 IPSC를 기록한다.

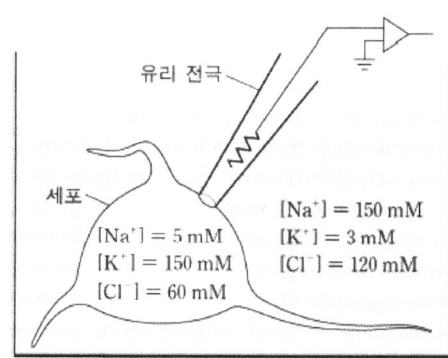

- GABA A 수용체가 활성화되어 생성되는 Cl^- 전류는 빠른 IPSC이다.
- GABA B 수용체가 활성화되어 생성되는 K^+ 전류는 느린 IPSC이다.

이 실험에 대한 설명으로 옳은 것만을 <보기>에서 있는 대로 고른 것은? (단, log2 = 0.3으로 계산한다.)

보기
ㄱ. Cl^-의 평형전압은 $-18\,mV$이다.
ㄴ. 막전압을 $-70\,mV$로 고정하고 기록한 빠른 IPSC는 외향 전류이다.
ㄷ. 막전압을 $-40\,mV$로 고정하고 기록한 느린 IPSC는 내향 전류이다.

① ㄱ   ② ㄴ   ③ ㄱ, ㄷ   ④ ㄴ, ㄷ   ⑤ ㄱ, ㄴ, ㄷ

N. 신경계

[MEET/DEET - 2021학년도 28번]

N 23.

다음은 신경세포 A의 시냅스 전달 특성을 알아본 실험이다.

〈자료〉
- A의 주변에는 전기 자극에 의해 흥분되는 신경세포들이 있다.
- A는 흥분된 주변 신경세포들로부터 시냅스 전달을 받는 시냅스후세포이다.
- 글루탐산 수용체 활성화에 의한 전류의 역전전압(reversal potential)은 0 mV이다. 역전전압은 이온의 유입과 유출이 동일하여 전류가 형성되지 않을 때의 전압이다.

〈실험 과정〉
(가) A와 주변 신경세포가 포함된 뇌절편을 준비한다.
(나) Cl^-의 역전전압이 -70 mV이고 이온 조성이 세포내액과 유사한 용액을 기록 전극 내에 채운다.
(다) A의 막전압을 -70 mV 또는 0 mV로 고정한 후 A 주변 신경세포에 전기 자극을 가한다.
(라) A에서 시냅스후 전류를 측정한다.

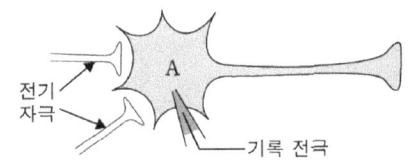

〈실험 결과〉

㉠ -70 mV 고정   ㉡ 0 mV 고정

이에 대한 설명으로 옳은 것만을 〈보기〉에서 있는 대로 고른 것은?

보기
ㄱ. ㉠에서 기록된 전류는 Na^+과 K^+에 의해 발생한다.
ㄴ. ㉡에서 기록된 전류는 흥분성시냅스후전류이다.
ㄷ. A는 흥분성과 억제성 시냅스 전달을 모두 받는다.

① ㄱ　　② ㄴ　　③ ㄱ, ㄷ　　④ ㄴ, ㄷ　　⑤ ㄱ, ㄴ, ㄷ

N 24.

다음은 전압의존성 Na^+ 통로 단백질(Nav)을 발현하는 신경세포의 활동전압에 대한 자료이다.

○ 정상 Nav 발현 신경세포에서 자극 세기에 따른 활동전압

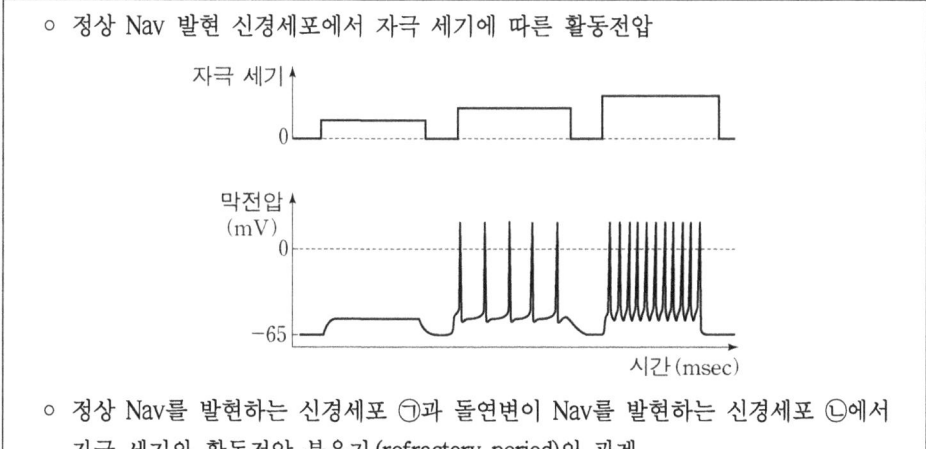

○ 정상 Nav를 발현하는 신경세포 ㉠과 돌연변이 Nav를 발현하는 신경세포 ㉡에서 자극 세기와 활동전압 불응기(refractory period)의 관계

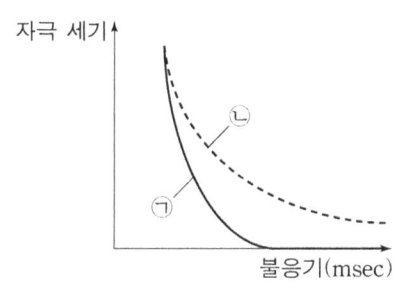

이에 대한 설명으로 옳은 것만을 <보기>에서 있는 대로 고른 것은? (단, 활동전압을 일으키는 자극 조건은 ㉠, ㉡에서 동일하다.)

보기
ㄱ. 자극 세기가 강해질수록 활동전압의 발생 빈도가 증가한다.
ㄴ. 자극 세기가 강해질수록 ㉠과 ㉡의 불응기 값의 차이가 줄어든다.
ㄷ. 자극 세기가 같을 때, 활동전압의 발생 빈도는 ㉡에서보다 ㉠에서 낮다.

① ㄱ   ② ㄷ   ③ ㄱ, ㄴ   ④ ㄴ, ㄷ   ⑤ ㄱ, ㄴ, ㄷ

N. 신경계

[MEET/DEET - 2023학년도 18번]

N 25.

다음은 이온채널 A의 특성을 알아본 실험이다.

<자료>
○ 다음은 37℃ 조건에서 이온의 평형전압을 계산하는 식이다.

$$\text{이온의 평형전압} = \frac{62\,\text{mV}}{\text{이온가}} \log \frac{[\text{용액 II의 이온}]}{[\text{용액 I의 이온}]}$$

<실험>
(가) 이온채널 A가 있는 인공세포막으로 나누어진 챔버의 양쪽에 용액 I과 II를 각각 채운다.
(나) 표와 같이 용액 I과 II에서 NaCl과 KCl의 농도를 달리하면서 두 용액 사이에 형성된 전압차를 용액 I에서 측정한다.

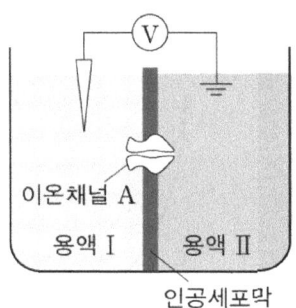

○ 두 용액 사이에 형성된 전압차

용액 I	용액 II	전압차
15 mM NaCl	150 mM NaCl	+62 mV
140 mM KCl	5 mM KCl	0 mV
30 mM NaCl	165 mM NaCl	㉠
165 mM KCl	30 mM KCl	㉡

이에 대한 설명으로 옳은 것만을 <보기>에서 있는 대로 고른 것은? (단, 실험은 37℃에서 수행하였고, 이온채널 A는 열린 상태를 유지한다.)

보기
ㄱ. ㉠은 +62 mV이다.
ㄴ. ㉡은 0 mV이다.
ㄷ. 이온채널 A는 Cl⁻을 통과시킨다.

① ㄱ   ② ㄴ   ③ ㄷ   ④ ㄱ, ㄴ   ⑤ ㄴ, ㄷ

N 26.

다음은 K^+ 통로 ㉠에서 이온전류의 크기를 알아본 자료이다.

> ○ ㉠은 활성화 게이트(m) 1개 분자와 비활성화 게이트(h) 1개 분자가 동시에 열려야 K^+을 통과시킨다.
> ○ 주어진 막전위에서 충분한 시간이 지났을 때, m과 h가 열릴 확률은 표와 같다.
>
> | 막전위 (mV) | m이 열릴 확률(p_m) | h가 열릴 확률(p_h) |
> |---|---|---|
> | −60 | 0.1 | 0.8 |
> | 0 | 0.5 | 0.1 |
>
> ○ ㉠의 이온전류 크기 = $g_K \times p_m \times p_h \times (V - E_K)$
> g_K : ㉠의 최대 전도도 (pA / mV)
>   V : 막전위 (mV)
> E_K : K^+의 평형전위 (−80 mV)
> ○ 막전위 −60 mV에서 충분한 시간이 지났을 때, ㉠의 이온전류 크기는 240 pA이다.

막전위 0 mV에서 충분한 시간이 지났을 때, ㉠의 이온전류 크기는?

① 0 pA　　② 240 pA　　③ 450 pA　　④ 600 pA　　⑤ 900 pA

중추신경과 말초신경계

O. 중추신경계와 말초신경계

[MEET/DEET - 2011학년도]

O 01.

사람의 뇌는 부위별로 기능을 달리한다. 그림은 발생이 진행되면서 머리쪽 신경관이 세 개의 돌출부(X~Z)로 발달되고, 이후 점차 기능이 다른 다섯 부위(A~E)로 분화되는 과정을 나타낸 것이다.

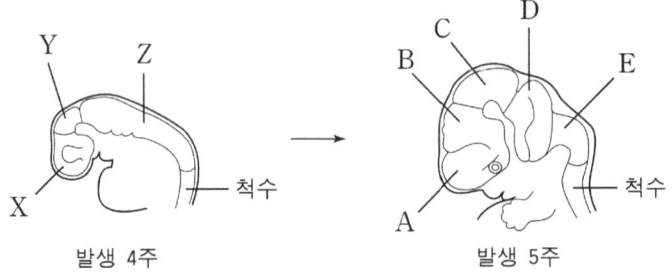

이에 대한 설명으로 옳지 <u>않은</u> 것은?

① 대뇌는 A에서 유래한다.
② 시상하부는 B에서 유래한다.
③ C는 Z에서 분화된다.
④ D에서 유래한 소뇌는 몸의 균형과 운동을 조절한다.
⑤ E에서 유래한 연수에는 호흡중추가 위치한다.

[MEET/DEET - 2005년 예비검사]

O 02.

뇌에서 언어 능력을 담당하는 영역은 좌반구의 여러 곳에 분포한다. (가)는 단어를 듣고 따라 말할 때, (나)는 단어를 보면서 말할 때 각각 활동하는 좌반구의 여러 영역을 순서에 따라 나타낸 것이다.

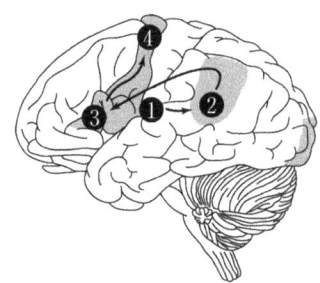
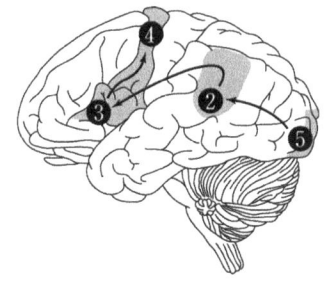

(가) 단어를 듣고 따라 말할 때   (나) 단어를 보면서 말할 때

위 자료에 대한 해석이나 결론으로 옳지 <u>않은</u> 것은?

① 1 영역은 1차 청각 피질이다.
② 2 영역이 손상되면 듣는 언어와 읽는 언어를 모두 이해하지 못한다.
③ 3 영역이 손상되면 말이 끊기고 발음이 뚜렷하지 못하거나, 심하면 아예 말을 할 수 없게 된다.
④ 4 영역이 손상되면 듣는 언어를 이해하지 못하고 말도 하지 못한다.
⑤ 5 영역은 1차 시각 피질이다.

O. 중추신경계와 말초신경계

[MEET/DEET - 2010학년도]

O 03.

다음은 사람의 대뇌 양쪽에 있는 해마(hippocampus)를 모두 제거한 수술 후에 관찰한 결과이다.

> - 새로운 전화번호를 불러주거나 보여주면 즉시 전화를 걸 수 있었다.
> - 시간이 걸리기는 했지만 생애 처음으로 자전거 타는 법을 배워 탈 수 있었다.
> - 수술 이전에 알던 사람들은 모두 기억했다.
> - 수술 이후에 새로 만난 사람들은 몇 분간 기억했으나 며칠 후 다시 만나면 전혀 기억하지 못했다.

위의 관찰을 근거로 학습과 기억에 관련된 해마의 본래 역할에 대한 설명으로 옳은 것만을 <보기>에서 있는 대로 고른 것은?

> **보기**
> ㄱ. 절차 기억(procedural memory)을 형성하는 부위이다.
> ㄴ. 장기 기억으로 전환된 서술 기억(declarative memory)이 저장되는 부위이다.
> ㄷ. 서술 기억이 단기 기억에서 장기 기억으로 전환되는 부위이다.

① ㄱ   ② ㄴ   ③ ㄷ   ④ ㄱ, ㄴ   ⑤ ㄴ, ㄷ

[MEET/DEET - 2006학년도]

O 04.

응급실에 급성 농약 중독으로 환자가 실려 왔다. 이 농약의 주성분은 아세틸콜린 에스터라제 (acetylcholine esterase) 억제제이고 중추신경계나 자율신경절에는 작용이 없는 것으로 밝혀졌다. 이 환자가 보일 수 있는 증상을 〈보기〉에서 고른 것은?

보기

ㄱ. 심장 박동이 빨라진다.
ㄴ. 타액의 분비가 증가한다.
ㄷ. 위장 연동 운동이 증가한다.
ㄹ. 동공이 정상에 비해 확장된다.

① ㄱ, ㄴ　　② ㄱ, ㄹ　　③ ㄴ, ㄷ
④ ㄴ, ㄹ　　⑤ ㄷ, ㄹ

O. 중추신경계와 말초신경계

[MEET/DEET - 2013학년도]

O 05.

그림은 사람의 다리에서 시작된 체성감각(somatic sensation) 신호가 척수를 통해 뇌로 전달되는 경로(A~D)를 나타낸 것이다. 분별 촉각은 위치와 강도를 명확하게 구별할 수 있는 촉각이다. 오른쪽 다리에서 시작된 분별 촉각과 통각 신호가 전달되는 경로를 바르게 짝지은 것은?

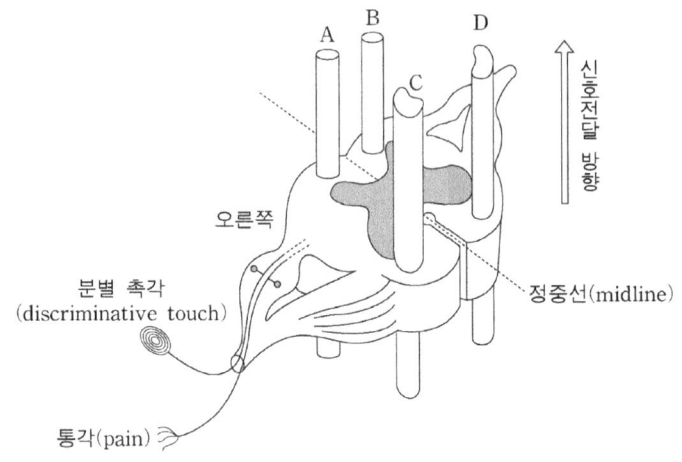

	분별 촉각	통각
①	A	B
②	A	C
③	A	D
④	B	C
⑤	B	D

[MEET/DEET - 2016학년도]

O 06.

다음은 쥐가 이동 경로를 탐색하는 기전에 대한 자료이다.

- 그림 (가)는 사각형의 공간에서 쥐가 자유롭게 이동한 궤적을 나타낸 것이다. 그림 (나)는 쥐가 이동하는 동안 세 뉴런 A, B, C의 활동전위를 각각 측정하여 각 세포가 활성화된 공간 영역(place field)을 원으로 표시한 것이다.

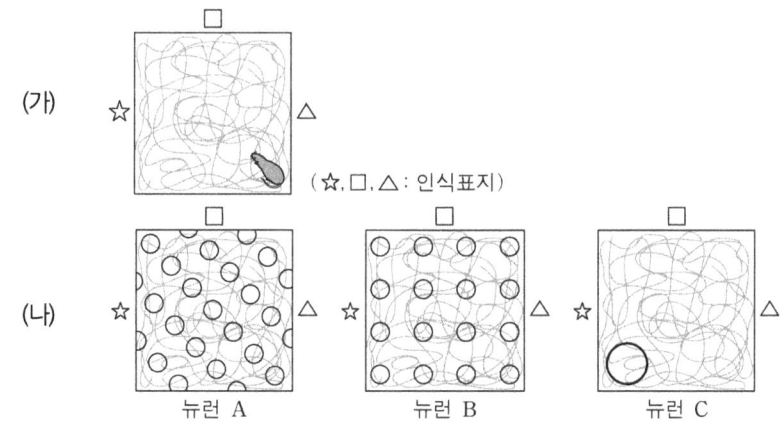

- 아래 그림은 (가)의 쥐가 이동하는 동안 시각 t_0부터 t_4까지 뉴런 A, B, C의 활동전위를 측정하여 각 구간에서 활동전위의 발생 횟수가 가장 많은 뉴런을 나타낸 것이다.

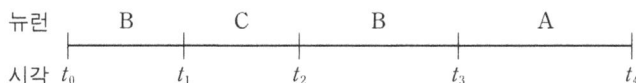

다음 중 $t_0 \sim t_4$ 동안 쥐의 이동 경로로 가장 적절한 것은? (단, 각 뉴런의 공간 영역에서의 최대 발화빈도(maximum firing rate)는 동일하고, 쥐의 이동 속도는 일정하다.)

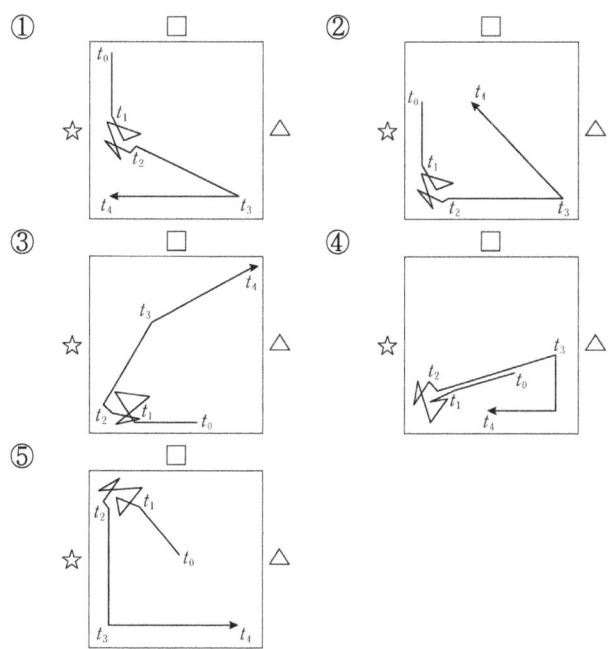

O. 중추신경계와 말초신경계

[MEET/DEET - 2022학년도 13번]

O 07.

다음은 생쥐 해마에서 장기강화(long-term potentiation)의 형성을 알아본 실험이다.

〈실험 과정〉
(가) 생쥐 뇌의 해마 절편 1~4를 준비한다.
(나) 각 해마 절편의 CA3 영역에 15초마다 전기자극을 가하면서 CA1 세포의 흥분성 시냅스 후막전류(EPSC)를 측정한다. (구간 I)
(다) 해마 절편 1~4에 표의 수용체 억제제를 처리하면서 (나)의 실험을 수행한다. (구간 II)
(라) 장기강화 유도 자극을 가하고 (다)의 실험을 수행한다. (구간 III)

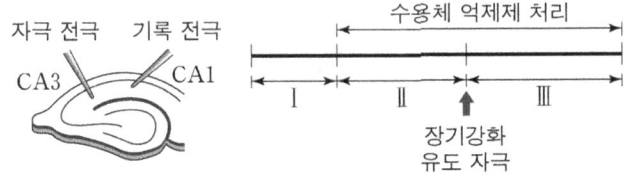

해마 절편	수용체 억제제
1	없음
2	AMPA 수용체 억제제
3	NMDA 수용체 억제제
4	대사성 글루탐산 수용체(mGluR) 억제제

〈실험 결과〉
○ 해마 절편 1에서 장기강화 유도 자극 전과 후의 EPSC

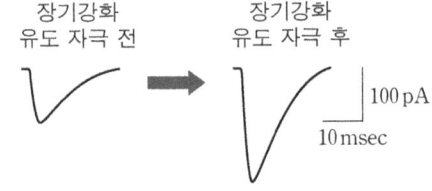

○ 구간 I~III의 특정 시점에서 EPSC를 측정한 결과

수용체 억제제	EPSC (pA)		
	I	II	III
없음	100	100	200
AMPA 수용체 억제제	100	0	0
NMDA 수용체 억제제	100	100	100
mGluR 억제제	100	100	200

이에 대한 설명으로 옳은 것만을 〈보기〉에서 있는 대로 고른 것은?

보기
ㄱ. EPSC의 형성에는 AMPA 수용체의 작용이 필요하다.
ㄴ. 장기강화의 형성에는 NMDA 수용체의 작용이 필요하다.
ㄷ. mGluR을 억제하면 AMPA 수용체 활성이 증가한다.

① ㄱ　　② ㄷ　　③ ㄱ, ㄴ　　④ ㄴ, ㄷ　　⑤ ㄱ, ㄴ, ㄷ

[MEET/DEET - 2020학년도 25번]

O 08.

다음은 전압의존성 Na^+ 통로 단백질(Nav)을 발현하는 신경세포의 활동전압에 대한 자료이다. 다음은 생쥐 해마 뉴런의 수상돌기에 있는 이온 통로 X가 흥분성 시냅스후막전압(EPSP)에 미치는 영향을 알아본 실험이다.

〈자료〉
- 시냅스전 뉴런의 축삭 말단에서 분비된 글루탐산은 시냅스후 뉴런의 글루탐산 수용체에 결합하여 EPSP를 생성한다.
- 약물 A는 이온 통로 X의 선택적 저해제이며, 글루탐산 수용체의 기능에 영향을 주지 않는다.

〈실험 과정〉
(가) 생쥐에서 해마를 포함하는 뇌절편을 얻는다.
(나) 해마의 시냅스후 뉴런에 전류를 주어 막전압이 −70 mV 또는 −90 mV가 되도록 한다.
(다) 시냅스전 뉴런의 축삭을 전기 자극하여 시냅스후 뉴런에서 EPSP를 기록한다.
(라) A를 시냅스후 뉴런의 수상돌기에 투여하면서 (나)와 (다)의 과정을 반복한다.

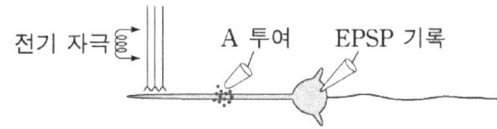

〈실험 결과〉

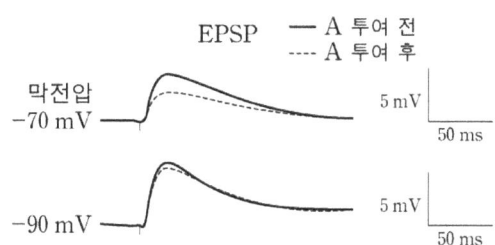

이에 대한 설명으로 옳은 것만을 〈보기〉에서 있는 대로 고른 것은? (단, 시냅스후 뉴런 안팎의 이온 분포는 일반적 생리 상태와 같다.)

보기
ㄱ. EPSP가 생성되는 동안 글루탐산 수용체를 통한 양이온의 순이동(net movement)은 시냅스후 뉴런의 밖 → 안 방향이다.
ㄴ. X는 전압 개폐(voltage-gated) 이온 통로이다.
ㄷ. A는 시냅스후 뉴런의 흥분성을 높인다.

① ㄱ   ② ㄴ   ③ ㄷ   ④ ㄱ, ㄴ   ⑤ ㄴ, ㄷ

O. 중추신경계와 말초신경계

[MEET/DEET - 2023학년도 28번]

O 09.

다음은 측중격핵(nucleus accumbens)의 신경회로 연결 관계를 알아본 실험이다.

<자료>
○ 양이온 채널인 ChR2 단백질은 자외선에 의해 열리며 신경세포의 활동전압 형성을 유도한다.

<실험>
(가) 생쥐 A의 전전두엽피질에 있는 신경세포 ㉠에 ChR2를 발현시킨다.
(나) 생쥐 B의 해마에 있는 신경세포 ㉡에 ChR2를 발현시킨다.
(다) (가)와 (나)의 생쥐로부터 ㉠, ㉡, 측중격핵 신경세포 ㉢을 포함하는 뇌절편을 각각 준비한다.
(라) (다)의 뇌절편에 표와 같이 약물을 처리하면서, 자외선 자극에 대한 ㉢의 시냅스후 막전압을 측정한다.
○ 측중격핵 신경세포 ㉢의 시냅스후 막전압

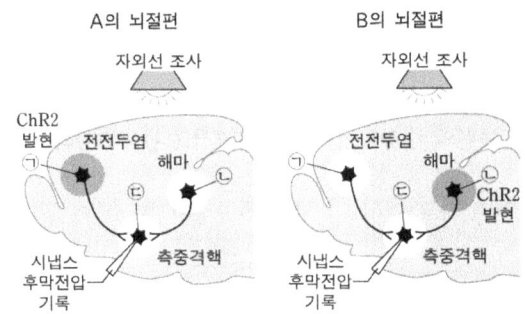

처리한 약물	A의 뇌절편	B의 뇌절편
없음	피크 파형 10 mV / 10 msec	피크 파형 10 mV / 10 msec
AMPA 수용체 억제제	반응 없음 10 mV / 10 msec	반응 없음 10 mV / 10 msec
GABA-A 수용체 억제제	피크 파형 10 mV / 10 msec	피크 파형 10 mV / 10 msec
세로토닌	피크 파형 10 mV / 10 msec	작은 파형 10 mV / 10 msec

이에 대한 설명으로 옳은 것만을 <보기>에서 있는 대로 고른 것은?

<보기>
ㄱ. ㉠은 흥분성 신경세포이다.
ㄴ. ㉡은 ㉢의 활동전압 형성을 억제한다.
ㄷ. 세로토닌은 ㉡의 신경전도를 억제한다.

① ㄱ ② ㄴ ③ ㄷ ④ ㄱ, ㄷ ⑤ ㄴ, ㄷ

[MEET/DEET - 2024학년도 03번]

10.

그림은 신경계의 종류와 작용을 나타낸 것이다. (가)~(다)는 교감신경계, 부교감신경계, 체성신경계를 순서 없이 나타낸 것이다.

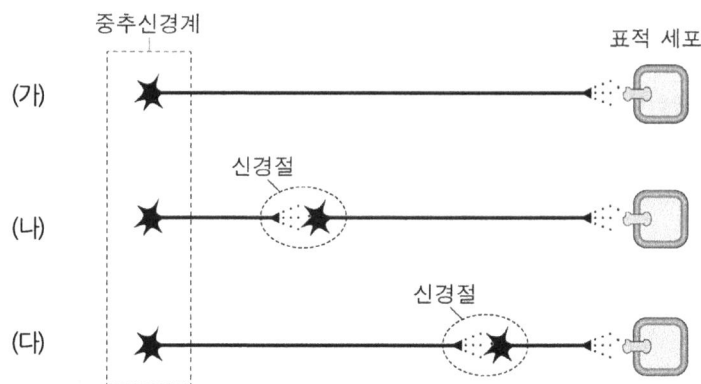

이에 대한 설명으로 옳은 것만을 <보기>에서 있는 대로 고른 것은?

보기
ㄱ. 골격근에 작용하는 신경계는 (가)이다.
ㄴ. (나)의 신경절에 분비되는 신경전달물질은 아세틸콜린이다.
ㄷ. (다)가 활성화되면 췌장 베타세포에서 인슐린 분비가 촉진된다.

① ㄱ   ② ㄴ   ③ ㄱ, ㄷ   ④ ㄴ, ㄷ   ⑤ ㄱ, ㄴ, ㄷ

O. 중추신경계와 말초신경계

[MEET/DEET - 2025학년도 25번]

O 11.

다음은 세로토닌이 시상하부 뉴런을 통해 식욕을 조절하는 기전을 알아본 실험이다.

<자료>
- 시상하부의 뉴런 X에 존재하는 MC4 수용체(MC4R)가 활성화되면 식욕이 억제된다.
- POMC 뉴런은 세로토닌 2C 수용체를 발현하고, AgRP 뉴런은 세로토닌 1B 수용체를 발현한다.
- POMC 뉴런에서 분비되는 α-MSH는 MC4R을 활성화한다.
- AgRP 뉴런에서 분비되는 AgRP는 MC4R의 활성을 억제한다.

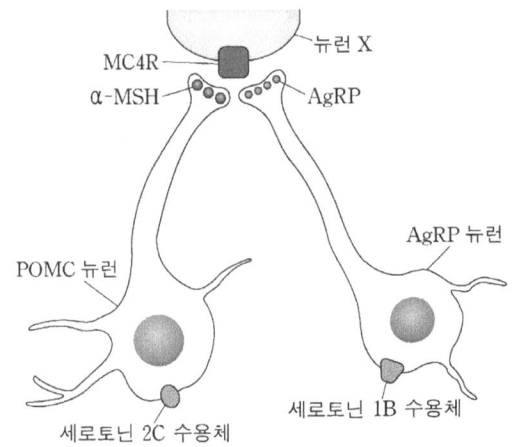

<실험>
- 세로토닌을 처리하면서 POMC 뉴런과 AgRP 뉴런의 막전위를 기록한다.

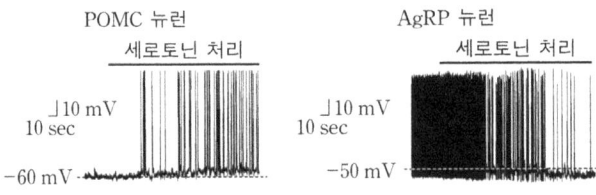

이에 대한 설명으로 옳은 것만을 <보기>에서 있는 대로 고른 것은?

보기
ㄱ. POMC 뉴런의 흥분성이 증가되면 식욕이 억제된다.
ㄴ. 세로토닌은 AgRP의 분비를 촉진한다.
ㄷ. 세로토닌은 식욕을 촉진한다.

① ㄱ   ② ㄷ   ③ ㄱ, ㄴ   ④ ㄴ, ㄷ   ⑤ ㄱ, ㄴ, ㄷ

P

감각계

P. 감각계

[MEET/DEET - 2009학년도]

P 01.

(가)는 G 단백질의 조절 주기이다. GAP(GTPase-activating protein)은 G 단백질에 결합된 GTP의 가수분해를 촉진한다. 생쥐 간상세포의 광수용체는 빛의 자극을 받아 (가)의 메커니즘으로 (나)와 같은 전기적 반응을 나타낸다.

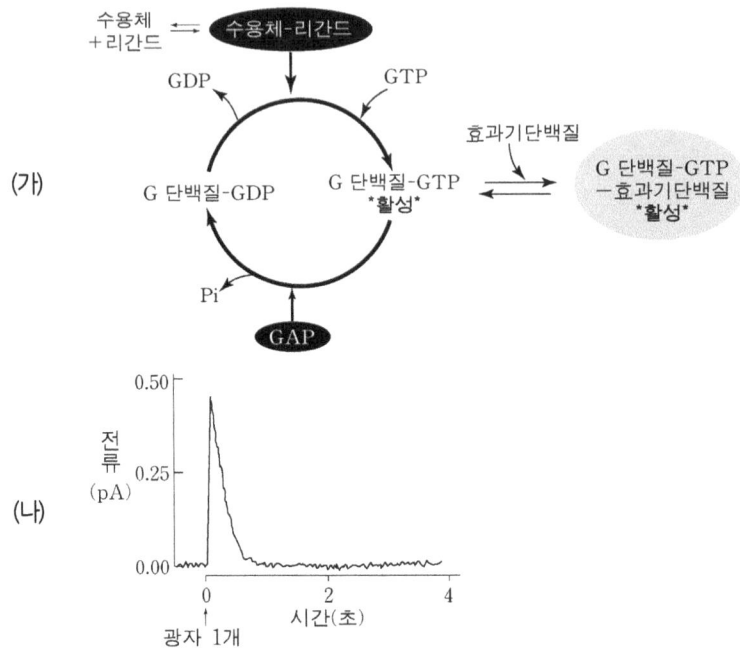

광수용체 G 단백질의 GAP이 결핍된 돌연변이 생쥐의 간상세포에서 광자 1개에 대한 전기적 반응을 표시한 것으로 가장 적절한 것은? (단, 정상 생쥐와 돌연변이 생쥐는 GAP을 제외한 모든 기능이 동일하다.)

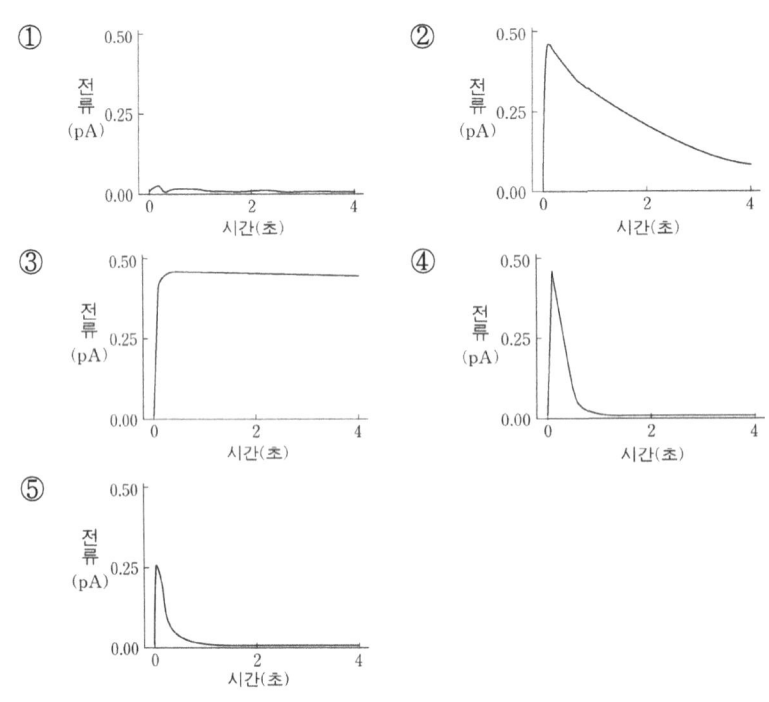

[MEET/DEET - 2006학년도]

P 02.

시각정보는 망막의 신경세포 → 시신경 → 시신경교차 → 시각로(optic track) → 시상(thalamus) → 시각중추의 순서로 전달된다. 그림은 시각정보 회로를 포함하는 뇌 단면의 모식도이다.

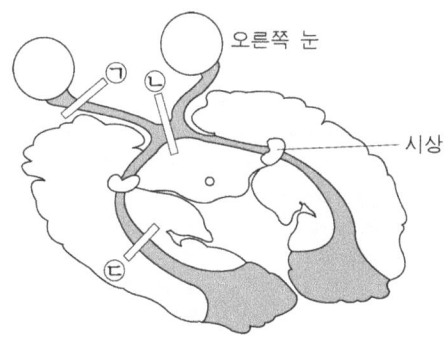

(가)는 두 눈으로 볼 수 있는 시야를 나타낸다. 오른쪽 시신경이 절단되면 (나)와 같이 D 부위가 보이지 않고, 왼쪽 시각로가 절단되면 (다)와 같이 C와 D가 보이지 않는다. 그리고 오른쪽 시각로가 절단되면 A와 B가 보이지 않는다.

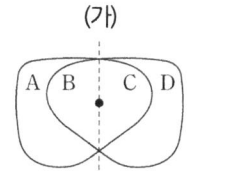 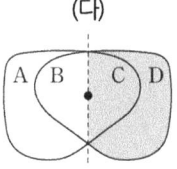

● : 촛점
A, B, C : 왼쪽 눈 시야   B, C, D : 오른쪽 눈 시야

이를 근거로 추론한 내용 중 옳지 <u>않은</u> 것은?

① ㉠ 부위가 절단되면 A가 보이지 않는다.
② ㉡ 부위가 절단되면 B와 C가 보이지 않는다.
③ ㉢ 부위가 절단되면 C와 D가 보이지 않는다.
④ 왼쪽 시각로는 왼쪽 눈에서 나온 정보의 일부를 지니고 있다.
⑤ 오른쪽 시신경의 일부는 시신경교차에서 왼쪽 뇌반구로 교차된다.

P. 감각계

[MEET/DEET - 2011학년도]

P 03.

사람은 외부의 물리적 자극을 감각수용기에서 전기적 신호로 변환하여 뇌에서 인지한다. 그림 (가)는 어떤 음파의 세기(I)와 주기를, (나)는 하나의 청신경에서 기록된 음파의 진동수에 따른 활동전위빈도를, (다)는 음파의 진동수와 소리 레벨(dB)에 따른 어떤 사람의 청각 역치를 나타낸 것이다.

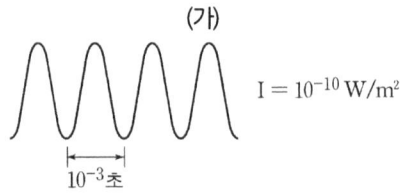

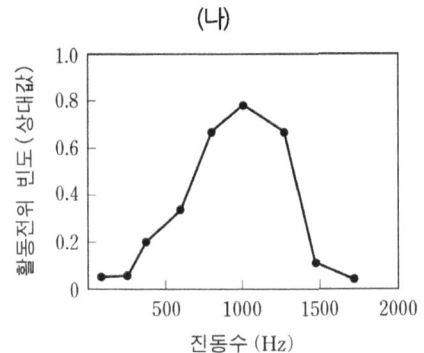

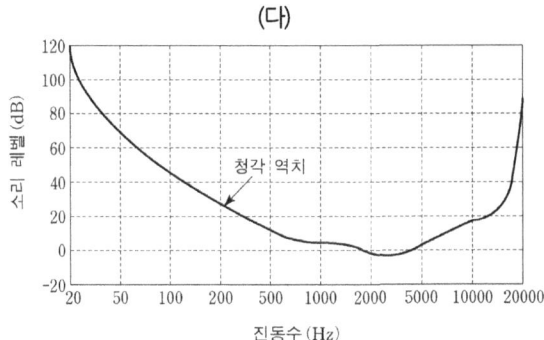

이에 대한 설명으로 옳은 것만을 <보기>에서 있는 대로 고른 것은? (단, $dB = 10 \times \log \frac{I}{I_o}$이고, $I_0 = 10^{-12}$ W/m²이다.)

보기

ㄱ. (가)의 음파는 (다)에서 가청범위에 속한다.
ㄴ. 음파의 세기가 커지면 (나)의 그래프는 오른쪽으로 평행 이동한다.
ㄷ. (다)의 자료에 따르면, 5,000 Hz 소리는 I가 I_0보다 작아도 들린다.

① ㄱ　　　② ㄴ　　　③ ㄱ, ㄷ　　　④ ㄴ, ㄷ　　　⑤ ㄱ, ㄴ, ㄷ

P 04.

실험실에서 합성한 물질 A는 단맛을 내는 물질이다. 미각수용기세포와 미각신경에서 이 물질의 신호전달 과정을 연구하여 아래와 같은 결과를 얻었다.

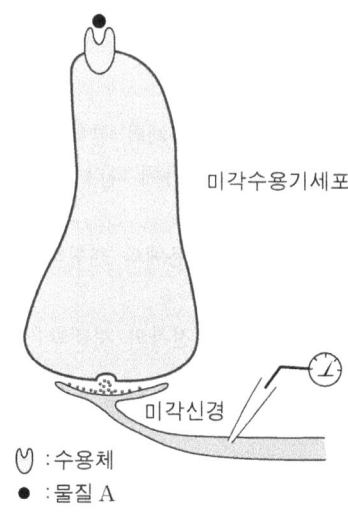

(가) A에 대한 수용체는 미각수용기세포의 세포막에 존재한다.
(나) 신경전달물질의 분비량은 처리한 A의 농도에 비례한다.
(다) 분비된 신경전달물질은 미각신경에서 활동전위를 발생시킨다.
(라) 세포 밖의 Ca^{2+} 이온을 제거하면, A를 처리하여도 신경전달물질이 분비되지 않는다.

위 결과에 대한 해석이나 추론으로 옳지 <u>않은</u> 것은?

① 분비되는 신경전달물질은 흥분성이다.
② A는 미각수용기세포의 세포막을 탈분극 시킨다.
③ 미각신경은 신경전달물질에 대한 수용체를 지니고 있다.
④ A는 미각수용기세포의 세포질 내 Ca^{2+} 농도를 증가시킨다.
⑤ 미각신경에서 활동전위의 크기는 처리한 A의 농도에 비례한다.

P. 감각계

[MEET/DEET - 2008학년도]

P 05.

사람은 약 350여 종류의 냄새 분자 수용체 유전자를 가지고 있으나 3,000~30,000가지의 냄새를 구별할 수 있는 것으로 알려져 있다. 사람의 후각계가 적은 수의 유전자로 많은 종류의 냄새를 구별하는 방법으로 옳은 것을 <보기>에서 모두 고른 것은?

보기

ㄱ. 여러 종류의 냄새 분자가 한 종류의 수용체와 결합한다.
ㄴ. 후각 수용체 뉴런에서는 냄새 분자의 종류에 따라 시간적 활동전위 발생 패턴이 다르게 나타난다.
ㄷ. 한 종류의 냄새 분자가 여러 종류의 수용체와 결합하고 이들 정보가 조합을 이루어 냄새를 인식한다.
ㄹ. 후각 수용체 뉴런은 발생 과정에서 유전자의 재조합을 통하여 많은 종류의 수용체 분자를 발현한다.

① ㄱ, ㄹ   ② ㄴ, ㄷ   ③ ㄷ, ㄹ
④ ㄱ, ㄴ, ㄷ   ⑤ ㄱ, ㄴ, ㄹ

[MEET/DEET - 2010학년도]

P 06.

그림은 사람 피부에 존재하는 촉각 수용체와 신경 세포들 간의 연결을 나타낸 모식도이다. 실험 대상자의 피부 10 cm 또는 20 cm 위에서 100 g의 추를 떨어뜨렸다.

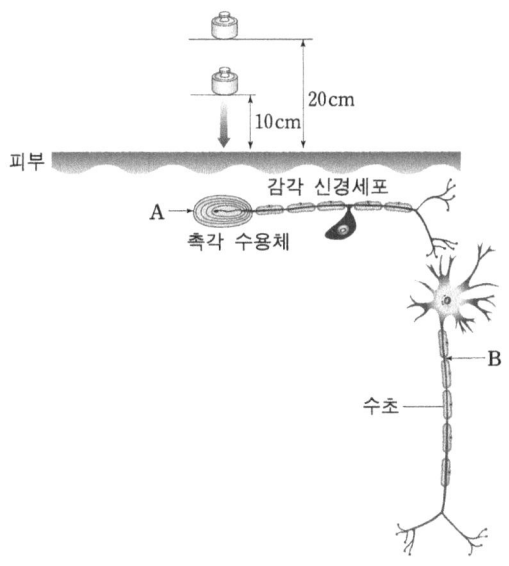

이 때 실험 대상자가 자극의 세기에 대한 차이를 구분하였다면, A와 B 지점에서 측정한 신경 세포 막전위 변화로 가장 적절한 것은?

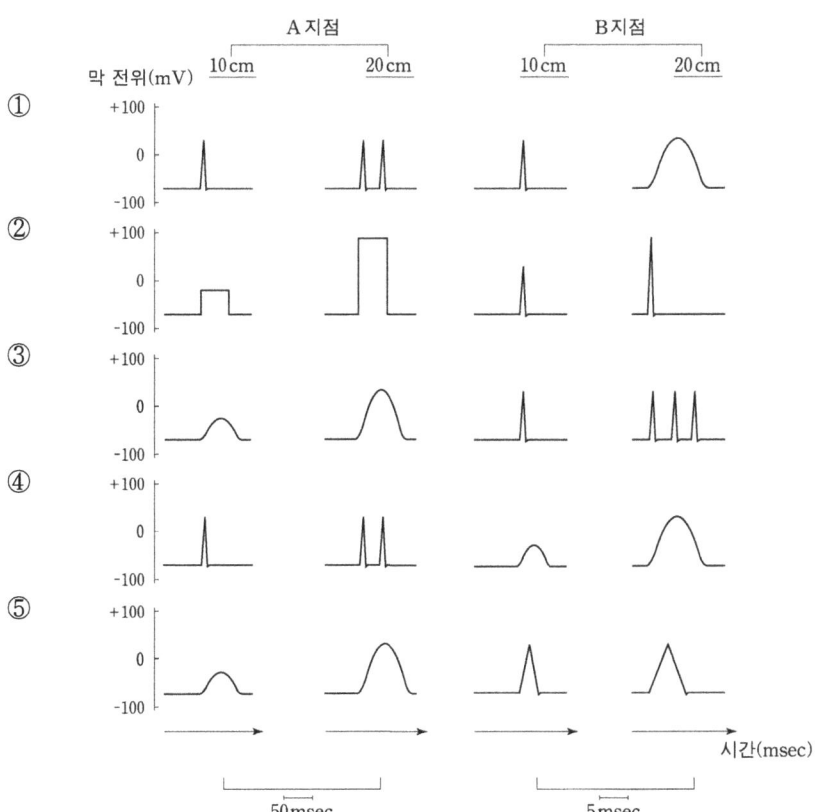

P. 감각계

[MEET/DEET - 2016학년도]

P 07.

그림 (가)는 망막세포 사이의 연결과 ON-중심 신경절 세포(ON-center ganglion cell)의 수용영역(receptive field)을, (나)는 $t_0 \sim t_3$의 시간 동안 수용영역으로 들어오는 빛의 자극을 나타낸 것이다. 그림 (다)는 시간에 따른 4개의 망막세포 A~D의 막전위를 나타낸 것이다. ㉠~㉢은 A~C의 막전위 변화를 순서 없이 나타낸 것이고, ㉣은 D의 활동전위를 나타낸 것이다.

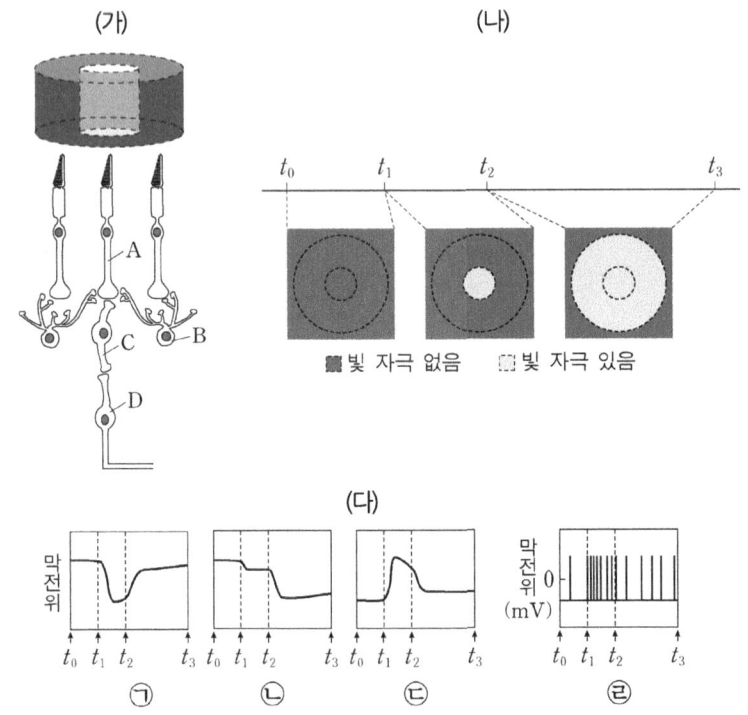

이에 대한 설명으로 옳은 것만을 <보기>에서 있는 대로 고른 것은?

보기

ㄱ. ㉡의 t_2에서 일어난 과분극에 의해서 ㉠의 t_2에서 탈분극이 일어난다.
ㄴ. ㉡과 ㉢은 각각 B와 C의 막전위 변화를 나타낸 것이다.
ㄷ. B는 A로 글루탐산을 분비한다.

① ㄱ   ② ㄷ   ③ ㄱ, ㄴ   ④ ㄴ, ㄷ   ⑤ ㄱ, ㄴ, ㄷ

P 08.

다음은 포유동물의 미각 수용 원리를 알아본 실험이다.

[자료]
○ 사람은 phenyl-β-D-glucopyranoside(PBDG)를 쓴맛으로 느낀다.
○ 생쥐는 쓴맛으로 느끼는 물질은 거부하지만, 단맛으로 느끼는 물질은 선호한다.
○ 생쥐의 미각세포에 PBDG 수용체가 없다.

[실험]
(가) 사람의 PBDG 수용체를 단맛 미각세포(sweet cell)에 발현시킨 생쥐 A와 쓴맛 미각세포(bitter cell)에 발현시킨 생쥐 B를 각각 준비한다.
(나) 야생형 생쥐, 생쥐 A, 생쥐 B 각각에 다양한 농도의 PBDG가 들어 있는 물을 주고 하루 동안 섭취한 물의 양을 측정한다.

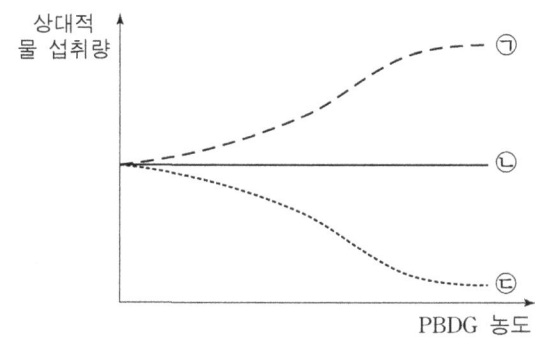

㉠~㉢ 중 야생형 생쥐, 생쥐 A, 생쥐 B의 물 섭취량 그래프로 가장 적절한 것은?

	야생형 생쥐	생쥐 A	생쥐 B
①	㉡	㉠	㉢
②	㉡	㉢	㉢
③	㉡	㉠	㉡
④	㉢	㉢	㉡
⑤	㉢	㉠	㉢

P. 감각계

[MEET/DEET - 2019학년도]

P 09.

그림 (가)는 사람의 시각 경로 일부를 나타낸 것이다. 그림 (나)는 정상 시야와 (가)에서 A 부위가 절단되었을 때의 시야를 나타낸 것이다.

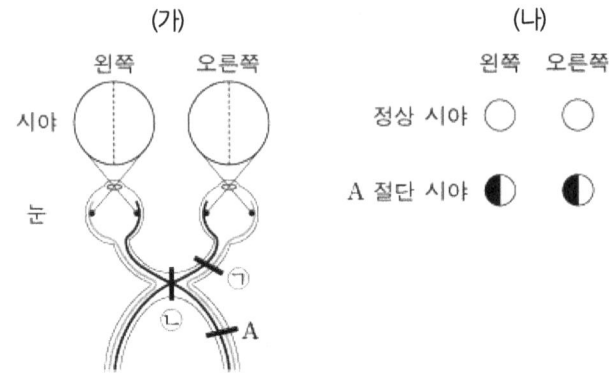

(가)에서 ㉠ 부위와 ㉡ 부위가 각각 절단되었을 때의 시야로 옳은 것은?

	㉠ 절단		㉡ 절단	
	왼쪽	오른쪽	왼쪽	오른쪽
①	○	●	◐	◑
②	○	●	◑	◑
③	○	●	◑	◐
④	●	○	◐	◑
⑤	●	○	◑	◑

[MEET/DEET - 2021학년도 17번]

P 10.

그림 (가)는 신경세포 P, Q, R로 구성된 피부의 체성감각신경 회로망을 나타낸 것이다. 그림 (나)는 (가)의 ㉠ 지점 바로 위 피부 표면을 자극하였을 때, ㉠과 ㉡ 지점으로부터의 좌우 거리에 따른 P 세포군과 Q 세포군의 활성을 각각 나타낸 것이다.

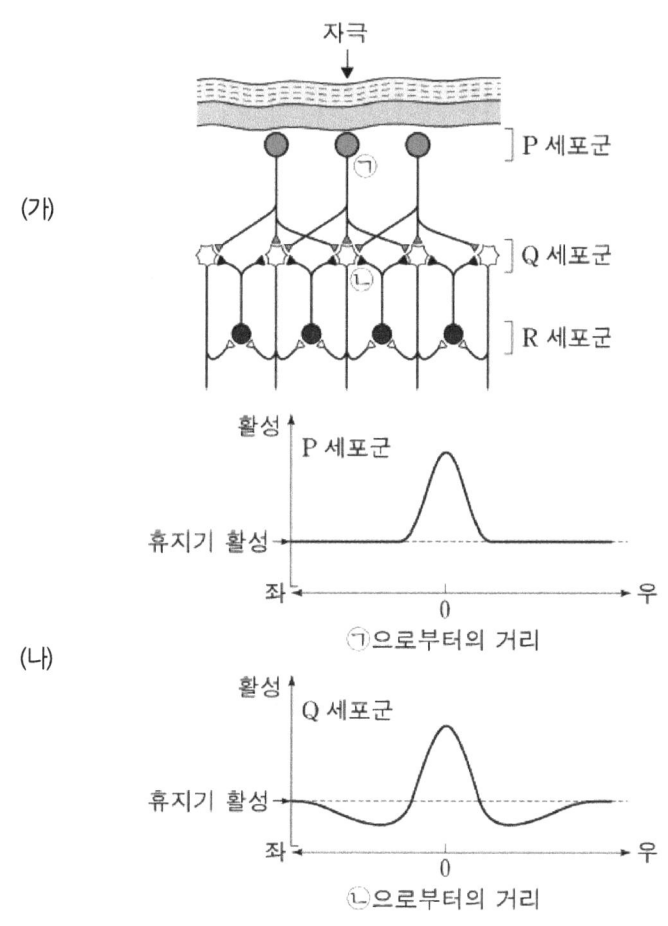

이에 대한 설명으로 옳은 것만을 <보기>에서 있는 대로 고른 것은? (단, (가)에서 감각신경 회로망을 구성하는 세포 중 일부만 나타내었다.)

보기
ㄱ. P는 흥분성 신경전달물질을 분비한다.
ㄴ. 피부면적당 Q 세포의 수는 얼굴보다 등에 많다.
ㄷ. R은 억제성 신경세포이다.

① ㄱ   ② ㄴ   ③ ㄷ   ④ ㄱ, ㄷ   ⑤ ㄴ, ㄷ

P. 감각계

[MEET/DEET - 2021학년도 18번]

P 11.

그림은 달팽이관의 털세포(hair cell)에서 일어나는 청각 신호전달 과정을 나타낸 것이다.

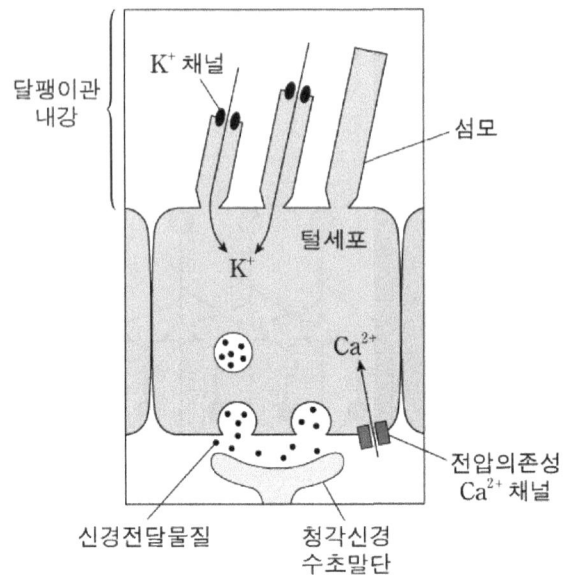

이에 대한 설명으로 옳은 것만을 <보기>에서 있는 대로 고른 것은?

보기

ㄱ. 섬모에 존재하는 K^+ 채널의 개폐는 섬모의 움직임에 의해 조절된다.
ㄴ. 달팽이관 내강의 내림프(endolymph) K^+ 농도는 혈장 K^+ 농도보다 낮다.
ㄷ. 털세포에서 일어나는 막전압의 재분극이 신경전달물질의 분비를 유도한다.

① ㄱ　　② ㄴ　　③ ㄷ　　④ ㄱ, ㄴ　　⑤ ㄱ, ㄷ

[MEET/DEET - 2022학년도 03번]

P 12.

표는 체성감각신경 C, Aδ, Aβ의 모양과 특성을 나타낸 것이다.

신경의 종류	C	Aδ	Aβ
신경의 모양			
축삭의 직경 (μm)	1	5	12
미엘린화 정도	없음	적음	매우 많음

이에 대한 설명으로 옳은 것만을 <보기>에서 있는 대로 고른 것은?

보기
ㄱ. C는 통각을 전달한다.
ㄴ. Aβ는 피부의 온도 감각을 전달한다.
ㄷ. 신경전도 속도는 C, Aδ, Aβ 중 Aβ에서 가장 느리다.

① ㄱ ② ㄴ ③ ㄱ, ㄷ ④ ㄴ, ㄷ ⑤ ㄱ, ㄴ, ㄷ

P. 감각계

[MEET/DEET - 2022학년도 29번]

P 13.

그림 (가)는 망막의 막대세포를, (나)는 막대세포에서 빛 노출 여부에 따른 막전압의 변화를 나타낸 것이다. 빛은 막대세포에서 phosphodiesterase를 활성화하여 이온 통로 ⓐ의 개폐를 조절한다.

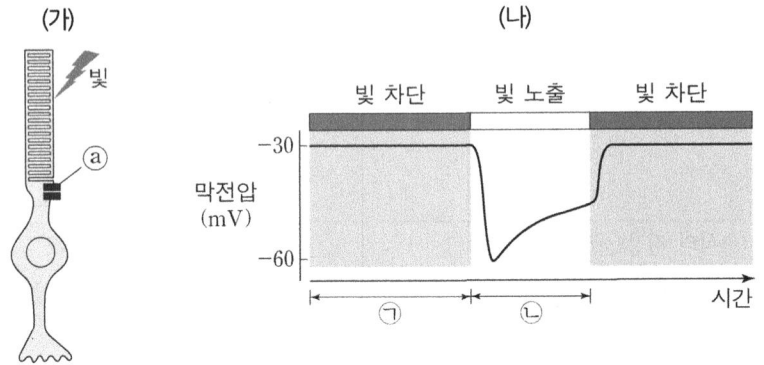

이에 대한 설명으로 옳은 것만을 <보기>에서 있는 대로 고른 것은?

보기
ㄱ. 막대세포 내 cGMP 농도는 구간 ㉠보다 구간 ㉡에서 낮다.
ㄴ. ⓐ는 음이온 통로이다.
ㄷ. ⓐ는 구간 ㉡에서 열려 있다.

① ㄱ   ② ㄴ   ③ ㄱ, ㄷ   ④ ㄴ, ㄷ   ⑤ ㄱ, ㄴ, ㄷ

P 14.
다음은 미각 수용기 세포에서 맛 감지 기전을 알아본 실험이다.

<자료>
○ EGTA는 2가 양이온에 대한 킬레이트 물질이고, 테트로도톡신은 전압의존성 Na^+ 채널 억제제이다.

<실험>
(가) 미각 수용기 세포 S에 Ca^{2+} 농도를 측정할 수 있는 형광물질을 주입한다.
(나) 세포 외부에 표와 같이 물질을 처리하면서 변화하는 세포질 Ca^{2+} 농도의 최댓값을 측정한다.

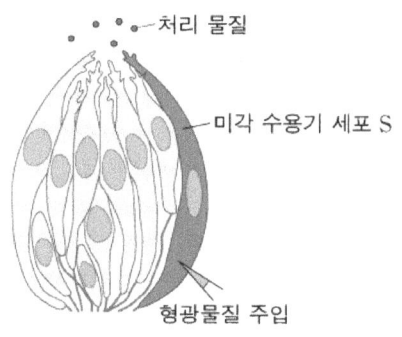

처리 물질	Ca^{2+} 농도의 최댓값 (상댓값)
식염수	1
포도당 + 식염수	10
글루탐산 + 식염수	1
EGTA + 포도당 + 식염수	2
테트로도톡신 + 포도당 + 식염수	10

이에 대한 설명으로 옳은 것만을 <보기>에서 있는 대로 고른 것은? (단, EGTA는 세포막을 통과하지 않는다.)

보기
ㄱ. S는 단맛 미각 수용기 세포이다.
ㄴ. 포도당을 처리하면 외부에서 S 내부로 Ca^{2+}이 유입된다.
ㄷ. S가 포도당을 감지하는 과정에 활동전압의 형성이 필요하다.

① ㄱ　　② ㄴ　　③ ㄷ　　④ ㄱ, ㄴ　　⑤ ㄱ, ㄷ

Q

운동계

Q. 운동계

[MEET/DEET - 2013학년도]

Q 01.

그림은 골격근의 신경근접합부(neuromuscular junction)에서 운동뉴런의 활동전위가 골격근으로 전달되는 과정을 나타낸 것이다.

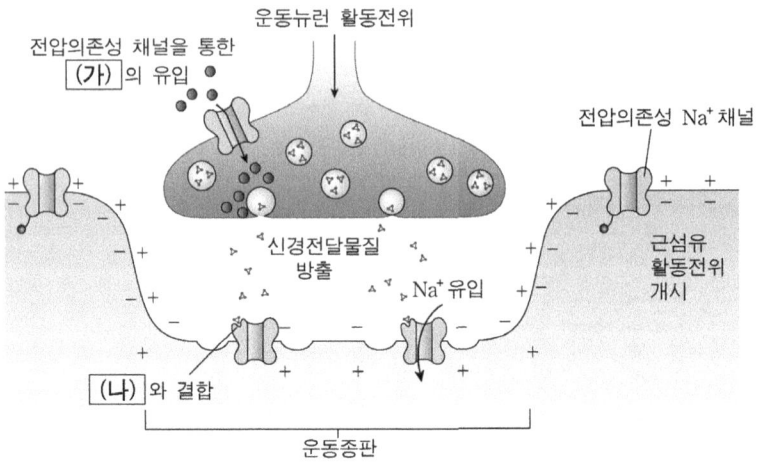

(가)와 (나)에 해당하는 것을 바르게 짝지은 것은?

	(가)	(나)
①	Ca^{2+}	니코틴성 수용체
②	Ca^{2+}	무스카린성 수용체
③	Na^+	글루탐산 수용체
④	Na^+	무스카린성 수용체
⑤	Na^+	니코틴성 수용체

Q 02.

[MEET/DEET - 2009학년도]

(가)는 왼쪽 발이 압정을 밟았을 때 발생하는 유해자극에 대한 반사작용이며, (나)는 이와 관련된 신경회로이다. (나)에서 A는 감각신경이며 B, C, D, E는 굴근 또는 신근을 조절하는 운동신경이다.

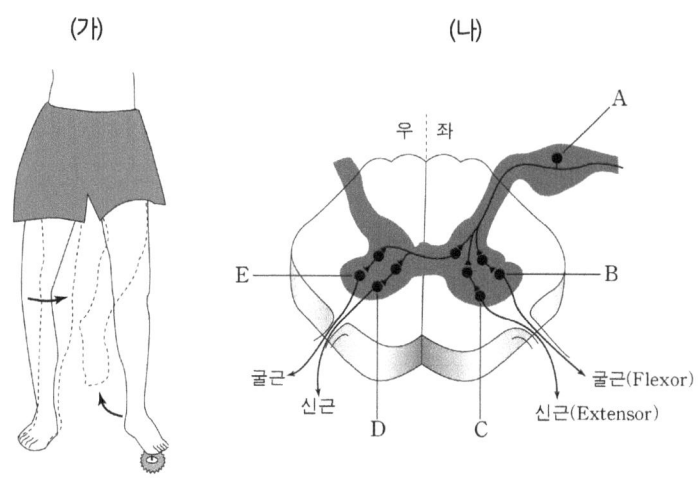

(가)의 경우에 A, B, C, D, E 신경에서 발생되는 활동전위의 빈도로 가장 적절한 것은? (단, ▼는 압정을 밟은 시점이다.)

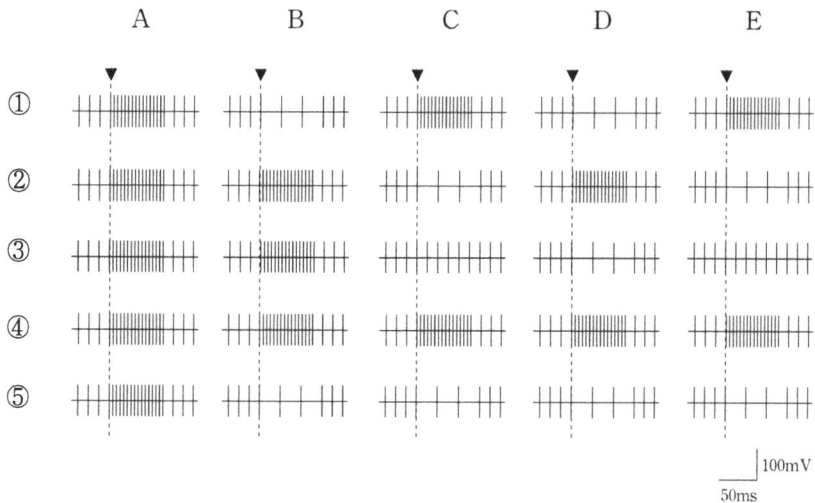

Q. 운동계

[MEET/DEET - 2005학년도]

Q 03.

골격근의 수축기작을 알아보기 위한 실험을 하였다.

[실험 과정]
(가) 유리판에 '굵은 필라멘트(thick filament)'를 고정하였다.
(나) 이 유리판에 형광물질이 표지된 '가는 필라멘트(thin filament)'가 들어 있는 용액을 첨가하였다.
(다) '가는 필라멘트'의 결합 및 이동 여부를 형광현미경으로 관찰하였다.

[실험 결과]

'가는 필라멘트'가 들어 있는 용액에 첨가된 물질 (pH 7.0)	'가는 필라멘트'의 반응	
	'굵은 필라멘트'에 결합	'굵은 필라멘트' 위에서 이동
없음	-	-
Ca^{2+}	+	-
ATP	-	-
Ca^{2+}, ATP	+	+
Ca^{2+}, ADP, H_3PO_4	+	-
Ca^{2+} 먼저 처리한 후, 'ATP 유사체' 첨가	-	-

(단, 'ATP 유사체'는 ATP와 성질이 같지만 가수분해되지 못함. + : 일어남, - : 안 일어남)

위의 실험 결과에 대한 설명이나 추론으로 옳은 것은?

① '가는 필라멘트'가 '굵은 필라멘트'에서 떨어질 때 ATP가 관여한다.
② '가는 필라멘트'와 '굵은 필라멘트'의 결합에는 Ca^{2+}, ADP, H_3PO_4가 필요하다.
③ '가는 필라멘트'가 '굵은 필라멘트' 위에서 이동할 때 ATP가 가수분해 되지 않는다.
④ Ca^{2+}은 있으나 ATP가 고갈되면, '가는 필라멘트'는 '굵은 필라멘트'에서 떨어진다.
⑤ Ca^{2+}과 ATP가 함께 있다가 Ca^{2+}이 제거되어도 '가는 필라멘트'는 '굵은 필라멘트' 위를 계속해서 이동한다.

[MEET/DEET - 2005년 예비검사]

Q 04.

개구리의 단일 근섬유를 근절의 길이를 다르게 고정한 후 자극을 주어 수축시켰다. 이 때 장력을 각각 측정하고, 장력의 변화를 근절의 길이와 두 필라멘트가 겹치는 정도에 따라 그래프로 나타내었다.

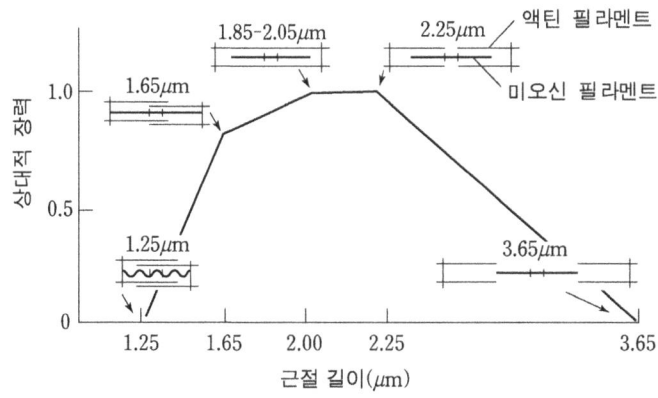

위 실험 결과에 대한 추론으로 옳지 <u>않은</u> 것은?

① 액틴과 미오신 필라멘트가 최대로 겹칠 때 장력은 최대값을 나타낸다.
② 근육이 수축하면 근절의 길이가 짧아지고, 근절의 길이가 짧아질수록 장력은 증가한다.
③ 액틴 필라멘트에 작용하는 미오신 가교(cross-bridge)의 수가 증가하면 근절의 전체 장력이 커진다.
④ 두 필라멘트가 겹치는 거리가 커지면 액틴 필라멘트에 작용하는 미오신 가교의 수가 증가한다.
⑤ 근절이 완전히 이완되어 액틴과 미오신 필라멘트가 겹치지 못하면 장력의 발생은 불가능해진다.

Q. 운동계

[MEET/DEET - 2013학년도]

Q 05.

그림은 단일 골격근섬유의 운동신경에 전기 자극(↑)을 주어 발생하는 근섬유의 수축을 기록한 것이다. (가)는 자극을 1회 준 것이고, (나)는 수축이 끝나기 전에 자극을 연속으로 준 것이다.

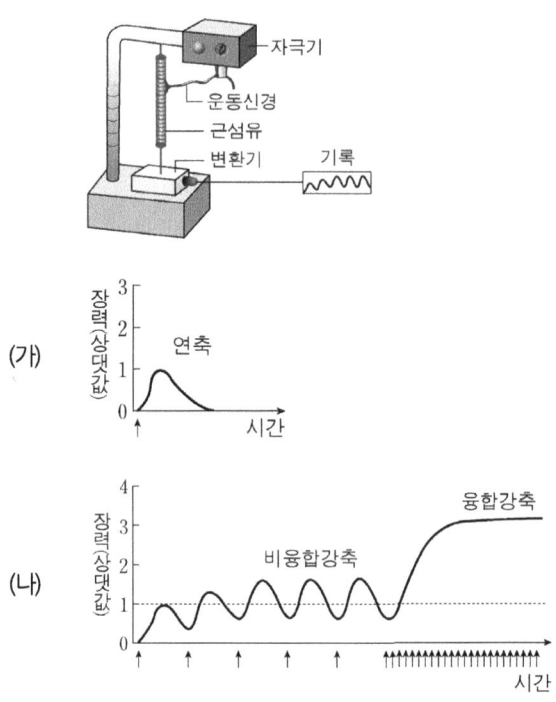

이에 대한 설명으로 옳은 것만을 <보기>에서 있는 대로 고른 것은?

보기
ㄱ. (가)에서 연축이 끝난 다음 동일한 자극을 1회 주면, 연축의 크기는 증가한다.
ㄴ. (나)에서 신경의 자극 빈도를 증가시켰더니 근 수축력이 증가하였다.
ㄷ. 비융합강축은 세포질 내에 Ca^{2+}이 축적되어 나타난다.

① ㄱ   ② ㄴ   ③ ㄷ   ④ ㄱ, ㄴ   ⑤ ㄴ, ㄷ

Q 06.

그림 (가)는 운동 전후 근육의 인산핵자기공명(NMR) 스펙트럼을 나타낸 것이다. 그림 (나)는 글리코겐이 소모된 세 집단에게 각각 단백질, 지방 또는 탄수화물 위주의 식사를 제공하면서 근육 내 글리코겐의 함량을 시간에 따라 나타낸 것이다.

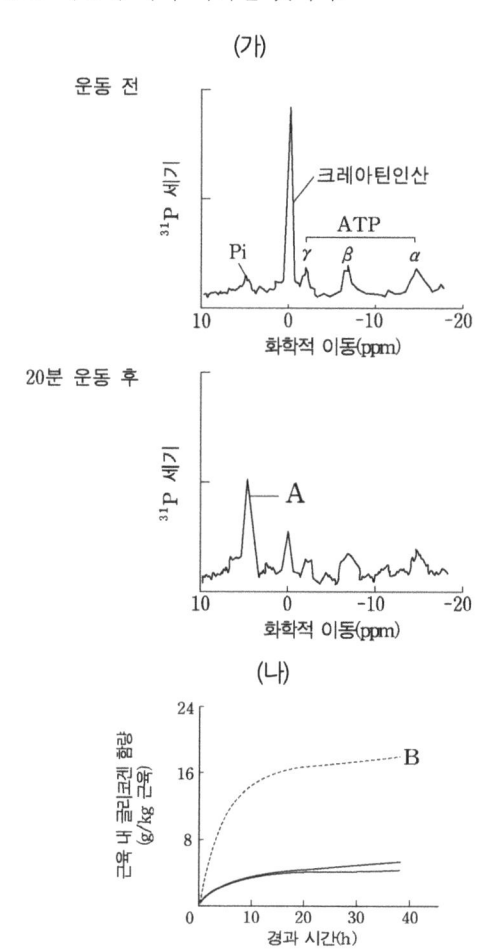

이에 대한 설명으로 옳은 것만을 <보기>에서 있는 대로 고른 것은?

보기

ㄱ. ATP가 ADP와 Pi로 가수분해될 때보다 크레아틴인산이 가수분해될 때 표준 자유 에너지의 변화가 더 크다.
ㄴ. (가)의 A는 크레아틴인산이 ATP로 전환되면서 생긴 크레아틴의 피크(peak)이다.
ㄷ. (나)의 B는 단백질 위주의 식사를 했을 때 나타나는 근육 내 글리코겐의 함량 변화이다.

① ㄱ   ② ㄴ   ③ ㄷ   ④ ㄱ, ㄴ   ⑤ ㄴ, ㄷ

Q. 운동계

[MEET/DEET - 2006학년도]

Q 07.

그림은 줄무늬(수의) 근육의 횡단면으로서, 이 근육이 서로 다른 형태와 기능을 나타내는 근섬유로 구성되어 있는 것을 보여 준다. (가)는 근섬유의 핵을, (나)는 미토콘드리아를 선택적으로 염색한 것이다.

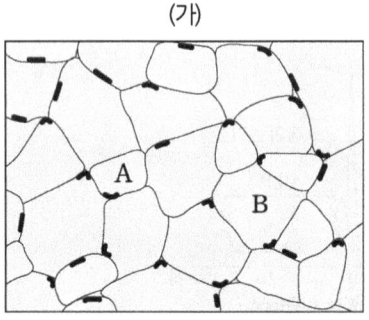 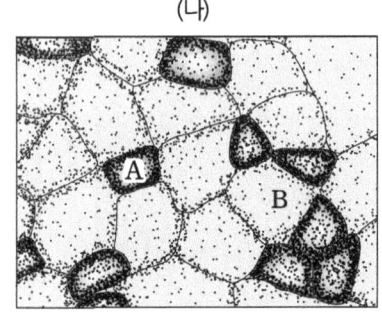

근섬유 A, B에 대한 설명 중 옳지 않은 것은?

① 근섬유 A에는 근섬유 B보다 미오글로빈의 양이 많다.
② 근섬유 B에는 근섬유 A보다 세포질 내 글리코겐 함유량이 많다.
③ 근섬유 A는 주로 산화적 인산화 과정을 통해 ATP를 생산한다.
④ 근섬유 B에서는 근섬유 A보다 지속되는 운동에 따른 피로 현상이 더 느리게 발생한다.
⑤ 근섬유 A 주위에는 근섬유 B보다 더 많은 모세혈관이 분포되어 있어 혈액 공급이 더 풍부하다.

[MEET/DEET - 2008학년도]

Q 08.

평활근은 세포 내 Ca^{2+} 농도에 의해 수축과 이완이 조절된다. 그림은 평활근 세포 내 Ca^{2+} 농도 조절에 관여하는 막단백질과 물질을 나타낸 것이다.

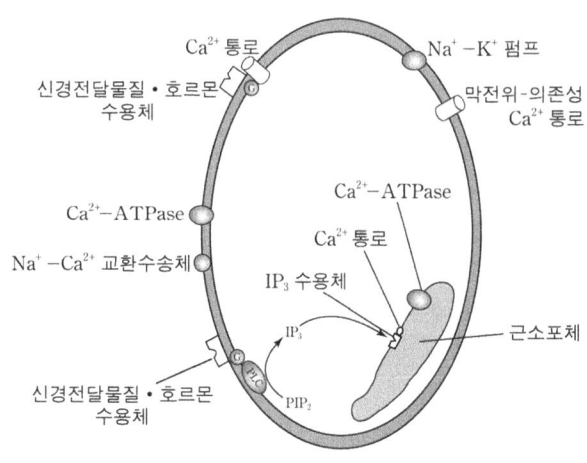

평활근의 이완을 초래하는 반응으로 옳은 것을 <보기>에서 모두 고른 것은?

보기

ㄱ. 세포막에 존재하는 $Na^+ - Ca^{2+}$ 교환수송체가 활성화된다.
ㄴ. 근세포막과 근소포체막에 존재하는 $Ca^{2+}-ATPase$가 활성화된다.
ㄷ. 이노시톨-삼인산(IP_3)이 근소포체막에 존재하는 IP_3 수용체와 결합한다.

① ㄱ   ② ㄴ   ③ ㄷ   ④ ㄱ, ㄴ   ⑤ ㄱ, ㄴ, ㄷ

Q. 운동계

[MEET/DEET - 2006학년도]

Q 09.

혈관의 내피세포에서 합성, 방출되는 산화질소(NO)는 혈관을 둘러싸고 있는 평활근에 작용하여 혈관의 내강을 확장시킴으로써 혈류량을 조절한다. 이러한 NO의 생성과 기능에 대한 <보기>의 설명 중 옳은 것은?

보기
ㄱ. NO는 평활근의 이완을 유도한다.
ㄴ. 아세틸콜린은 NO의 생성과 방출을 저해한다.
ㄷ. NO는 평활근막의 K^+ 채널을 활성화시켜 과분극을 유도한다.
ㄹ. NO는 평활근에서 2차전달자의 생성을 유도하여 트로포닌을 활성화시킨다.
ㅁ. 혈관 내피세포성 NO 합성효소(eNOS) 유전자를 파괴시킨 쥐(knockout mouse)는 전반적으로 정상 쥐보다 높은 혈압을 유지한다.

① ㄱ, ㄴ, ㄹ ② ㄱ, ㄷ, ㅁ ③ ㄴ, ㄷ, ㄹ
④ ㄴ, ㄷ, ㅁ ⑤ ㄷ, ㄹ, ㅁ

[MEET/DEET - 2012년 예비검사]

Q 10.

그림은 휴식 상태의 사람이 운동을 시작하면서부터 근육에서 사용되는 ATP의 공급원 변화를 나타낸 것이다.

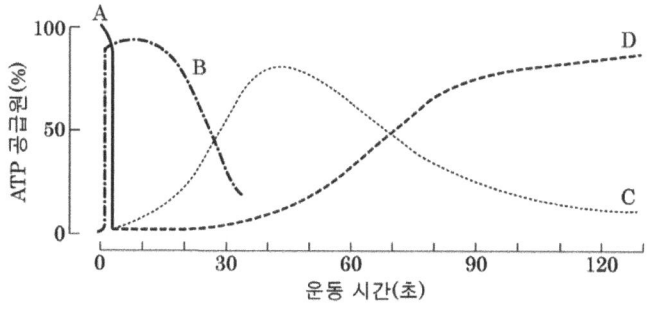

다음 중 A~D를 <보기>의 ㄱ~ㄹ과 바르게 연결한 것은?

보기
ㄱ. 근육에 저장된 ATP
ㄴ. 세포 호흡
ㄷ. 혐기성 해당작용
ㄹ. 인산 크레아틴

	A	B	C	D
①	ㄱ	ㄷ	ㄴ	ㄹ
②	ㄱ	ㄹ	ㄷ	ㄴ
③	ㄹ	ㄱ	ㄷ	ㄴ
④	ㄹ	ㄷ	ㄱ	ㄴ
⑤	ㄹ	ㄷ	ㄴ	ㄱ

Q. 운동계

[MEET/DEET - 2012년 예비검사]

Q 11.
다음은 물질 A가 혈관의 이완과 수축에 미치는 영향을 조사한 실험이다.

[실험 과정]
<실험 1>
(가) 생쥐의 세동맥을 적출하고 이물질을 제거한다.
(나) 세동맥을 적절한 길이로 자른 후 장력 측정기에 걸어준다.
(다) (나)의 세동맥에 A를 처리한 후 혈관수축제를 가하여 혈관 수축을 유도한다.
(라) 수축된 혈관에 아세틸콜린을 농도별로 처리하며 혈관의 이완 정도를 측정한다.

<실험 2>
실험 1의 과정 (가)를 거친 세동맥에서 내피세포를 제거한 다음, 실험 1의 과정 (나)~(라)를 수행한다.

[실험 결과]

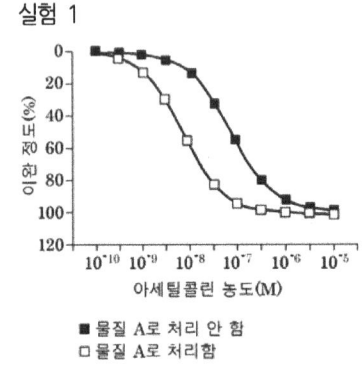
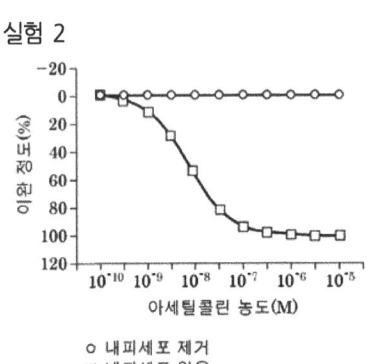

실험 1
■ 물질 A로 처리 안 함
□ 물질 A로 처리함

실험 2
○ 내피세포 제거
□ 내피세포 있음

이 자료에 근거하여 물질 A에 대한 설명으로 옳은 것만을 <보기>에서 있는 대로 고른 것은?

<보기>
ㄱ. 아세틸콜린의 혈관 이완 EC_{50} (effective concentration at 50% saturation) 값을 낮춘다.
ㄴ. 아세틸콜린의 최대 혈관 이완 능력을 증가시킨다.
ㄷ. 내피세포 의존적으로 혈관 이완을 유도한다.

① ㄱ   ② ㄴ   ③ ㄷ   ④ ㄱ, ㄴ
⑤ ㄱ, ㄷ   ⑥ ㄴ, ㄷ   ⑦ ㄱ, ㄴ, ㄷ

Q 12.

[MEET/DEET - 2017학년도]

그림 (가)~(다)는 서로 다른 근육조직의 종단면과 횡단면을 각각 나타낸 것이다.

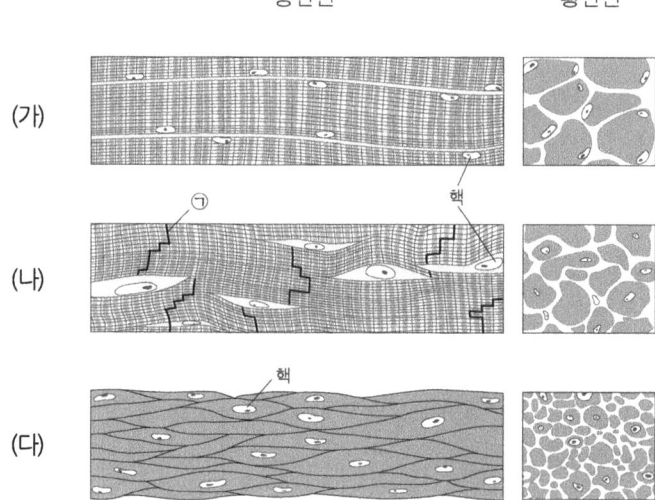

이에 대한 설명으로 옳지 <u>않은</u> 것은?

① (가)의 세포는 여러 개의 핵을 가지고 있다.
② (가)는 혈관에서 관찰된다.
③ (나)는 심장에서 관찰된다.
④ (나)의 ㉠은 사이원반(intercalated disc)이다.
⑤ (다)는 소화관에서 관찰된다.

Q. 운동계

[MEET/DEET - 2018학년도]

Q 13.

그림은 골격근에서 활동전압 빈도에 따른 세포 내 Ca^{2+} 농도와 장력의 변화를 나타낸 것이다.

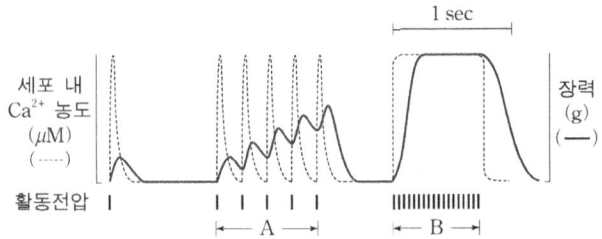

이에 대한 설명으로 옳은 것만을 <보기>에서 있는 대로 고른 것은?

> **보기**
> ㄱ. 구간 A에서 세포 내 Ca^{2+} 농도에 대한 장력의 비율은 일정하다.
> ㄴ. 구간 A에서 장력이 계속 증가하는 것은 상대적 불응기에 새로운 활동전압 자극이 도달하기 때문이다.
> ㄷ. 구간 B에서 세포 내 Ca^{2+}을 제거하는 기작은 작동한다.

① ㄱ   ② ㄴ   ③ ㄷ   ④ ㄱ, ㄴ   ⑤ ㄴ, ㄷ

[MEET/DEET - 2019학년도]

Q 14.

그림은 무릎 반사를 나타낸 것이며, A~C는 뉴런이다.

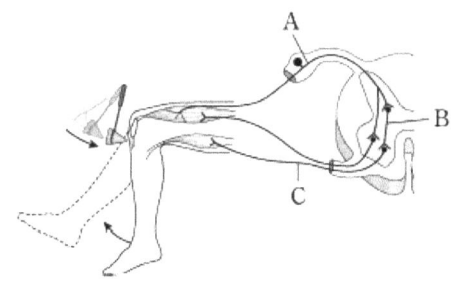

이에 대한 설명으로 옳은 것만을 <보기>에서 있는 대로 고른 것은?

보기
ㄱ. A는 다극성(multipolar) 뉴런이다.
ㄴ. B의 축삭 말단에서 글루탐산이 분비된다.
ㄷ. C가 신경지배하는 근육은 이완된다.

① ㄱ   ② ㄷ   ③ ㄱ, ㄴ   ④ ㄱ, ㄷ   ⑤ ㄴ, ㄷ

Q. 운동계

[MEET/DEET - 2019학년도]

Q 15.

그림은 이완 후 수축을 시작한 골격근에서 액틴과 미오신의 상호 작용으로 일어나는 교차-다리 주기(cross-bridge cycle)를 나타낸 것이다.

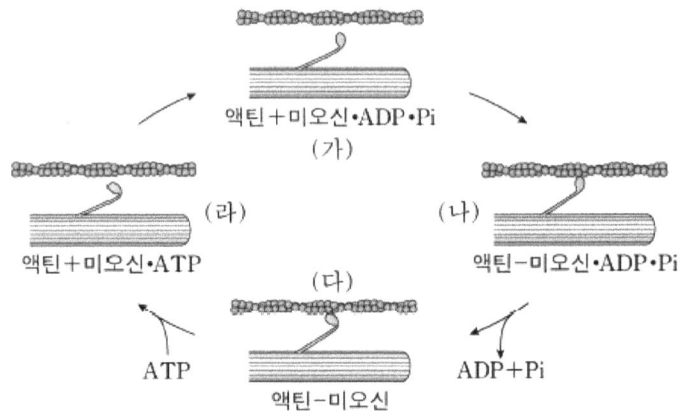

이에 대한 설명으로 옳은 것만을 <보기>에서 있는 대로 고른 것은?

보기

ㄱ. 세포 내 Ca^{2+}이 임계 농도 이하로 떨어지면 교차-다리 주기는 (나)에서 멈춘다.
ㄴ. 세포 내 ATP가 임계 농도 이하로 떨어지면 교차-다리 주기는 (다)에서 멈춘다.
ㄷ. 근절길이(sarcomere length)는 교차-다리 주기가 1회 진행되었을 때보다 10회 진행되었을 때 짧다.

① ㄱ   ② ㄴ   ③ ㄷ   ④ ㄱ, ㄴ   ⑤ ㄴ, ㄷ

Q 16.

그림은 혈관 내피세포에서 생성된 신호전달 물질 X가 ㉠의 방식으로 평활근으로 이동하여 구아닐산 고리화효소를 활성화하는 것을 나타낸 것이다.

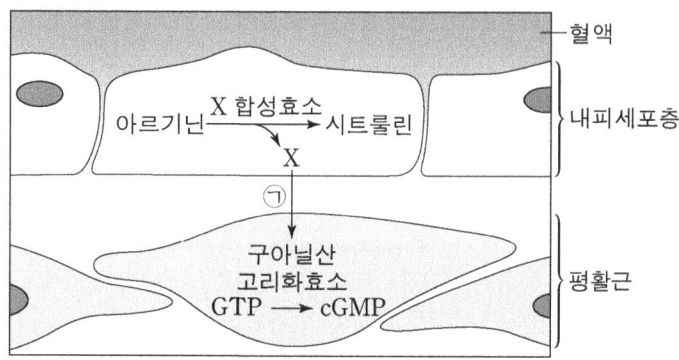

이에 대한 설명으로 옳은 것만을 〈보기〉에서 있는 대로 고른 것은?

보기
ㄱ. X는 평활근 이완을 유도한다.
ㄴ. 평활근에서 cGMP의 분해가 억제되면 평활근이 수축한다.
ㄷ. CO_2가 모세혈관에서 폐포로 이동하는 방식은 ㉠과 같다.

① ㄱ   ② ㄴ   ③ ㄷ   ④ ㄱ, ㄷ   ⑤ ㄴ, ㄷ

Q. 운동계

[MEET/DEET - 2020학년도 12번]

Q 17.
그림은 신경근접합부에서 일어나는 아세틸콜린의 분비와 작용을 나타낸 것이다.

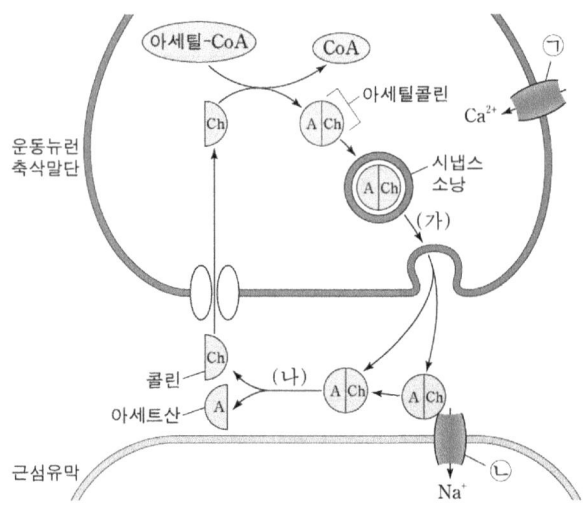

이에 대한 설명으로 옳은 것만을 <보기>에서 있는 대로 고른 것은?

보기
ㄱ. ㉠을 차단하면 과정 (가)가 억제된다.
ㄴ. 과정 (나)를 억제하면 근무력증이 나타난다.
ㄷ. 아세틸콜린과 결합한 ㉡이 열리기 위해서 G단백질의 활성화가 필요하다.

① ㄱ　　② ㄴ　　③ ㄷ　　④ ㄱ, ㄷ　　⑤ ㄴ, ㄷ

[MEET/DEET - 2021학년도 14번]

Q 18.

다음은 골격근의 길이와 장력의 관계를 알아본 실험이다.

[실험 과정]
(가) 근육을 특정 길이로 고정하고 장력을 측정한다.
(나) (가)의 근육에 수축 자극을 준 후 장력을 측정한다.
(다) 근육의 고정 길이를 달리하면서 (가)와 (나)를 반복한다.

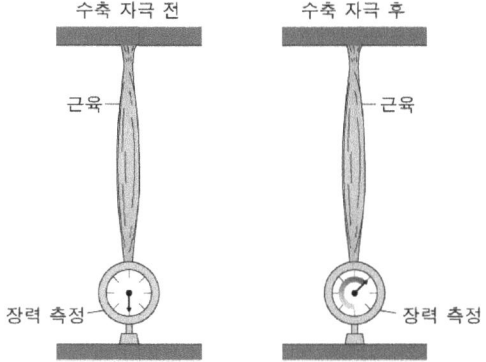

[실험 결과]
○ 근육의 고정 길이와 측정된 장력의 관계는 다음과 같다. A와 B는 각각 수축 자극 전 장력과 수축 자극 후 장력 중 하나이다.

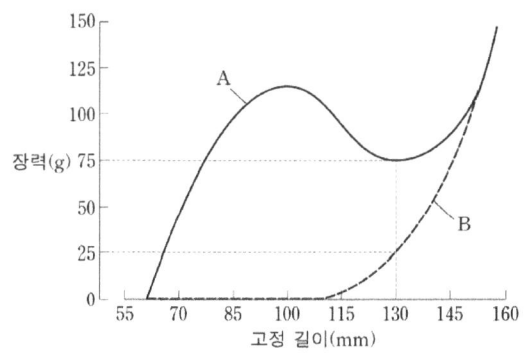

이에 대한 설명으로 옳은 것만을 〈보기〉에서 있는 대로 고른 것은?

보기
ㄱ. B는 수축 자극 전 장력이다.
ㄴ. 고정 길이 130 mm에서 교차-다리(cross-bridge)에 의해 발생하는 장력은 75 g이다.
ㄷ. 액틴과 미오신 필라멘트가 겹치는 정도는 근육의 고정 길이가 85 mm일 때 보다 130 mm일 때 크다.

① ㄱ ② ㄴ ③ ㄷ ④ ㄱ, ㄴ ⑤ ㄱ, ㄷ

Q. 운동계

[MEET/DEET - 2012학년도 01번]

Q 19.

그림은 사람에 있는 관절과 관절운동의 방향(화살표)에 대한 모식도이다.

A 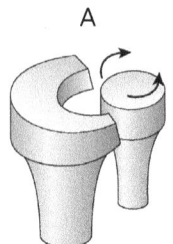   B 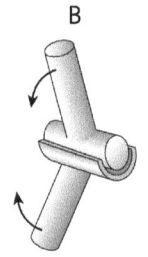   C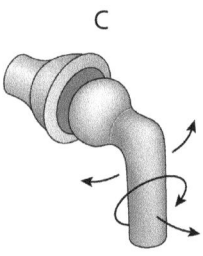

이에 대한 설명으로 옳은 것만을 <보기>에서 있는 대로 고른 것은?

보기
- ㄱ. A 모양의 관절은 손목(wrist)에 있다.
- ㄴ. B 모양의 관절은 팔꿈(elbow)에 있다.
- ㄷ. C 모양의 관절은 무릎(knee)에 있다.

① ㄱ   ② ㄴ   ③ ㄷ   ④ ㄱ, ㄴ   ⑤ ㄴ, ㄷ

[MEET/DEET - 2024학년도 19번]

Q 20.

그림은 평활근에서 5가지 막단백질을 통한 Ca^{2+}의 이동을 나타낸 것이다. ㈀과 ㈁은 각각 리간드 개폐 Ca^{2+} 통로와 원형질막 Ca^{2+} 펌프 중 하나이다.

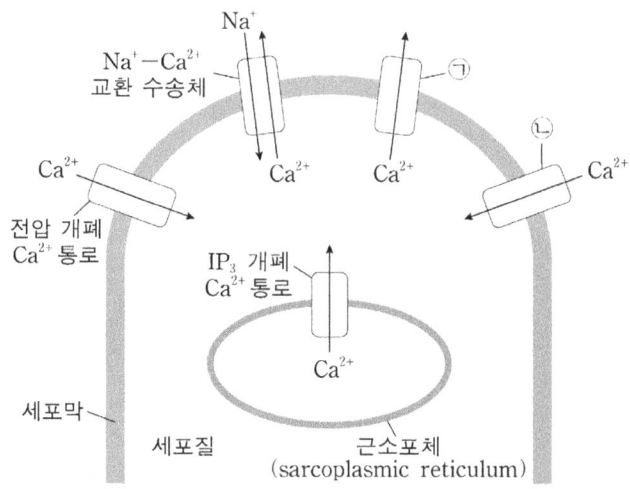

이에 대한 설명으로 옳은 것은?

① ㈀은 리간드 개폐 Ca^{2+} 통로이다.
② ㈁을 통해 Ca^{2+}이 이동할 때 ATP가 사용된다.
③ 세포막이 탈분극될 때 세포 내로의 Ca^{2+} 이동이 증가한다.
④ Phospholipase C가 활성화되면 IP3 개폐 Ca^{2+} 통로가 닫힌다.
⑤ 세포 내 Na^+ 농도가 낮은 세포보다 높은 세포에서 Na^+-Ca^{2+} 교환수송체를 통한 Ca^{2+} 이동이 많다.

R

순환계

R. 순환계

[MEET/DEET - 2005학년도]

R 01.

다음은 혈관계와 림프계에서 일어나는 현상이다.

- 림프절에 있는 림프구는 흉관을 통해 혈액으로 유입된다.
- 림프구는 모세혈관 벽을 빠져 나와 조직 간극을 경유하여 림프계로 유입된다.
- 림프관은 작은창자에서 혈관으로 영양 물질이 이동하는 통로가 되기도 한다.

위 현상에 근거하여 추정한 내용으로 옳은 것을 <보기>에서 모두 고른 것은?

보기

ㄱ. 한 림프절에 있는 림프구는 다른 림프절이나 지라로 이동할 수 있다.
ㄴ. 인체는 최소한의 림프구 수를 유지하면서 효율적으로 운용된다.
ㄷ. 간을 거친 영양 물질이 전신으로 운반될 때 림프계가 사용된다.
ㄹ. 혈구세포는 혈관계와 림프계 사이를 자유로이 이동한다.

① ㄱ, ㄴ ② ㄱ, ㄷ ③ ㄴ, ㄷ
④ ㄴ, ㄹ ⑤ ㄷ, ㄹ

[MEET/DEET - 2009학년도]

R 02.

(가)는 심근세포에서 일어나는 흥분-수축의 단계별 과정이고, (나)는 심근의 수축을 유도하는 활동전위이다.

(가)

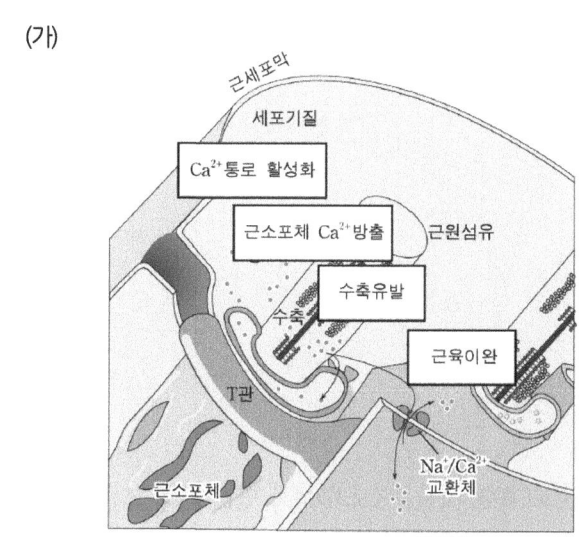

(나)

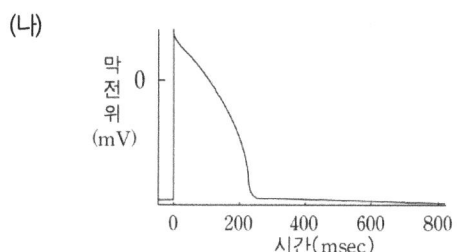

(나)의 활동전위에 따른 심근세포의 세포기질(cytosol)의 Ca^{2+} 농도와 근원섬유 수축력 세기의 변화를 옳게 표시한 것은?

①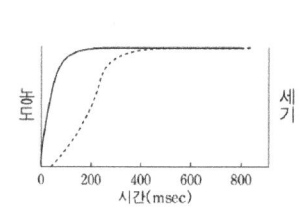

②

③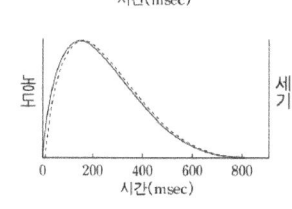

④

⑤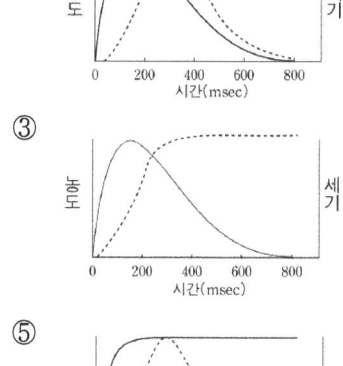

R. 순환계

[MEET/DEET - 2012학년도]

R 03.

그림은 어떤 약물의 처리 전·후에 기록한 심실근의 활동전위를 나타낸 것이다.

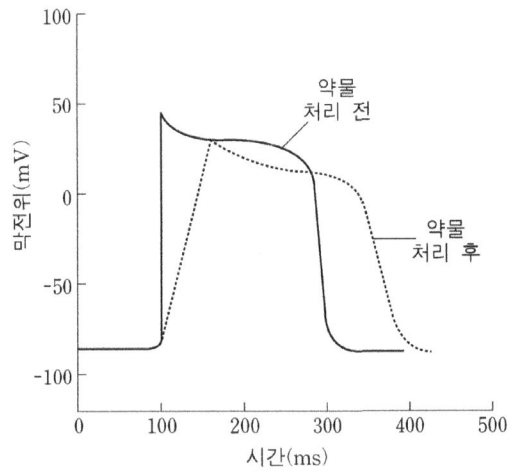

이 약물에 대한 설명으로 옳은 것만을 <보기>에서 있는 대로 고른 것은?

보기

ㄱ. 전압의존성 Na^+ 채널을 차단하여 Na^+ 유입량을 감소시킨다.
ㄴ. 전압의존성 K^+ 채널을 차단하여 K^+ 유출량을 감소시킨다.
ㄷ. 활동전위의 불응기(refractory period)를 연장 시킨다.

① ㄱ   ② ㄴ   ③ ㄱ, ㄷ   ④ ㄴ, ㄷ   ⑤ ㄱ, ㄴ, ㄷ

[MEET/DEET - 2005년 예비검사]

R 04.

심장의 박동주기 동안 심근에서 일어나는 전기적 사건은 체표면에 설치한 전극으로 기록할 수 있으며, 이를 심전도라 한다. 심전도의 파형은 각각 P, Q, R, S, T로 그림과 같이 심장주기와 함께 표시할 수 있다.

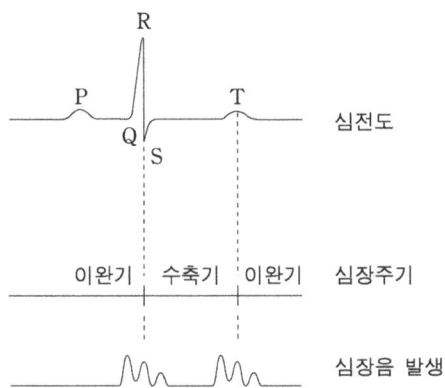

위 그림에 대한 설명으로 옳지 <u>않은</u> 것은?

① P파는 심방 근육의 탈분극과 수축에 해당한다.
② Q, R, S파는 심실 근육의 탈분극에 해당한다.
③ T파는 심실의 이완과 재분극에 해당한다.
④ S파와 T파 사이에서 심방 근육이 수축하고 심방 내의 혈압이 최고로 올라간다.
⑤ 심장음은 수축기 시작점에서 삼첨판과 이첨판이 닫히는 소리와 끝점에서 반월판이 닫히는 소리이다.

R. 순환계

[MEET/DEET - 2005학년도]

R 05.

인체의 다양한 기관과 조직에 공급되는 혈류량은 소동맥(arteriole)의 수축 또는 확장을 통해 조절된다. 그림은 어떤 기관에서 소동맥의 수축 또는 확장이 연결된 모세혈관 혈압에 미치는 영향을 나타낸 것이다. (단, 동맥의 평균 혈압은 그대로 유지된다.)

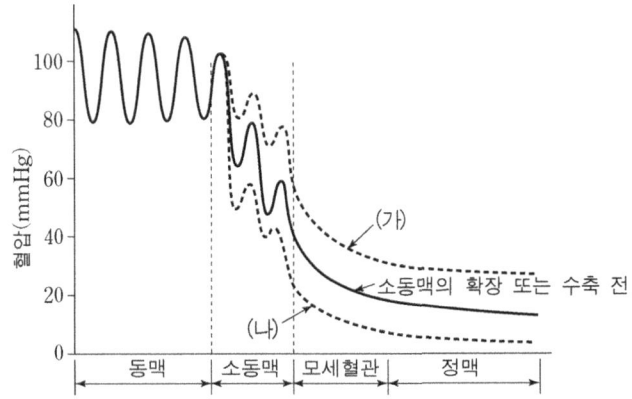

위의 그림에 대한 설명이나 추론으로 옳은 것을 <보기>에서 모두 고른 것은?

보기

ㄱ. 소동맥이 확장되면 모세혈관을 통한 물질 교환이 증가한다.
ㄴ. 소동맥이 수축하는 경우 그래프는 (가)의 형태가 된다.
ㄷ. (나)의 경우 모세혈관에서의 혈류량이 증가한다.

① ㄱ ② ㄴ ③ ㄷ ④ ㄱ, ㄴ ⑤ ㄱ, ㄴ, ㄷ

[MEET/DEET - 2011학년도]

R 06.

그림(가)는 기린이 고개를 들고 있을 때(실선)와 숙이고 있을 때(점선) 측정한 뇌동맥의 평균 동맥압과 대동맥의 평균동맥압, 그리고 심장에서 뇌까지의 수직거리를 나타낸 것이다. (나)는 사람이 서 있을 때 신체 각 부위에서 측정한 평균동맥압과 심장에서 뇌까지의 수직거리를 나타낸 것이다.

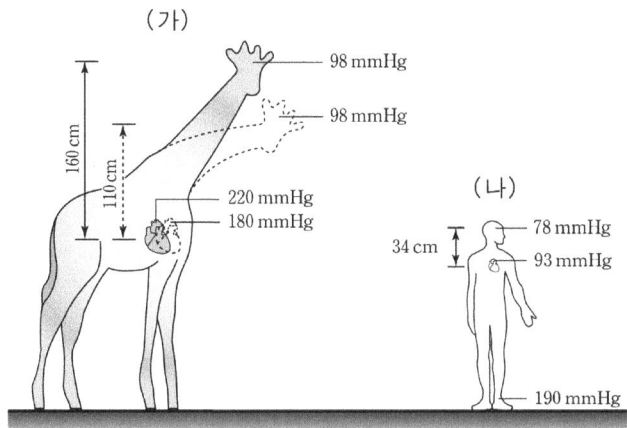

이에 대한 설명으로 옳은 것만을 <보기>에서 있는 대로 고른 것은?

보기

ㄱ. 기린의 발목부위의 평균동맥압은 대동맥의 평균동맥압보다 낮다.
ㄴ. 혈액 내 CO_2 농도가 높아지면 대동맥의 평균동맥압과 뇌동맥의 평균 동맥압 차이가 줄어든다.
ㄷ. 기린이 고개를 들고 있을 때보다 숙이고 있을 때, 심장에서 뇌까지의 수직거리가 짧아져서 대동맥의 평균동맥압이 낮아진다.

① ㄱ   ② ㄴ   ③ ㄷ   ④ ㄱ, ㄴ   ⑤ ㄴ, ㄷ

R. 순환계

[MEET/DEET - 2005학년도]

R 07.

그림은 만성 고혈압 환자의 동맥 혈압의 변화에 따른 뇌 혈류량의 변화 (가)와 뇌 소동맥 직경의 변화 (나)를 나타낸 것이다.

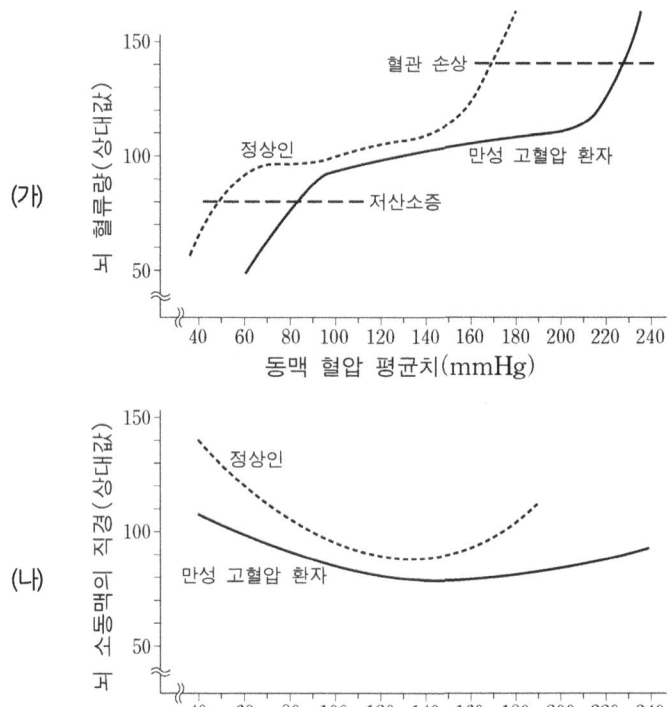

위의 그림에 대한 설명이나 추론으로 옳은 것은?

① 만성 고혈압 환자의 뇌 혈류량은 혈압이 정상인의 혈압보다 높아질 때 급격히 증가한다.
② 만성 고혈압 환자는 혈관 직경이 작기 때문에 동맥 혈압에 따른 뇌 혈류가 조절되는 혈압 범위가 정상인보다 높은 쪽에 형성된다.
③ 혈관의 직경이 가장 작을 때 뇌의 혈류량이 가장 적다.
④ 같은 혈압에서는 정상인보다 만성 고혈압 환자에서 뇌 혈관손상이 일어나기 쉽다.
⑤ 혈압이 낮아지면 정상인이 저산소증에 걸릴 위험성이 더 높다.

[MEET/DEET - 2009학년도]

R 08.
다음은 건강한 성인에서 운동 전과 격렬한 운동 중에 주요 기관에 공급되는 혈액량의 비율(%)을 나타낸 것이다.

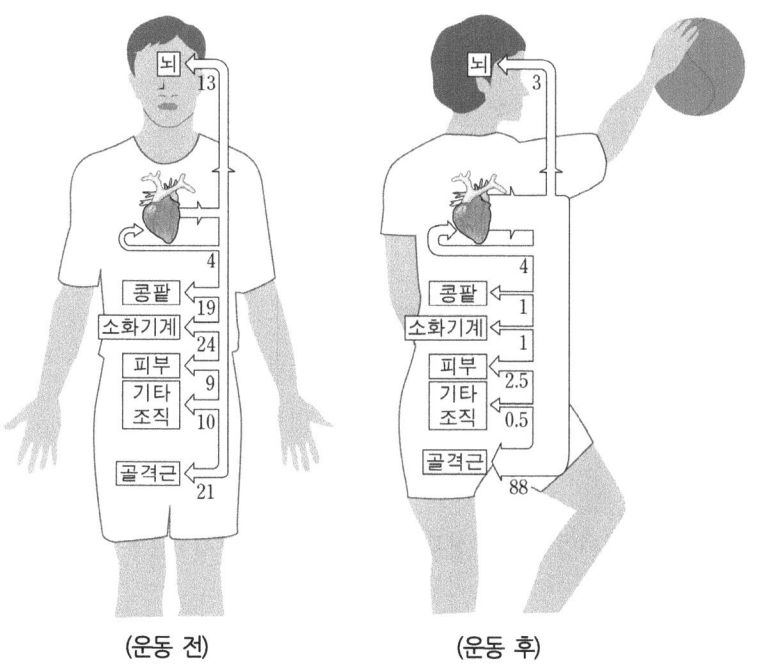

(운동 전)   (운동 후)

운동 전과 비교할 때 운동 중에 나타나는 생리적 변화에 대한 설명으로 옳은 것만을 <보기>에서 있는 대로 고른 것은?

보기
ㄱ. 골격근에 분포하는 모세혈관의 저항이 증가한다.
ㄴ. 동방결절세포(pacemaker cell)의 역치전위가 높아진다.
ㄷ. 부신수질에서 에피네프린이 분비되어 심장박동력이 증가한다.
ㄹ. 호흡 횟수의 증가는 동맥 P_{CO_2}와 P_{O_2}의 급격한 변화를 방지한다.

① ㄱ, ㄴ   ② ㄱ, ㄹ   ③ ㄷ, ㄹ
④ ㄱ, ㄴ, ㄷ   ⑤ ㄴ, ㄷ, ㄹ

R. 순환계

[MEET/DEET - 2006학년도]

R 09.

림프는 조직액(interstitial fluid)이 림프관으로 들어감으로써 형성된다. 그림은 어떤 조직 내에서 모세혈관으로부터 조직액이 형성되는 과정과 조직액이 모세림프관으로 흐르는 과정에 영향을 미치는 혈압, 삼투압 및 조직액압의 상관관계를 보여 주고 있다.

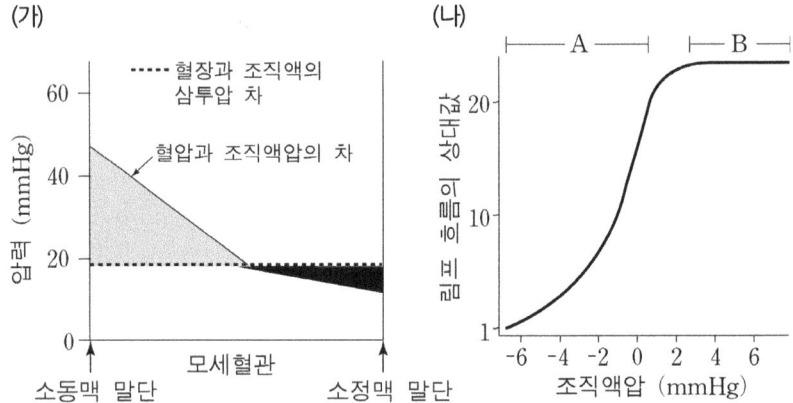

위 그림에 대한 설명 중 옳지 않은 것은?

① (가)에서 혈압과 조직액압의 차가 삼투압 차와 같아지면 모세혈관의 여과력과 흡수력은 같아진다.
② (나)의 A 영역에서 모세혈관의 혈압이 증가하면 림프 흐름은 증가할 것이다.
③ (나)의 A 영역에서 조직액의 단백질 농도가 증가하면 림프 흐름은 증가할 것이다.
④ (나)의 A 영역에서 혈장의 단백질 농도가 감소하면 림프 흐름은 감소할 것이다.
⑤ (나)의 B 영역에서는 큰 림프관이 주위의 조직액압에 의해 압박을 받고 있다.

[MEET/DEET - 2012학년도]

R 10.

그림은 사람의 혈액 도말 시료를 김사 염색(Giemsa stain)한 후 관찰되는 3 종류의 세포를 나타낸 것이다.

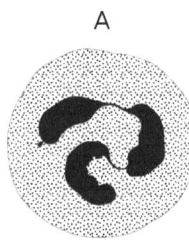 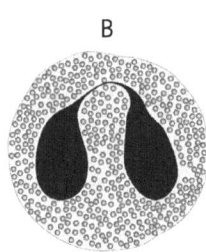 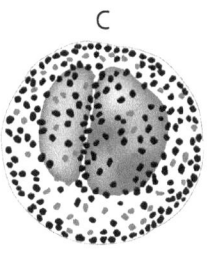

이에 대한 설명으로 옳은 것만을 <보기>에서 있는 대로 고른 것은?

보기
ㄱ. 정상 혈액 내에서 A의 개수는 B의 개수보다 많다.
ㄴ. B는 염증조직에서 박테리아를 죽이고 세포 찌꺼기를 제거한다.
ㄷ. C의 과립에는 헤파린과 히스타민이 함유되어 있다.

① ㄱ   ② ㄴ   ③ ㄷ   ④ ㄱ, ㄷ   ⑤ ㄴ, ㄷ

R. 순환계

[MEET/DEET - 2005년 예비검사]

R 11.
혈액 응고에 관한 설명으로 옳은 것을 <보기>에서 모두 고른 것은?

보기

ㄱ. 혈소판이 감소하면 혈액 응고가 지연된다.
ㄴ. 옥살산염, 구연산염, EDTA 등은 Ca^{2+} 이온을 흡착하여 혈액 응고를 억제한다.
ㄷ. 비타민 C의 결핍은 트롬빈의 활성화를 저해하여 혈액 응고를 지연시킨다.
ㄹ. 헤파린은 항트롬빈 인자와 트롬빈 사이의 비가역적인 단백질 복합체 형성을 촉진하여 혈액 응고를 억제한다.

① ㄱ, ㄴ ② ㄴ, ㄷ ③ ㄷ, ㄹ
④ ㄱ, ㄴ, ㄹ ⑤ ㄱ, ㄷ, ㄹ

[MEET/DEET - 2013학년도]

R 12.

그림 (가)는 동방결절세포(sinoatrial nodal cell)에서, (나)는 심실근세포(ventricular muscle cell)에서 기록한 활동전위를 나타낸 것이다. 숫자 0~4는 활동전위의 시기(phase)를 나타낸다.

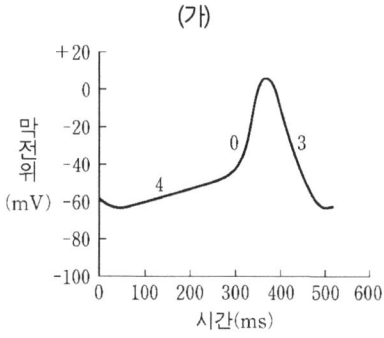 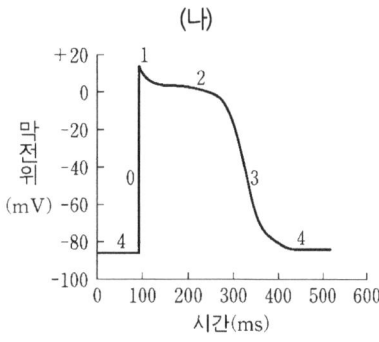

이에 대한 설명으로 옳은 것만을 <보기>에서 있는 대로 고른 것은?

보기
ㄱ. (나)의 2 시기에 Na^+ 유입량은 지속적으로 증가한다.
ㄴ. 탈분극 속도는 동방결절세포보다 심실근세포에서 느리다.
ㄷ. 4 시기 동안 Na^+ 유입량은 심실근세포보다 동방결절세포에서 많다.

① ㄱ   ② ㄷ   ③ ㄱ, ㄴ   ④ ㄱ, ㄷ   ⑤ ㄴ, ㄷ

R. 순환계

[MEET/DEET - 2013학년도]

R 13.
그림 (가)는 동맥혈압 변화에 따른 압력수용체 신경과 자율신경의 흥분 빈도를, (나)는 정상인과 고혈압 환자에서 동맥혈압 변화에 따른 압력수용체 신경의 흥분 빈도를 나타낸 것이다.

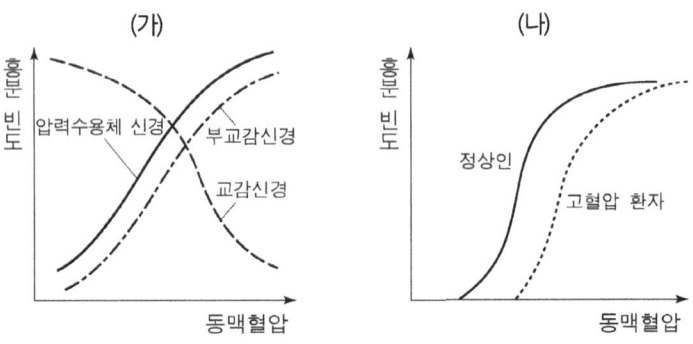

이에 대한 설명으로 옳은 것만을 <보기>에서 있는 대로 고른 것은?

보기
ㄱ. (가)에서 혈압이 증가하면, 흥분 빈도는 교감신경에서 감소하고 부교감신경에서 증가한다.
ㄴ. (나)에서 압력수용체의 민감도는 정상인보다 고혈압 환자에서 감소된다.
ㄷ. 교감신경은 총 말초저항(total peripheral resistance)을 증가시킨다.

① ㄱ ② ㄷ ③ ㄱ, ㄴ ④ ㄴ, ㄷ ⑤ ㄱ, ㄴ, ㄷ

R 14.
그림은 심근 수축 전도계를 나타낸 것이다.

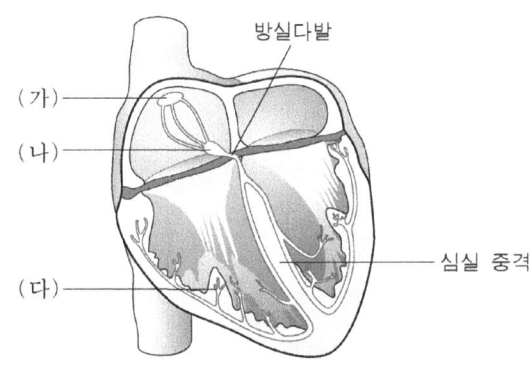

이에 대한 설명으로 옳은 것만을 <보기>에서 있는 대로 고른 것은?

보기
ㄱ. (가)~(다) 중 심근 수축을 위한 흥분 전도 속도는 (가)에서 가장 빠르다.
ㄴ. 미주신경은 (가)에 작용하여 심박수를 조절한다.
ㄷ. (다)는 자동능(automaticity)을 가지고 있다.

① ㄱ   ② ㄴ   ③ ㄷ   ④ ㄱ, ㄷ   ⑤ ㄴ, ㄷ

R. 순환계

[MEET/DEET - 2012년 예비검사]

R 15.

그림 (가)는 사람 심장의 특수화된 전도계를 나타내는 모식도이다. 그림 (나)는 정상인, (다)는 부정맥 환자의 심전도이다.

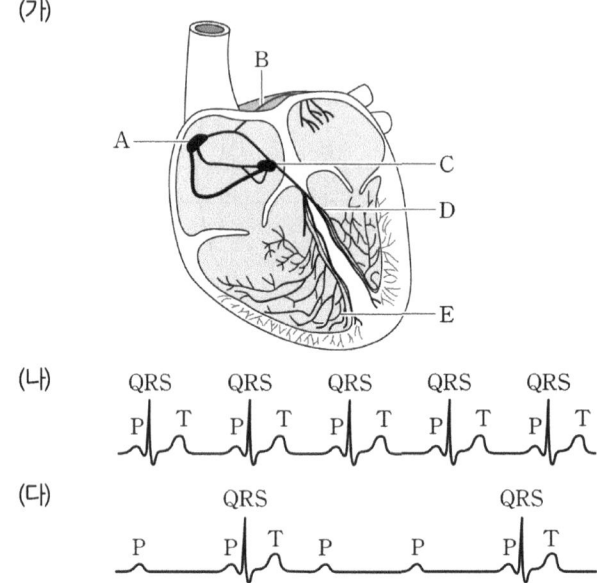

(다)와 같은 부정맥을 보이는 환자는 (가)의 A~E 중 어느 부분에서 이상이 생긴 것인가? (단, A, B, C, D, E 중 하나에서만 이상이 일어났다고 가정한다.)

① A ② B ③ C ④ D ⑤ E

[MEET/DEET - 2017년 예비검사]

R 16.

그림은 좌심실의 압력-부피 곡선을 나타낸 것이다.

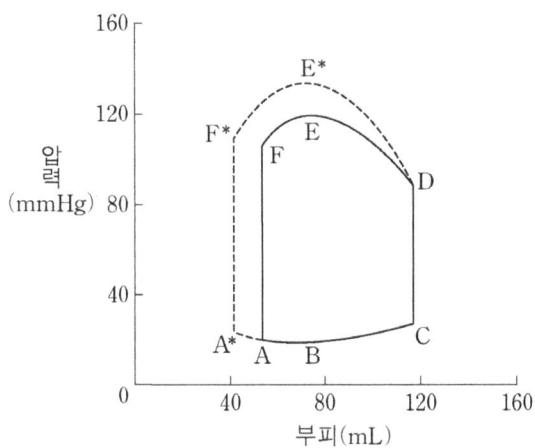

압력-부피 곡선 ABCDEF를 A*BCDE*F*로 변화시킬 수 있는 조건으로 적절한 것은?

① 동맥혈관을 수축시키는 약물 투여
② 동맥혈관을 확장시키는 약물 투여
③ 심장의 수축력을 떨어뜨리는 약물 투여
④ 심장의 수축력을 올리는 약물 투여
⑤ 서 있던 자세에서 누운 자세로 변화

R. 순환계

[MEET/DEET - 2017년 예비검사]

R 17.

다음은 자율신경에 의한 심장박동 조절에 대한 실험이다.

[실험 과정]
(가) 생리식염수를 채운 비커 A와 B를 준비한다.
(나) A에는 자율신경 ㉠과 ㉡이 온전한 개구리 심장 ⓐ를, B에는 자율신경을 모두 제거한 개구리 심장 ⓑ를 넣고 박동수를 측정하기 시작한다. ㉠과 ㉡은 각각 교감신경과 부교감신경 중 하나이다.
(다) ㉡에만 전기자극을 가한다.
(라) A의 관을 통해 A의 용액이 B로 흘러가게 한다.

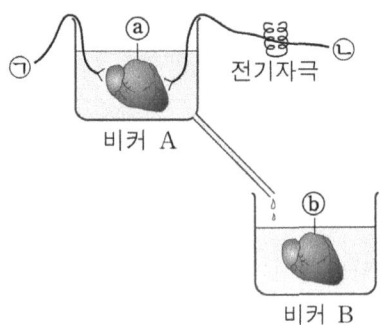

[실험 결과]
○ 심장 ⓐ의 박동수가 감소하고, 곧이어 심장 ⓑ의 박동수가 감소하였다.

이에 대한 설명으로 옳은 것만을 <보기>에서 있는 대로 고른 것은?

보기
ㄱ. ㉡ 말단에서 아세틸콜린이 분비된다.
ㄴ. (다)에서 ㉡ 대신 ㉠에 전기자극을 가하고 (라)를 수행하면 심장 ⓑ의 박동수가 증가한다.
ㄷ. 전기자극은 자율신경에서 활동전위를 발생시킨다.

① ㄱ ② ㄷ ③ ㄱ, ㄴ ④ ㄴ, ㄷ ⑤ ㄱ, ㄴ, ㄷ

[MEET/DEET - 2017년 예비검사]

R 18.

그림 (가)는 일회박출량(stroke volume)과 대동맥의 신전도(distensibility)가 모두 정상인 경우에, (나)는 일회박출량은 증가하고 신전도가 정상인 경우에, (다)는 일회박출량은 정상이고 신전도가 감소한 경우에 심박동이 일어나는 동안 측정된 대동맥압을 각각 나타낸 것이다.

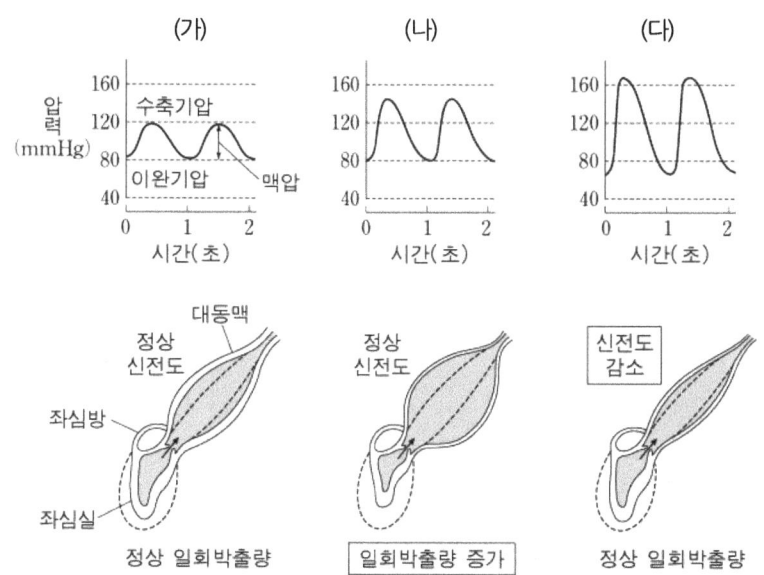

이에 대한 설명으로 옳은 것만을 <보기>에서 있는 대로 고른 것은?

보기
ㄱ. 대동맥의 신전도가 증가하면 맥압이 감소한다.
ㄴ. 심장 수축력이 증가하면 대동맥의 이완기압이 증가한다.
ㄷ. 일회박출량이 감소하면 대동맥의 이완기압이 감소한다.

① ㄱ   ② ㄷ   ③ ㄱ, ㄴ   ④ ㄱ, ㄷ   ⑤ ㄴ, ㄷ

R. 순환계

[MEET/DEET - 2017학년도]

R 19.

그림은 개의 왼쪽 별신경절(stellate ganglion)과 오른쪽 별신경절을 순차적으로 전기 자극했을 때, 심박수와 좌심실 수축기압의 변화를 나타낸 것이다.

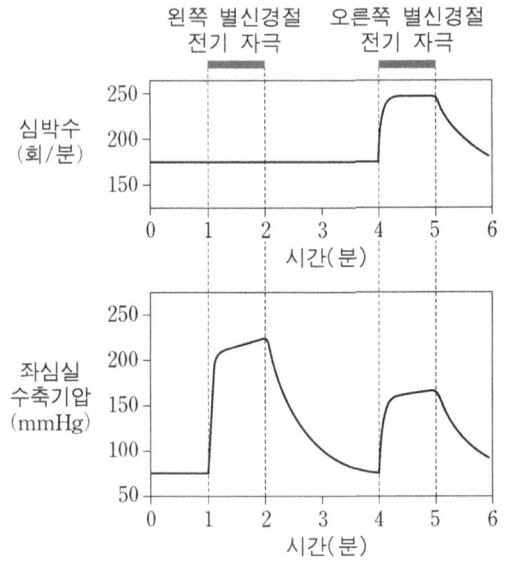

이에 대한 설명으로 옳은 것만을 <보기>에서 있는 대로 고른 것은? (단, 자극의 크기는 동일하다.)

보기
ㄱ. 왼쪽 별신경절을 자극했을 때, 자극 전후의 심박출량에는 변화가 없다.
ㄴ. 좌심실 심근에 대한 신경지배는 왼쪽 별신경절이 오른쪽별신경절보다 우세하다.
ㄷ. 왼쪽 별신경절의 자극에 동방결절은 반응하지 않았다.

① ㄱ   ② ㄷ   ③ ㄱ, ㄴ   ④ ㄴ, ㄷ   ⑤ ㄱ, ㄴ, ㄷ

[MEET/DEET - 2017학년도]

R 20.

다음은 사람의 순환계 조절 작용에 대한 자료이다.

○ 그림은 평상시 사람에서 측정되는 평균대동맥압(P_a), 심박출량(Q_h), 말초혈액류량(Q_r), 말초저항(R)을 나타낸 것이다.

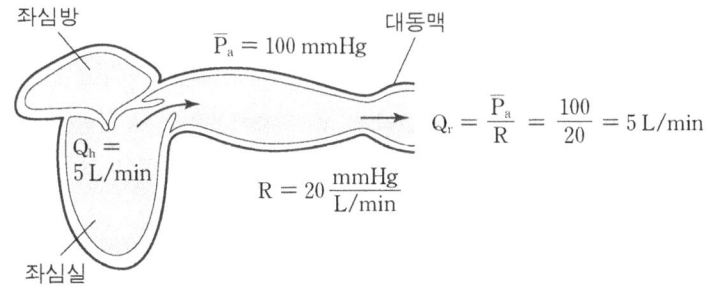

○ 말초저항을 증가시키는 순간에 초기변화가 일어나고(시점 A), 말초저항이 증가된 상태가 계속되면 보상적인 변화에 의해 항정상태(steady-state)에 도달한다. (시점 B).

이에 대한 설명으로 옳은 것만을 <보기>에서 있는 대로 고른 것은?

보기
ㄱ. 시점 A에서 Q_r는 평상시에 비해 감소한다.
ㄴ. 시점 B에서 P_a는 평상시에 비해 변화가 없다.
ㄷ. 시점 B에서 Q_h와 Q_r은 같다.

① ㄱ　　② ㄷ　　③ ㄱ, ㄴ　　④ ㄱ, ㄷ　　⑤ ㄱ, ㄴ, ㄷ

R. 순환계

[MEET/DEET - 2018학년도]

R 21.

다음은 심장의 전기축을 결정하는 방법이다.

> (가) 전극 A와 B에서 심전도 파형을 기록한다. 이때 파형이 위로 올라가면 (+), 아래로 내려가면 (−)로 부호를 정한다.
> (나) 파형의 부호와 크기에 맞추어, 원점에서부터 전극 A의 파형은 A축에, 전극 B의 파형은 B축에 화살표를 그린다.
> (다) 각각의 화살표 끝에서 축에 직각으로 점선을 그어 만나는 점 P를 구한다.
> (라) 원점으로부터 점 P까지 직선을 그리고, A(+) 축에서부터 이 직선까지의 각도를 시계방향으로 측정하여 심장의 전기축을 결정한다. 그림에서 심장의 전기축은 60°이다.
>
>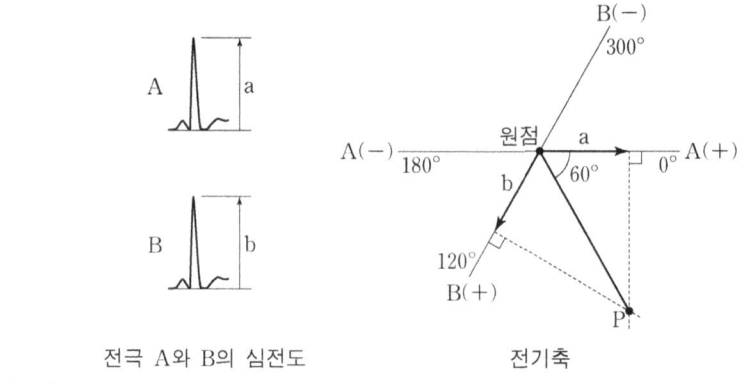
>
> 전극 A와 B의 심전도   전기축

다음과 같은 심전도를 나타내는 사람에서 심장 전기축의 각도가 속하는 범위는?

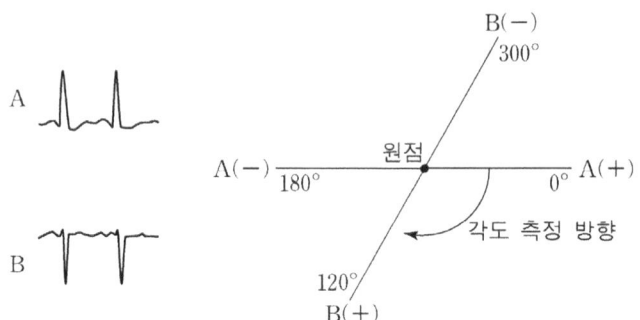

① 60° ~ 120°
② 120° ~ 180°
③ 180° ~ 240°
④ 240° ~ 300°
⑤ 300° ~ 360°

[MEET/DEET - 2019학년도]

R 22.

그림 (가)는 심실근 재분극에 관여하는 양이온 통로 X의 전류-전압 곡선을, (나)는 심실근 세포의 활동전압을 나타낸 것이다. (가)에서 양이온이 세포 안쪽으로 이동하면 (−) 전류가, 세포 바깥쪽으로 이동하면 (+) 전류가 나타난다.

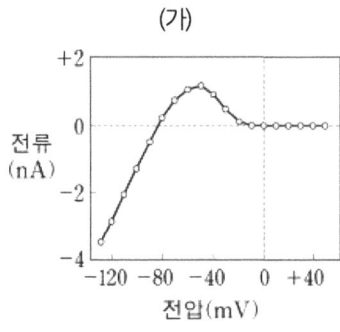
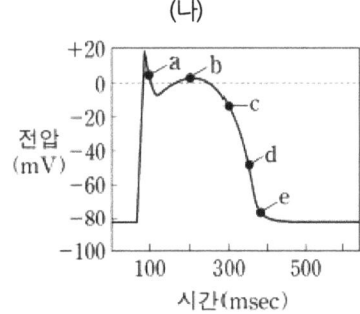

심실근 세포에서 재분극이 일어날 때, 그림 (나)의 시점 a~e 중에서 X가 재분극에 가장 크게 기여하는 시점은?

① a　　　② b　　　③ c　　　④ d　　　⑤ e

R. 순환계

[MEET/DEET - 2019학년도]

R 23.

그림은 두 종류의 혈관계 A와 B가 각각 안정 상태, 교감신경 흥분 상태, 교감신경 억제 상태일 때 보이는 압력-용적(P-V) 곡선이다.

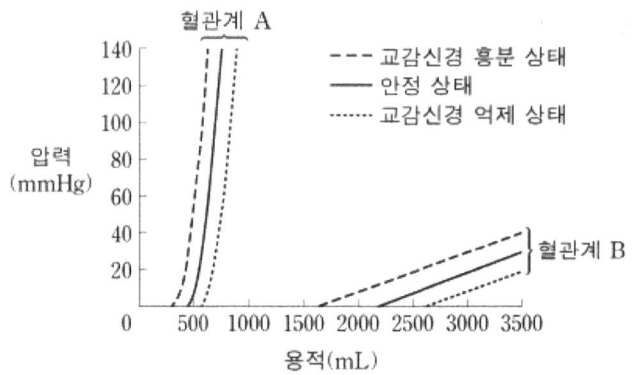

이에 대한 설명으로 옳은 것만을 <보기>에서 있는 대로 고른 것은?

보기
ㄱ. B는 동맥 혈관계이다.
ㄴ. 유순도($\Delta V / \Delta P$)는 B가 A보다 크다.
ㄷ. 혈액 손실이 커서 교감신경이 흥분될 때, 혈액 순환을 유지 하는 역할은 A가 B보다 크다.

① ㄱ   ② ㄴ   ③ ㄷ   ④ ㄱ, ㄴ   ⑤ ㄴ, ㄷ

R 24.

동맥 혈관계에는 압력수용체 A와 B가 있다. 그림은 A와 B를 차단하거나 차단하지 않은 상태에서, 출혈로 총 혈액량의 8%를 감소시켰을 때의 평균대동맥압 변화를 나타낸 것이다. A는 대동맥궁에, B는 경동맥동에 있다

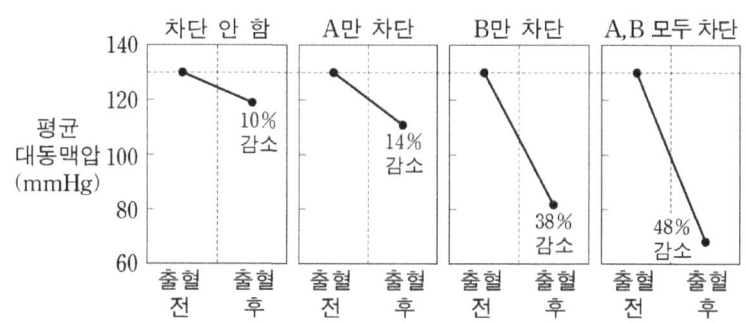

이에 대한 설명으로 옳은 것만을 <보기>에서 있는 대로 고른 것은?

보기
ㄱ. 압력수용체를 차단하면 출혈이 없어도 평균대동맥압이 감소한다.
ㄴ. 출혈에 의한 평균대동맥압 감소를 완화하는 데 A보다 B의 역할이 크다.
ㄷ. 압력수용체는 혈액량 감소 시 교감신경계 억제를 유발한다.

① ㄱ ② ㄴ ③ ㄱ, ㄷ ④ ㄴ, ㄷ ⑤ ㄱ, ㄴ, ㄷ

R. 순환계

[MEET/DEET - 2021학년도 23번]

R 25.

다음은 심전도에 대한 자료이다.

<자료 I>
○ 정상 심전도

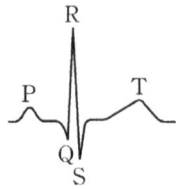

○ P파 : 동방결절에서 발생한 박동원 전압(pacemaker potential)이 심방을 탈분극 시켜 나타나는 파형
○ Q, R, S파 : 심방의 탈분극이 방실결절을 통해 전도되어 심실을 탈분극시켜 나 타나는 파형
○ T파 : 심실의 재분극에 의해 나타나는 파형

<자료 II>
○ 사람 ㉠의 심전도

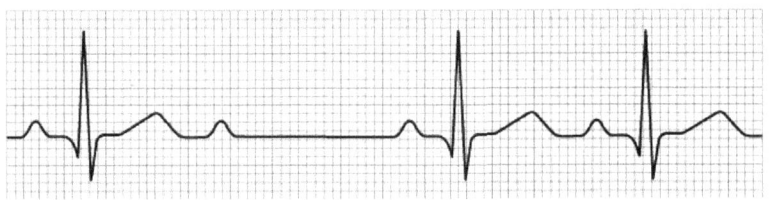

㉠에 대한 설명으로 옳은 것만을 <보기>에서 있는 대로 고른 것은?

보기
ㄱ. 박동원 전압의 발생에 이상이 있다.
ㄴ. 심방의 탈분극은 정상적으로 일어난다.
ㄷ. 방실결절의 전도 장애가 있다.

① ㄱ   ② ㄷ   ③ ㄱ, ㄴ   ④ ㄴ, ㄷ   ⑤ ㄱ, ㄴ, ㄷ

R 26.

그림은 혈관에서 혈압과 혈류량의 관계를 나타낸 것이다. A와 B는 각각 혈류량을 자동 조절하는 혈관과 자동 조절하지 못하는 혈관 중 하나이다. 압력에 관계없이 직경이 일정하게 유지되는 가상의 혈관에서 혈압과 혈류량의 관계는 ㉠과 같다.

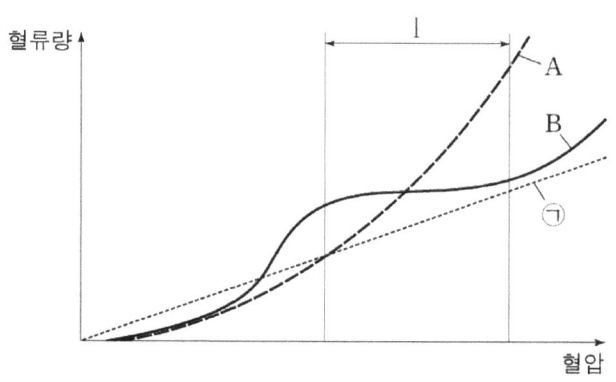

이에 대한 설명으로 옳은 것만을 <보기>에서 있는 대로 고른 것은?

보기
ㄱ. 구간 I에서 혈압 변화에 따른 혈류량의 변화는 A가 B보다 크다.
ㄴ. 구간 I에서 혈류량을 자동조절하는 혈관의 직경은 혈압이 증가할수록 커진다.
ㄷ. A는 혈류량을 자동조절하지 못한다.

① ㄱ   ② ㄴ   ③ ㄱ, ㄷ   ④ ㄴ, ㄷ   ⑤ ㄱ, ㄴ, ㄷ

R. 순환계

[MEET/DEET - 2023학년도 05번]

R 27.

그림은 어떤 동물에서 교감신경 자극에 의한 심방압과 대동맥 혈류량의 변화를 나타낸 것이다.

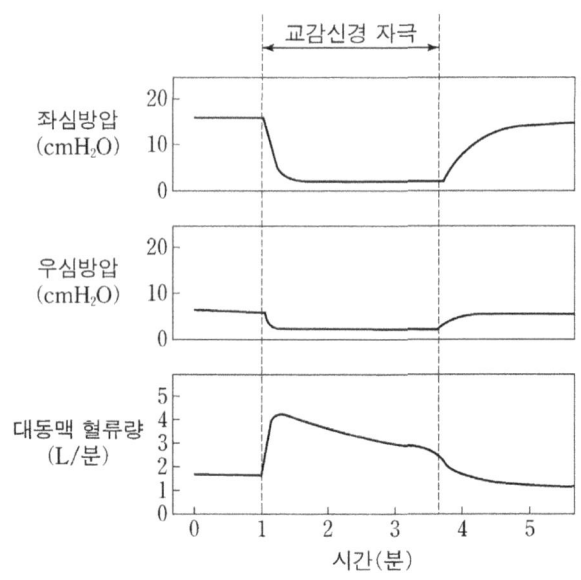

이 동물의 교감신경을 자극하는 동안 자극 전과 비교하여 심혈관계에서 일어나는 변화로 옳은 것만을 <보기>에서 있는 대로 고른 것은?

보기
ㄱ. 심박출량이 증가한다.
ㄴ. 중심정맥압이 증가한다.
ㄷ. $\dfrac{\text{동맥 혈관계 혈액량}}{\text{정맥 혈관계 혈액량}}$ 이 감소한다.

① ㄱ   ② ㄷ   ③ ㄱ, ㄴ   ④ ㄴ, ㄷ   ⑤ ㄱ, ㄴ, ㄷ

R 28.

그림은 대뇌 피질의 활성을 실시간으로 측정할 수 있는 기능성 자기공명영상(fMRI) 기법을 이용하여 측두엽의 특정 부위가 단어를 들려주었을 때 활성화되는 것을 보여 주고 있다. 이 기법은 신경세포 활성에 의한 국소 정맥 혈액 내 산화헤모글로빈(HbO_2)과 탈산화헤모글로빈(Hb) 비율의 변화를 측정함으로써 대뇌 특정 부위의 활성 정도를 간접적으로 알아낼 수 있다.

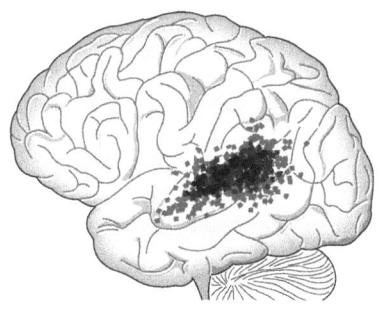

측두엽 활성 부위에서 나타나는 이차적인 변화를 순서대로 표시한 것은?

보기

A. 신경세포 활성에 따른 대사 요구량의 증가
B. 혈류량의 증가
C. ($\dfrac{\text{혈액에서 조직으로 이동하는 산소량}}{\text{조직으로 들어오는 동맥 혈액 내 총 산소량}}$) 비율의 감소
D. 국소 정맥 혈액 내 HbO_2/Hb 비율의 감소
E. 국소 정맥 혈액 내 HbO_2/Hb 비율의 증가

① A → B → C → D → E
② A → B → D → C → E
③ A → C → D → B → E
④ A → D → B → C → E
⑤ A → D → C → B → E

R. 순환계

[MEET/DEET - 2024학년도 10번]

R 29.

그림은 어떤 사람에서 우심방압에 따른 심박출량과 정맥환류량을 나타낸 것이다. 실선은 안정 상태에서 얻은 결과이고, 점선은 안정 상태보다 심박출량과 정맥환류량이 모두 증가된 결과이다.

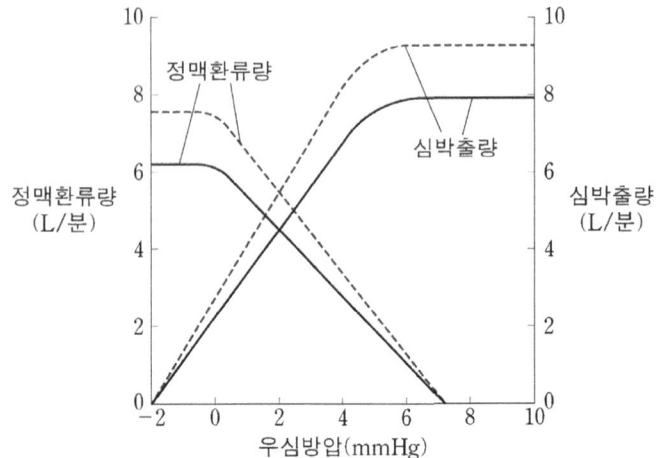

점선에 해당하는 조건으로 가장 적절한 것은?

① 수혈
② 누워 있다가 일어섬
③ 심근을 수축시키는 약물의 투여
④ 세동맥을 이완시키는 약물의 투여
⑤ 정맥을 이완시키는 약물의 투여

R 30.

[MEET/DEET - 2024학년도 11번]

다음은 사람 심실근의 활동전위에 대한 자료이다.

○ 표는 용액 ㉠과 ㉡의 물질 조성을 나타낸 것이며, NMDG는 심실근 세포막의 어떤 이온통로도 통과하지 못한다.

용액	Na^+ (mM)	K^+ (mM)	Ca^{2+} (mM)	NMDG (mM)	Cl^- (mM)	HCO_3^- (mM)
㉠	132	5	2	5	114	32
㉡	132	10	2	0	114	32

○ 그림 (가)와 (나)는 단일 심실근에 ㉠과 ㉡을 각각 관류시키면서 전기 자극을 주었을 때 측정한 활동전위를 나타낸 것이다.

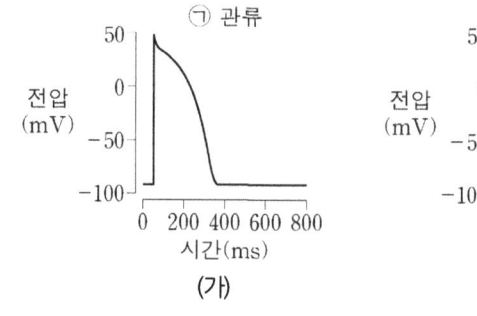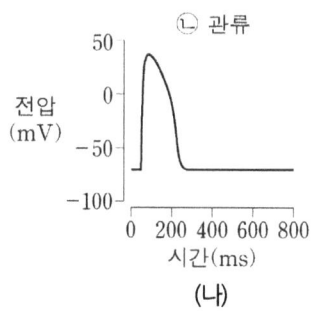

(가)   (나)

이에 대한 설명으로 옳은 것만을 <보기>에서 있는 대로 고른 것은?

보기
ㄱ. 활동전위의 불응기는 (가)보다 (나)에서 길다.
ㄴ. K^+ 평형전위의 절대값은 (가)보다 (나)에서 작다.
ㄷ. 전압의존성 Na^+ 전류의 크기는 (가)와 (나)에서 같다.

① ㄱ   ② ㄴ   ③ ㄱ, ㄷ   ④ ㄴ, ㄷ   ⑤ ㄱ, ㄴ, ㄷ

R. 순환계

R 31.

다음은 사람의 좌심실에서 압력과 용적 사이의 관계에 대한 자료이다.

> ○ 그림은 안정 상태 (가)에서 얻은 압력-용적 곡선(ABCDEF)과 어떤 조건 (나)에서 얻은 압력-용적 곡선(AbcdeF)을 나타낸 것이다.
>
>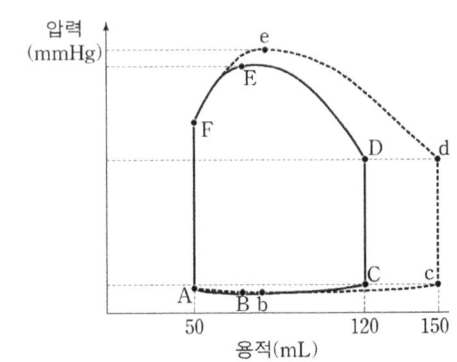
>
> ○ 박출률(ejection fraction)은 확장기말 용적 대비 수축기 동안 방출되는 심실 혈액량의 비율이다.
>
> $$\text{박출률}(\%) = \frac{\text{확장기말 용적} - \text{수축기말 용적}}{\text{확장기말 용적}} \times 100$$

이에 대한 설명으로 옳은 것만을 <보기>에서 있는 대로 고른 것은?

보기

ㄱ. (가)와 (나)에서 이완기압은 같다.
ㄴ. 박출률은 (가)에서보다 (나)에서 낮다.
ㄷ. 수축력을 올리는 약물을 투여하면 ABCDEF가 AbcdeF로 바뀐다.

① ㄱ　　② ㄷ　　③ ㄱ, ㄴ　　④ ㄴ, ㄷ　　⑤ ㄱ, ㄴ, ㄷ

R 32.

다음은 사람 A가 장거리 달리기를 하면서 땀을 흘렸을 때 체액량과 오스몰 농도의 변화에 대한 자료이다.

- 달리기 전에 A의 총체액량은 36 L이었으며, 오스몰 농도는 300 mOsm/L이었다. 총체액량 중 세포내액과 세포외액의 부피는 각각 24 L와 12 L이었다.
- 달리는 동안 오스몰 농도가 140 mOsm/L인 땀 4 L를 흘렸다.

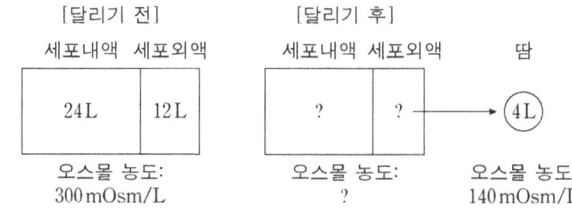

이에 대한 설명으로 옳은 것만을 <보기>에서 있는 대로 고른 것은? (단, 땀에 의한 체액 변화만 고려한다.)

보기

ㄱ. 달리기 후 세포내액의 오스몰(삼투질)의 양이 감소하였다.
ㄴ. 달리기 후 체액의 오스몰 농도는 320 mOsm/L이다.
ㄷ. 달리기 후 세포내액의 부피는 22.5 L이다.

① ㄱ   ② ㄴ   ③ ㄷ   ④ ㄱ, ㄷ   ⑤ ㄴ, ㄷ

S

호흡계

S. 호흡계

[MEET/DEET - 2016학년도]

S 01.

사람의 혈중 pH, CO_2 분압, HCO_3^-, 농도는 동맥혈가스분석을 통해 얻는다. 건강한 20대 여성이 해발 50 m 평지에서 안정 상태일 때 혈중 pH는 7.40, 혈중 CO_2 분압은 40 mmHg, 혈중 HCO_3^- 농도는 25 mEq/L이다. 이 여성이 해발 4500 m의 고지대에 도착한 후 3일 동안 휴식을 취하였다. 이때 나타나는 동맥혈가스분석 결과로 다음 중 가장 적절한 것은?

	pH	CO_2 분압 (mmHg)	HCO_3^- 농도 (mEq/L)
①	7.46	26	18
②	7.69	26	30
③	7.50	40	30
④	7.29	54	25
⑤	7.37	54	30

S 02.

[MEET/DEET - 2012학년도]

환기량은 폐의 팽창성(distensibility)과 기도저항에 의해 좌우된다. 그림은 시간에 따른 호흡용적의 변화를 나타낸 것이다. A는 팽창성과 기도저항이 정상일 때의 호흡곡선이다.

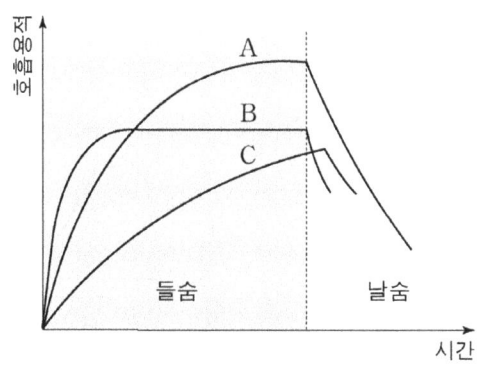

이에 대한 설명으로 옳은 것만을 <보기>에서 있는 대로 고른 것은?

보기
ㄱ. B는 기도저항이 증가한 경우이다.
ㄴ. C는 팽창성이 증가한 경우이다.
ㄷ. 천식 환자의 경우 C에 해당된다.

① ㄱ ② ㄴ ③ ㄷ ④ ㄱ, ㄴ ⑤ ㄴ, ㄷ

S. 호흡계

[MEET/DEET - 2011학년도]

S 03.

그림 (가)는 폐활량계를 이용하여 정상인의 평상시 호흡(a), 최대 흡기(b), 최대 호기(c)를 기록한 것이며, (나)는 평상시의 호흡에서 폐포내압(intra-alveolar pressure)과 늑막내압(intra-pleural pressure)의 변화를 나타낸 것이다.

(가)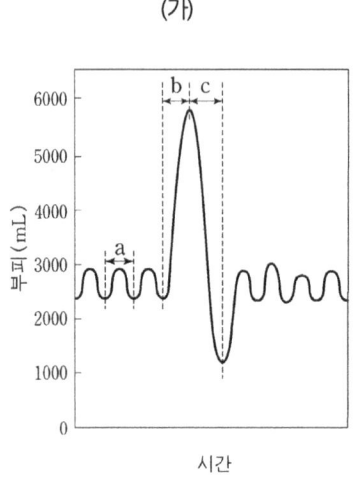

(나)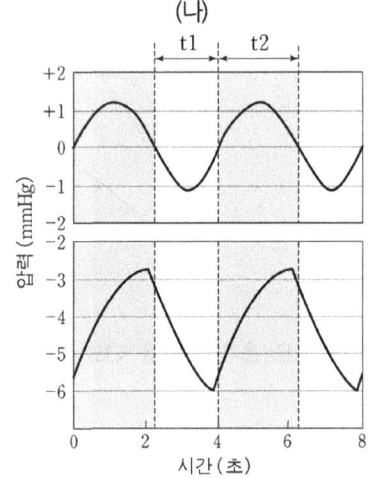

이에 대한 설명으로 옳은 것을 <보기>에서 고른 것은?

보기

ㄱ. a, b, c에서 늑막내압은 폐포내압 보다 낮다.
ㄴ. c에서 횡격막수축이 일어난다.
ㄷ. 구간 a와 구간 $t_1 \sim t_2$는 둘 다 호흡주기를 나타낸다.
ㄹ. 폐포내압의 최대값은 t_2에서보다 c에서 낮다.

① ㄱ, ㄴ   ② ㄱ, ㄷ   ③ ㄱ, ㄹ   ④ ㄴ, ㄹ   ⑤ ㄷ, ㄹ

S 04.

그림은 헤모글로빈(Hb)의 O_2 포화도에 따른 혈중 총 CO_2 함량 변화를 나타낸 것이다. 그림 (나)는 그림 (가)의 표시 영역을 확대한 것이다. (단, 인체의 생리적 CO_2 분압은 40~46 mmHg 이다.)

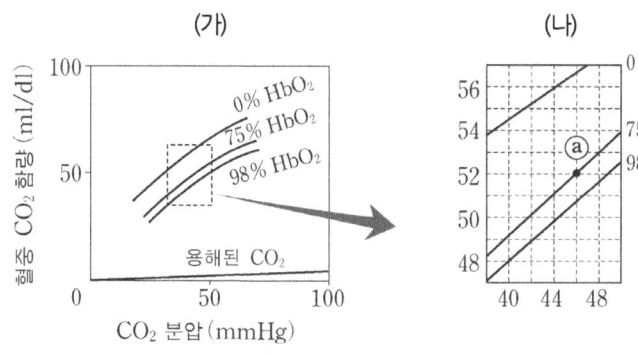

위의 그림에 대한 설명이나 추론으로 옳지 <u>않은</u> 것은?

① Hb의 O_2 포화도가 낮아질수록 혈중 CO_2 보유능이 증가한다.
② 말단조직에서 폐로 배출되는 CO_2 양은 최대 약 3 ml/dl이다.
③ 동일 조직에서 CO_2의 분압이 낮아질수록 혈중 CO_2 양은 감소한다.
④ 정맥혈에서 실제 취할 수 있는 최대 CO_2 농도는 ⓐ에 해당되는 값이다.
⑤ 말단조직의 CO_2는 대부분 HCO_3^- 형태로 이동되나, 혈장에 용해된 CO_2 형태로도 가능하다.

S. 호흡계

[MEET/DEET - 2008학년도]

S 05.

그림은 휴식 상태에서 1분 동안 대기, 폐, 조직 사이에서 O_2와 CO_2의 교환을 각각 나타낸 것이다.

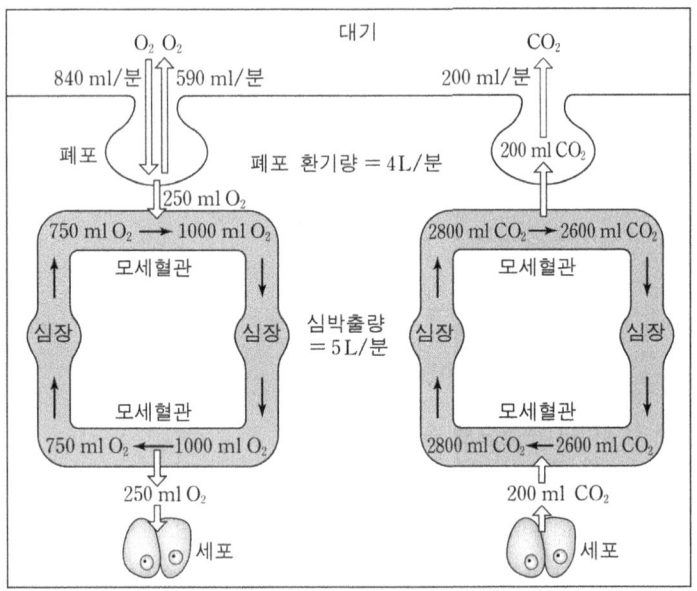

이에 대한 설명으로 옳은 것을 <보기>에서 모두 고른 것은?

보기

ㄱ. 호흡계수(RQ)는 0.8이다.
ㄴ. 대기의 O_2 함량은 21%(v/v)이다.
ㄷ. 혈액에 녹아 있는 O_2의 양이 CO_2보다 많다.
ㄹ. 혈관 내에서 CO_2는 주로 헤모글로빈과 결합되어 운반된다.

① ㄱ   ② ㄱ, ㄴ   ③ ㄴ, ㄷ   ④ ㄷ, ㄹ   ⑤ ㄱ, ㄴ, ㄷ

[MEET/DEET - 2009학년도]

S 06.

20세까지 해안지대에 살던 정상인 A가 고산지대(해발 4,000 m)로 이주하여 5년이 경과하였다. 다음은 이주 전과 이주 5년 후에 측정한 A의 혈액의 산소분압에 대한 산소함유량을 나타낸 것이다.

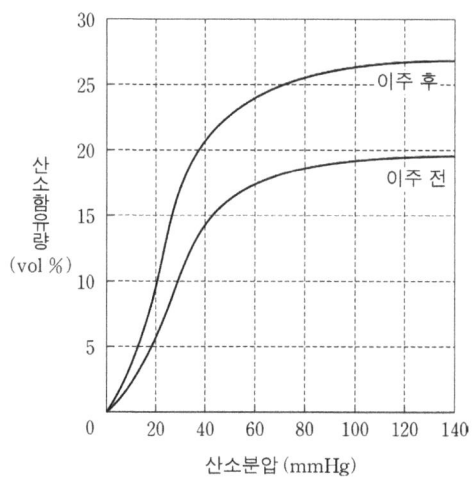

이주 전과 비교하여 이주 5년 후에 나타난 A의 생리적 변화에 대한 설명으로 옳은 것만을 <보기>에서 있는 대로 고른 것은?

> **보기**
> ㄱ. 헤모글로빈의 양이 증가한다.
> ㄴ. 동맥혈의 산소분압이 감소한다.
> ㄷ. 심근세포의 미토콘드리아 수가 감소한다.

① ㄱ   ② ㄴ   ③ ㄷ   ④ ㄱ, ㄴ   ⑤ ㄴ, ㄷ

S. 호흡계

[MEET/DEET - 2013학년도]

S 07.

표는 동일 조건에서 어떤 사람의 호흡 양상에 따른 호흡 관련 지수의 변화를 나타낸 것이다.

호흡양상	일회호흡량 (mL)	분당 호흡 횟수	폐포환기용적 (mL)
정상	500	12	350
(가)	300	20	150
(나)	700	8	600

이에 대한 설명으로 옳은 것만을 〈보기〉에서 있는 대로 고른 것은? (단, 이 사람이 정상 호흡을 할 때 동맥혈 이산화탄소분압은 40 mmHg이다.)

보기

ㄱ. (가) 호흡을 지속하면 호흡성산증이 유발된다.
ㄴ. (가) 호흡을 지속하면 실제 기체 교환이 이루어지는 공기량은 정상보다 증가한다.
ㄷ. (나) 호흡을 지속하면 화학수용체가 자극을 받아 호흡중추가 활성화된다.

① ㄱ   ② ㄴ   ③ ㄷ   ④ ㄱ, ㄴ   ⑤ ㄴ, ㄷ

S 08.

[MEET/DEET - 2017년 예비검사]

그림은 사람의 호흡계 상피조직을 광학현미경으로 관찰한 것이다.

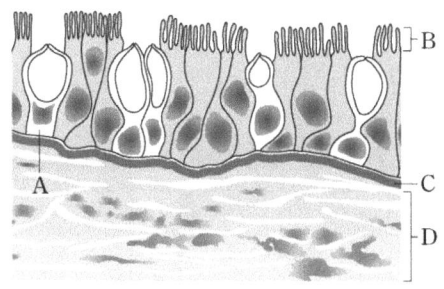

이에 대한 설명으로 옳지 <u>않은</u> 것은?

① A 세포는 점액을 분비한다.
② B를 구성하는 세포골격의 주성분은 미세섬유이다.
③ B는 흡입 공기에 포함된 이물질을 배출하는 기능을 한다.
④ C는 상피세포를 지지한다.
⑤ D는 결합조직이다.

S. 호흡계

[MEET/DEET - 2017년 예비검사]

S 09.

그림 (가)는 두 가지 산소분압(P_{O_2}) 조건에서 이산화탄소분압(P_{CO_2})과 호흡량과의 관계를, (나)는 두 가지 이산화탄소분압 조건에서 산소분압과 호흡량과의 관계를 각각 나타낸 것이다.

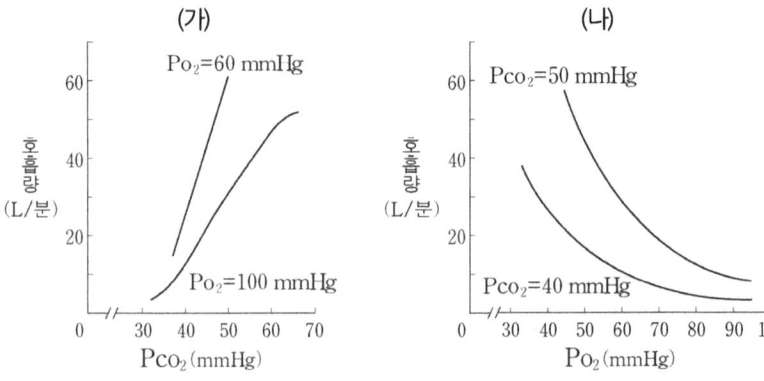

이에 실험과 관련한 설명으로 옳은 것만을 <보기>에서 있는 대로 고른 것은?

보기

ㄱ. P_{CO_2}가 높을수록 호흡은 억제된다.
ㄴ. P_{O_2}가 낮아지면 P_{CO_2} 변화에 따른 호흡량의 변화가 커진다.
ㄷ. P_{CO_2}가 낮아지면 P_{O_2} 변화에 따른 호흡량의 변화가 커진다.

① ㄱ ② ㄴ ③ ㄷ ④ ㄱ, ㄴ ⑤ ㄴ, ㄷ

[MEET/DEET - 2017년 예비검사]

S 10.

그림의 (가)와 (나)는 서로 다른 두 조건에서 얻은 헤모글로빈의 산소해리곡선을 각각 나타낸 것이다. ㉠과 ㉢은 동맥혈의, ㉡과 ㉣은 정맥혈의 산소포화도를 나타낸 것이다.

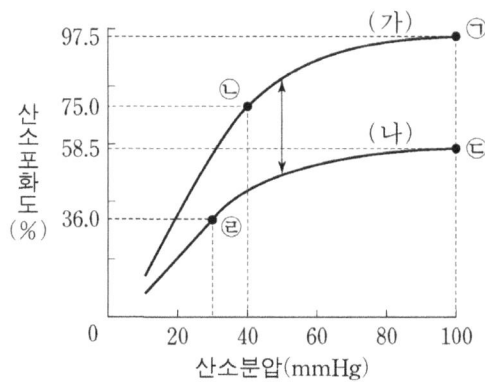

이에 대한 설명으로 옳은 것만을 <보기>에서 있는 대로 고른 것은? (단, (가)와 (나)에서 심박출량은 같다.)

보기
ㄱ. 대기 산소분압이 낮아지면 (가)에서 (나)로 곡선이 변한다.
ㄴ. (가)와 (나)에서 조직의 산소 이용량은 차이가 없다.
ㄷ. 혈액의 pH가 높아지면 (나)에서 (가)로 곡선이 변한다.

① ㄱ   ② ㄴ   ③ ㄷ   ④ ㄱ, ㄴ   ⑤ ㄴ, ㄷ

S. 호흡계

[MEET/DEET - 2017학년도]

S 11.

다음은 혈장과 적혈구 사이에서 일어나는 물질 교환에 대한 자료이다.

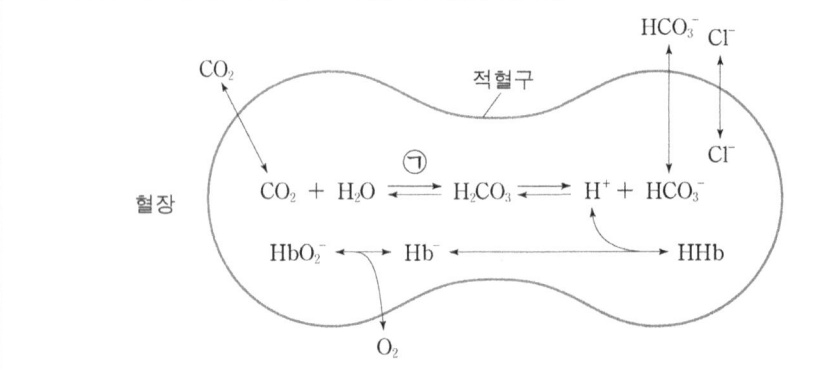

- 탄산무수화효소(carbonic anhydrase)가 ㉠ 반응을 촉매한다.
- 세포 안팎에 존재하는 HCO_3^-와 Cl^-는 1:1로 교환된다.
- 적혈구 내에서 $[Cl^-]$가 증가하면 삼투압에 의해 물이 들어오고, $[Cl^-]$가 감소하면 물이 나간다.

이에 대한 설명으로 옳지 <u>않은</u> 것은?

① 적혈구의 부피는 동맥혈보다 정맥혈에서 작다.
② 혈장의 $[HCO_3^-]$는 동맥혈보다 정맥혈에서 높다.
③ 혈장 pH는 동맥혈보다 정맥혈에서 낮다.
④ 적혈구 내 [HHb]는 동맥혈보다 정맥혈에서 높다.
⑤ 적혈구 내 $[Cl^-]$는 동맥혈보다 정맥혈에서 높다.

S 12.

그림은 정상인에서 산소분압에 따른 헤모글로빈의 산소포화도를 나타낸 것이다. a와 b는 각각 동맥혈과 정맥혈에서의 헤모글로빈 산소포화도이다.

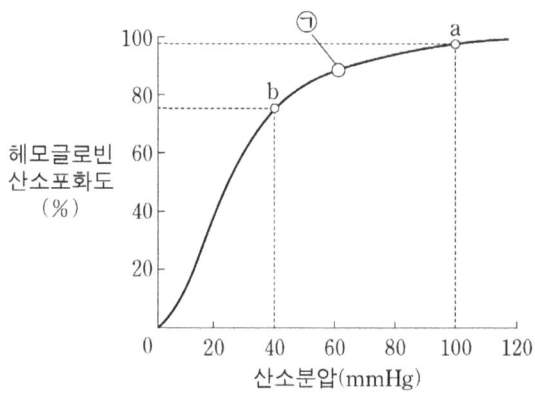

위의 산소포화도 곡선에서 a는 변하지 않으면서, b가 ㉠ 지점으로 이동하는 상황으로 가장 적절한 것은?

① 미토콘드리아의 전자전달계 억제
② 헤모글로빈과 산소의 결합 억제
③ 외부 공기의 산소분압 감소
④ 헤모글로빈의 농도 감소
⑤ 동맥혈의 pH 감소

S. 호흡계

[MEET/DEET - 2018학년도]

S 13.

다음은 사람 헤모글로빈의 조성을 전기영동으로 알아본 실험이다.

〈자료〉
○ 사람의 발생 단계에 따른 글로빈 유전자 $a \sim r$ 의 발현 양상

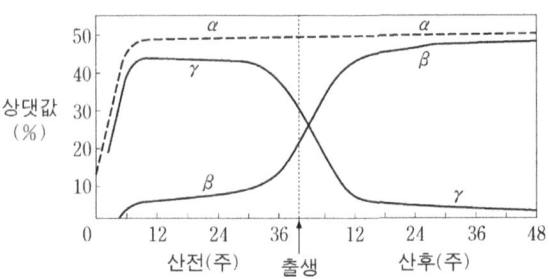

〈실험〉
○ 두 혈액시료에서 각각 분리한 헤모글로빈 (가)와 (나)를 단백질 복합체가 유지되는 조건에서 전기영동 하였다.

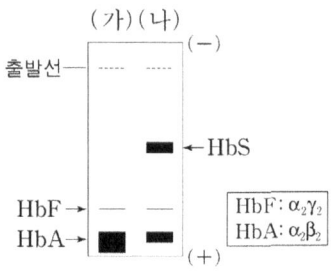

HbF: $\alpha_2\gamma_2$
HbA: $\alpha_2\beta_2$

이에 대한 설명으로 옳은 것만을 〈보기〉에서 있는 대로 고른 것은?

보기
ㄱ. (가)는 태아의 헤모글로빈이다.
ㄴ. (나)는 겸상적혈구 빈혈증 보인자의 헤모글로빈이다.
ㄷ. 위의 전기영동 조건에서 HbS는 HbA보다 더 많은 음전하를 지닌다.

① ㄱ　　② ㄴ　　③ ㄷ　　④ ㄱ, ㄴ　　⑤ ㄴ, ㄷ

S 14.

다음은 폐포를 붕괴(collapse)시키는 요인에 대한 자료이다.

- 폐포의 크기는 다양하다.
- 폐포 표면의 액체막은 표면장력을 발생시키고, 표면활성제(surfactant)는 폐포의 표면장력을 줄인다.
- 폐포를 붕괴시키는 압력(P)은 표면장력(T)에 비례하고 폐포 반경(r)에 반비례 한다.

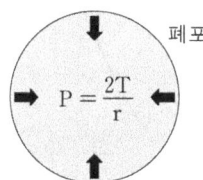

- 붕괴된 폐포는 가스교환에 참여하지 못한다.

폐 전체에 존재하는 표면활성제의 양이 변화할 때 나타나는 결과로 옳은 것만을 〈보기〉에서 있는 대로 고른 것은?

보기
ㄱ. 표면활성제의 양이 감소하면, 붕괴되지 않은 폐포의 평균반경이 증가한다.
ㄴ. 표면활성제의 양이 감소하면, 반경이 큰 폐포에서 작은 폐포로 공기가 이동한다.
ㄷ. 표면활성제의 양이 증가하면, 가스교환에 참여하는 폐포의 총 단면적은 감소한다.

① ㄱ   ② ㄴ   ③ ㄱ, ㄷ   ④ ㄴ, ㄷ   ⑤ ㄱ, ㄴ, ㄷ

S. 호흡계

[MEET/DEET - 2020학년도 22번]

S 15.

그림은 어떤 사람에서 산소분압에 따른 헤모글로빈의 산소포화도를, 표는 이 사람의 심박출량, 혈중 헤모글로빈, 동맥혈 산소분압, 정맥혈 산소분압을 나타낸 것이다. 산소포화도가 100%일 때 헤모글로빈 1g은 1.35 mL의 산소와 결합한다.

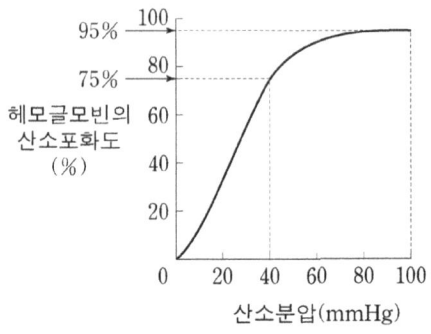

심박출량 (L/min)	혈중 헤모글로빈 (g/L)	동맥혈 산소분압 (mmHg)	정맥혈 산소분압 (mmHg)
5	160	100	40

1분 동안 헤모글로빈을 통해 운반되어 조직에서 소모되는 산소량(mL/min)은?

① 43.2　　② 216　　③ 810　　④ 1026　　⑤ 1080

[MEET/DEET - 2022학년도 07번]

S 16.

그림은 단백질 ㉠~㉢의 산소포화도 곡선을 나타낸 것이다. ㉠~㉢은 각각 미오글로빈, 헤모글로빈, 일산화탄소(CO)-헤모글로빈 중 하나이며, CO-헤모글로빈의 CO 포화도는 50%이다.

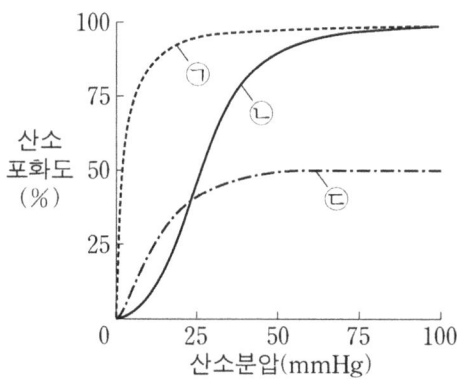

이에 대한 설명으로 옳은 것만을 〈보기〉에서 있는 대로 고른 것은?

보기

ㄱ. ㉠은 미오글로빈이다.
ㄴ. 산소에 대한 친화도는 ㉢보다 ㉡이 높다.
ㄷ. 헤모글로빈에 대한 친화도는 일산화탄소보다 산소가 높다.

① ㄱ   ② ㄷ   ③ ㄱ, ㄴ   ④ ㄴ, ㄷ   ⑤ ㄱ, ㄴ, ㄷ

S. 호흡계

[MEET/DEET - 2025학년도 24번]

S 17.

다음은 호흡계에서 압력과 용적의 관계를 알아본 자료이다.

- 그림 (가)는 폐만 있는 조건 ⓐ, 흉벽만 있는 조건 ⓑ, 폐와 흉벽이 모두 있는 조건 ⓒ에서 각각 얻은 압력-용적 곡선이다. 기능잔기용량은 조건 ⓒ에서 압력이 0일 때의 용적이다.
- 그림 (나)는 정상인, 폐기종 환자, 폐섬유증 환자 각각에서 폐만 있는 조건의 압력-용적 곡선이다. ㉠과 ㉡은 각각 폐기종 환자와 폐섬유증 환자 중 하나이다.
- 폐기종은 폐의 탄력섬유가 소실되어 발생하며, 폐섬유증의 폐는 조직이 뻣뻣하여 정상 폐보다 잘 늘어나지 않는다.

(가)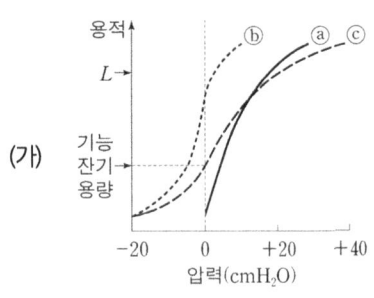

(나)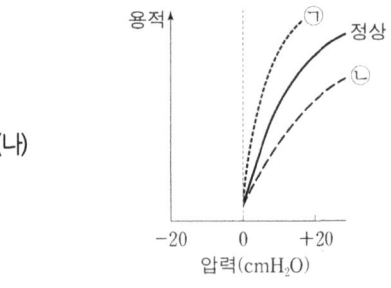

이에 대한 설명으로 옳은 것만을 <보기>에서 있는 대로 고른 것은?

보기

ㄱ. L의 용적에서, ⓐ에서의 압력과 ⓑ에서의 압력의 합은 ⓒ에서의 압력과 같다.
ㄴ. ㉠은 폐기종 환자이다.
ㄷ. 정상인에서 폐섬유증이 발생하면 기능잔기용량은 증가한다.

① ㄱ　　② ㄷ　　③ ㄱ, ㄴ　　④ ㄴ, ㄷ　　⑤ ㄱ, ㄴ, ㄷ

T
소화와 영양

T. 소화와 영양

[MEET/DEET - 2005학년도]

T 01.

췌장은 소화효소와 중탄산나트륨($NaHCO_3$)을 십이지장으로 분비한다. 그림은 위로부터 십이지장으로 유입되는 소화물의 성분에 따라 췌장에서 분비되는 물질의 양을 나타낸 것이다.

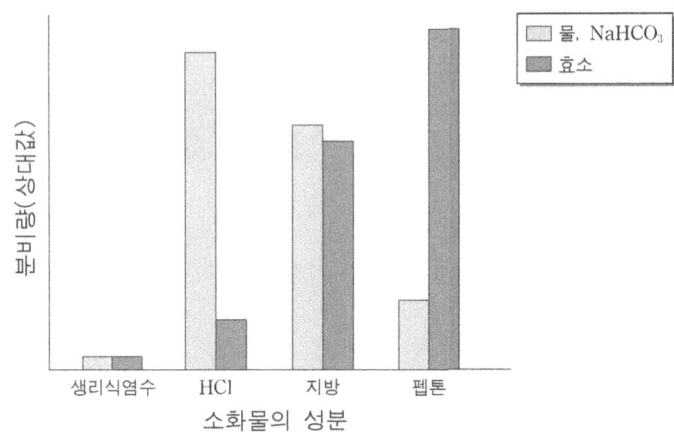

위의 그림과 관련된 소화과정에 대한 설명이나 추론으로 옳은 것을 〈보기〉에서 모두 고른 것은?

보기

ㄱ. 소화효소의 분비는 교감 신경계에 의해 조절된다.
ㄴ. 중탄산나트륨의 분비로 인해 펩신의 활성이 없어지고 NaCl의 농도가 증가된다.
ㄷ. 췌장의 소화효소 분비는 위 소화물의 pH보다는 주로 영양성분에 의해 조절된다.
ㄹ. 펩톤(단백질의 펩신 분해산물)에 의해 분비된 효소들은 주로 단백질 분해효소이며, 지방에 의해 분비된 효소들은 주로 지방 분해효소이다.

① ㄱ, ㄷ   ② ㄱ, ㄹ   ③ ㄴ, ㄷ
④ ㄴ, ㄹ   ⑤ ㄷ, ㄹ

[MEET/DEET - 2006학년도]

T 02.

사람의 위는 음식이 들어오면 염산을 분비한다. 그림은 위샘에 있는 벽세포가 염산을 분비하는 기작을 나타낸 것이다.

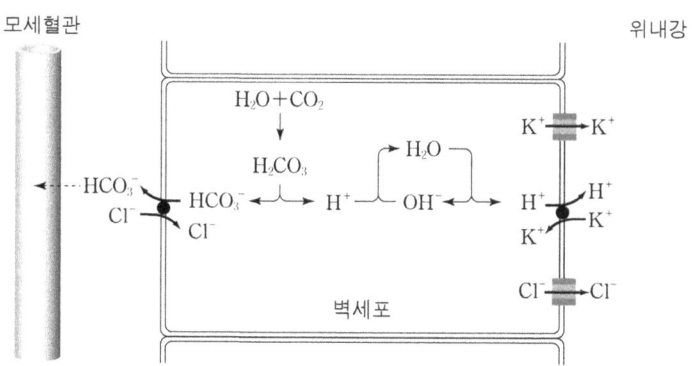

위 그림에 관한 설명이나 추론 중 옳은 것을 <보기>에서 고른 것은?

보기

ㄱ. 벽세포의 세포질은 분비할 염산이 농축되어 산성화된다.
ㄴ. 벽세포에서 염산이 분비되는 과정에는 ATP가 소모된다.
ㄷ. H^+/K^+ 펌프가 H^+를 위내강으로 내보내면, Cl^-는 위내강으로 방출된다.
ㄹ. 염산이 위내강으로 분비될 때 모세혈관의 혈액은 pH가 일정하게 유지된다.

① ㄱ, ㄴ   ② ㄱ, ㄷ   ③ ㄴ, ㄷ
④ ㄴ, ㄹ   ⑤ ㄷ, ㄹ

T. 소화와 영양

[MEET/DEET - 2007학년도]

T 03.
사람의 소화기관에 관한 설명으로 옳은 것을 <보기>에서 모두 고르면?

보기

ㄱ. 십이지장으로 유입된 담즙은 대부분 소장 및 대장에서 재흡수되어 간으로 이동한다.
ㄴ. 췌장에서 분비되는 중탄산나트륨($NaHCO_3$)은 위에서 유입된 위산을 중화시켜 소장 내 효소들이 작용할 수 있는 환경을 만들어 준다.
ㄷ. 대장에 서식하는 세균은 비타민 K, 바이오틴, 엽산을 합성하여 몸에 공급한다.

① ㄱ   ② ㄴ   ③ ㄱ, ㄷ   ④ ㄴ, ㄷ   ⑤ ㄱ, ㄴ, ㄷ

[MEET/DEET - 2006학년도]

T 04.

담석은 주로 담즙에 있는 콜레스테롤이 결정화되면서 생긴다. 이 과정에는 담즙염과 레시틴 (인지질의 일종)의 양이 영향을 미친다. 그림은 이 영향을 콜레스테롤 : 레시틴 : 담즙염의 함유비 (백분율)로 나타낸 것이다.

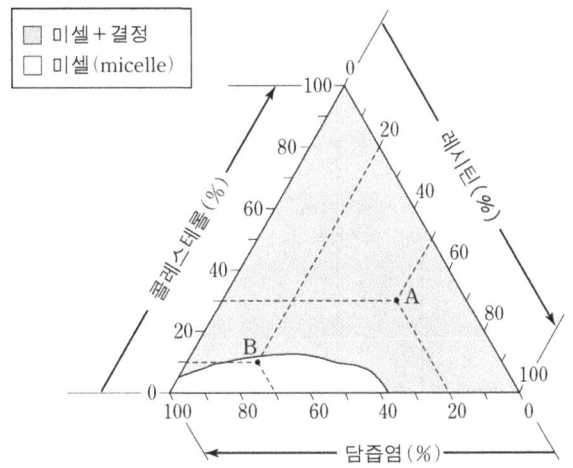

지점	함유비 (%)		
	콜레스테롤	레시틴	담즙염
A	30	50	20
B	10	20	70

그림에 관한 설명으로 옳은 것은?

① 담즙염의 함유비가 40 % 이상인 경우는 콜레스테롤 결정이 생성되지 않는다.
② 레시틴의 함유비가 70 % 이상이면 비록 콜레스테롤의 양이 적어도 결정이 생긴다.
③ 콜레스테롤이 미셀로만 있을 때는 레시틴의 함유비를 높이면 결정이 생성되지 않는다.
④ A에서 결정 생성을 줄이기 위해서는 콜레스테롤의 함유비는 일정하게 유지하면서 담즙염의 함유비를 높이도록 한다.
⑤ B에서 결정 생성을 피하기 위해서는 콜레스테롤의 함유비를 10 %로 유지하면서 담즙염의 함유비를 높이도록 한다.

I. 소화와 영양

[MEET/DEET - 2015학년도]

T 05.

그림은 식사 후 소장 상피세포의 수송체를 통해 I에서 III으로 당이 흡수되는 경로를 나타낸 것이다.

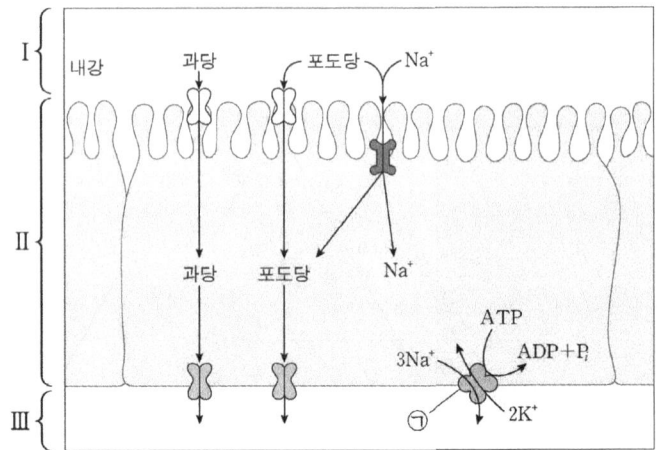

이에 대한 설명으로 옳은 것만을 〈보기〉에서 있는 대로 고른 것은?

보기

ㄱ. 과당은 ATP 소모 없이 I에서 II로 수송된다.
ㄴ. 포도당 농도는 III보다 II에서 높다.
ㄷ. ㉠의 활성이 억제되면 I에서 II로 포도당 수송이 증가한다.

① ㄱ   ② ㄴ   ③ ㄱ, ㄴ   ④ ㄱ, ㄷ   ⑤ ㄴ, ㄷ

T 06.

다음은 아세틸살리실산에 대한 자료이다.

○ 아세틸살리실산의 구조와 해리반응

A ⇌ B + H⁺ (pK_a = 3.5)

○ 아세틸살리실산은 확산을 통해 세포막을 통과한다.

아세틸살리실산을 복용하였을 때 나타나는 현상으로 옳은 것만을 〈보기〉에서 있는 대로 고른 것은?

보기

ㄱ. B가 A보다 체내로 잘 흡수된다.

ㄴ. pH 7.5인 동맥혈에서 $\dfrac{[B]}{[A]} = 1 \times 10^4$이다.

ㄷ. 아세틸살리실산은 소화기관 중 위(stomach)에서 주로 흡수된다.

① ㄱ   ② ㄴ   ③ ㄷ   ④ ㄱ, ㄴ   ⑤ ㄴ, ㄷ

T. 소화와 영양

[MEET/DEET - 2019학년도]

T 07.

다음은 분비샘에서 생성되어 분비도관을 지나 위장관으로 분비되는 어떤 체액에 대한 자료이다.

○ 위장관에서 펩시노겐을 펩신으로 전환시킨다.
○ 분비도관을 지나면서 이온 조성이 변하고 pH가 높아진다.
○ 그림은 체액이 위장관으로 분비될 때의 분비 속도와 이온 조성의 관계를 나타낸 것이다.

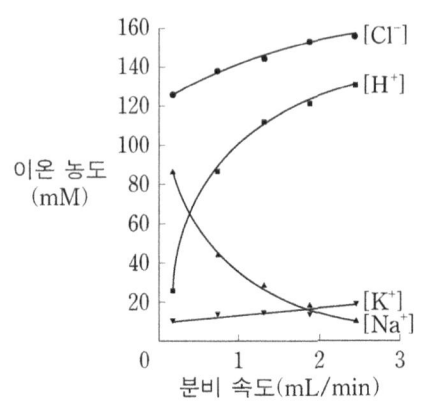

이에 대한 설명으로 옳은 것만을 <보기>에서 있는 대로 고른 것은? (단, 생성 직후의 체액의 pH와 이온 조성은 일정하다.)

보기

ㄱ. 체액이 분비도관을 지나면서 Cl^- 농도가 감소한다.
ㄴ. 분비샘 세포에서 생성된 체액의 이온 농도의 합은 270 mM 보다 작다.
ㄷ. 체액의 분비 속도가 느릴수록 위장관 내 펩시노겐이 펩신으로 더 많이 전환된다.

① ㄱ   ② ㄷ   ③ ㄱ, ㄴ   ④ ㄱ, ㄷ   ⑤ ㄴ, ㄷ

[MEET/DEET - 2022학년도 11번]

T 08.

그림은 십이지장에 위산, 지방, 단백질이 각각 유입될 때 췌장에서 분비되는 중탄산염의 분비율과 소화효소의 분비율을 나타낸 것이다.

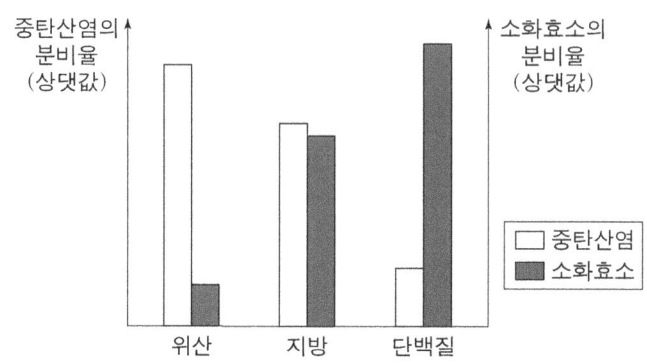

이에 대한 설명으로 옳은 것만을 〈보기〉에서 있는 대로 고른 것은?

보기
ㄱ. 십이지장에 위산이 유입되면 중탄산염의 분비가 촉진된다.
ㄴ. 십이지장에 위산이 유입되면 십이지장벽에서 세크레틴이 분비된다.
ㄷ. 콜레시스토키닌의 분비를 자극하는 효과는 지방보다 단백질이 크다.

① ㄱ   ② ㄴ   ③ ㄱ, ㄷ   ④ ㄴ, ㄷ   ⑤ ㄱ, ㄴ, ㄷ

T. 소화와 영양

[MEET/DEET - 2013학년도 38번]

T 09.

포유류의 장에 공생하는 미생물을 총칭하여 장내 미생물총(gut microbiota)이라 한다. 다음은 마우스의 장내 미생물총이 마우스 비만에 미치는 영향을 조사한 실험이다.

[실험 과정]
[실험 I]
(가) 정상 마우스와 비만 마우스를 같은 조건에서 2주 동안 키운다.
(나) 각 마우스의 장 추출물을 준비하여 장내 미생물총의 분포(A)와 발효의 최종 산물인 아세테이트(acetate)와 부티레이트(butyrate)의 양(B)을 측정한다.

[실험 II]
(가) 정상 마우스와 비만 마우스에서 장내 미생물총을 분리한다.
(나) 무균(germ-free) 마우스를 두 그룹으로 나누어 (가)의 장내 미생물총 동량을 각각 이식하고 같은 조건에서 2주 동안 키운다.
(다) 각 마우스에서 장내 미생물총의 분포(C)와 이식 전후의 체내지방량(D)을 측정한다.

[실험 결과]

A. 장내 미생물총의 분포

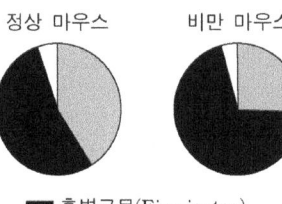

■ 후벽균문(Firmicutes)
▨ 의간균문(Bacteroidetes)
□ 기타

B. 발효 산물의 양

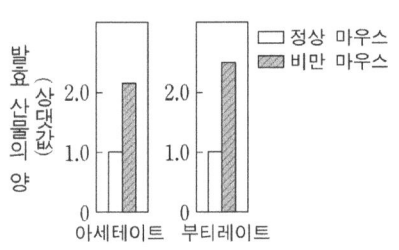

C. 이식 2주 후 장내 미생물총의 분포

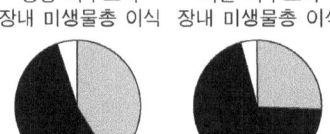

■ 후벽균문(Firmicutes)
▨ 의간균문(Bacteroidetes)
□ 기타

D. 체내 지방량의 증가율

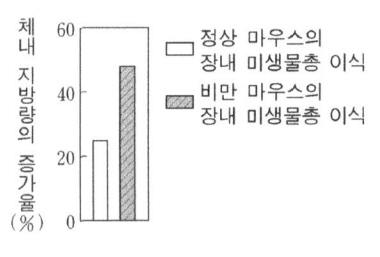

이에 대한 설명으로 옳은 것만을 <보기>에서 있는 대로 고른 것은? (단, 마우스당 장내 미생물총의 개체 수는 동일하며, 기타 미생물의 영향은 무시한다.)

보기
ㄱ. 후벽균문은 의간균문보다 아세테이트 및 부티레이트 발효를 활발히 한다.
ㄴ. 장내 미생물총에서 후벽균문의 비율이 높을수록 마우스의 비만은 억제된다.
ㄷ. 비만 마우스의 장내 미생물총 분포는 무균 마우스의 장에 이식된 후에도 유지된다.

① ㄱ   ② ㄴ   ③ ㄱ, ㄷ   ④ ㄴ, ㄷ   ⑤ ㄱ, ㄴ, ㄷ

[MEET/DEET - 2024학년도 25번]

T 10.
다음은 정상인과 위산 분비 장애가 있는 사람에 대한 자료이다.

<자료 1>
○ 그림은 위산 분비의 되먹임 조절 기전을 나타낸 것이다. 위 점막의 G 세포에서 분비되는 가스트린은 혈류를 통해 벽세포로 이동하여 위산 분비를 촉진한다. 분비된 위산은 D 세포에서 소마토스타틴 분비를 증가시킨다. 분비된 소마토스타틴은 G 세포의 가스트린 분비를 억제한다.

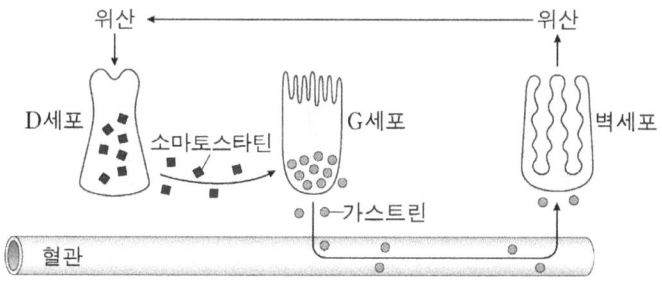

<자료 2>
○ 표는 정상인, 위산 분비 장애가 있는 사람 ㉠과 ㉡에서, 공복 상태의 혈청 가스트린 농도와 펜타가스트린 주입 전후의 위산 분비율을 측정한 결과이다. 펜타가스트린은 가스트린과 유사한 작용을 한다.

	혈청 가스트린 농도 (pg/mL)	펜타가스트린 주입 전 위산 분비율 (mEq/시)	펜타가스트린 주입 후 위산 분비율 (mEq/시)
정상인	35	1 ~ 2	20 ~ 30
㉠	500	15 ~ 25	30 ~ 75
㉡	350	0	0

이에 대한 설명으로 옳은 것만을 <보기>에서 있는 대로 고른 것은? (단, ㉠과 ㉡에서 D 세포의 기능은 정상이다.)

보기
ㄱ. ㉠은 위산 분비가 증가된 사람이다.
ㄴ. 소마토스타틴의 분비율은 정상인보다 ㉠이 낮다.
ㄷ. 벽세포가 결핍된 사람은 ㉡의 장애를 나타낸다.

① ㄱ   ② ㄴ   ③ ㄱ, ㄷ   ④ ㄴ, ㄷ   ⑤ ㄱ, ㄴ, ㄷ

T. 소화와 영양

[MEET/DEET - 2025학년도 20번]

T 11.

다음은 사람에서 침의 생성과 분비에 대한 조절을 알아본 자료이다.

> ○ 그림 (가)는 샘꽈리세포에서 침 ⓐ가 생성된 후 침관을 통과하면서 침 ⓑ로 분비되는 과정을 나타낸 것이다. 이 과정에서 관세포를 통해 이온의 분비와 재흡수가 일어난다.
> ○ 그림 (나)는 침 분비량(mL/분)에 따른 ⓑ의 이온 농도를 나타낸 것이다. 침 분비량의 변화는 침관 통과 속도에 영향을 미쳐 ⓑ의 이온 농도 변화를 일으킨다. ㉠과 ㉡은 각각 Na^+과 K^+ 중 하나이다.
>
>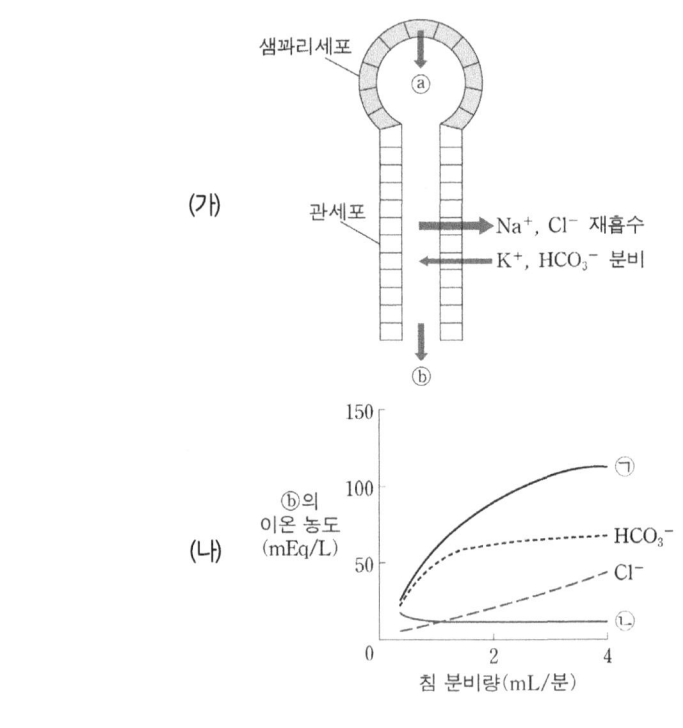

이에 대한 설명으로 옳은 것만을 <보기>에서 있는 대로 고른 것은?

보기

ㄱ. ㉠은 Na^+이다.
ㄴ. 침 분비량(mL/분)이 감소하면 ⓑ의 pH는 감소한다.
ㄷ. 침 분비량(mL/분)이 커질수록 ⓐ와 ⓑ 사이에서의 이온 농도 차이가 커진다.

① ㄱ   ② ㄷ   ③ ㄱ, ㄴ   ④ ㄴ, ㄷ   ⑤ ㄱ, ㄴ, ㄷ

U
배설계

U. 배설계

[MEET/DEET - 2005년 예비검사]

U 01.

그림은 신장의 네프론에서 오줌이 생성되는 과정을 나타낸 것이다.

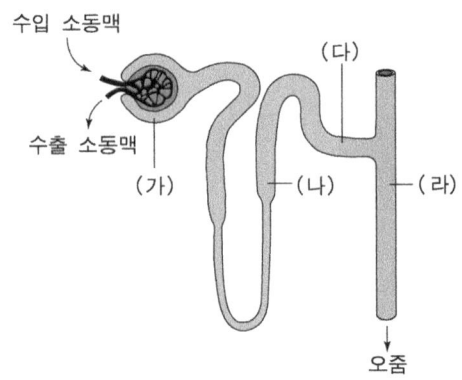

네프론의 각 부위에서 일어나는 물질 이동에 관한 설명으로 옳은 것을 <보기>에서 모두 고른 것은?

보기

ㄱ. (가)에서는 포도당, 아미노산, 요소 등이 여과된다.
ㄴ. (나)에서는 Na^+ 이온이 주변 조직으로 능동수송되며 이를 차단하면 오줌량이 감소한다.
ㄷ. 알도스테론은 Na^+ 이온을 (다)관 밖으로 수송시킨다.
ㄹ. (라)에서 요소의 일부가 신장의 수질로 확산되어 수분의 재흡수가 촉진된다.

① ㄱ, ㄴ 　② ㄱ, ㄷ 　③ ㄱ, ㄴ, ㄷ
④ ㄱ, ㄷ, ㄹ 　⑤ ㄴ, ㄷ, ㄹ

U 02.

[MEET/DEET - 2006학년도]

신장의 신단위(nephron)에서 혈액은 사구체를 지나면서 보우만주머니로 여과된다. 그림은 혈액에 있는 용질이 사구체에서 투과될 때 용질의 크기와 전하가 투과에 미치는 영향을 보여준다. 용질의 분자 크기는 표에 나타나 있다.

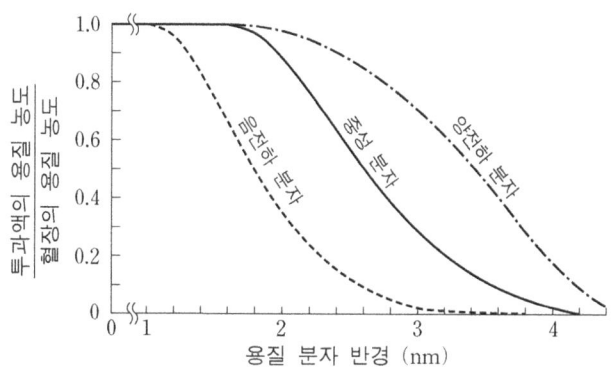

용 질	분자량 (달톤)	분자 반경 (nm)
Na^+	23	0.10
요소	60	0.16
글리신	75	0.22
락토글로빈	36,000	2.16
혈청 알부민	69,000	3.55

위 현상과 관련된 설명이나 추론으로 옳은 것을 〈보기〉에서 모두 고른 것은?

보기

ㄱ. 혈장에서 농도가 높은 용질일수록 사구체에서 많이 투과된다.
ㄴ. 혈청 알부민이 음전하를 띠고 있다면 사구체에서 거의 투과되지 않는다.
ㄷ. 락토글로빈과 동일한 크기를 갖는 혈장 단백질은 사구체에서 투과된다.
ㄹ. Na^+, 물, 요소, 글리신은 사구체에서 자유롭게 투과되나, 포도당은 자유롭게 투과되지 못한다.

① ㄱ, ㄴ ② ㄴ, ㄷ ③ ㄱ, ㄴ, ㄷ
④ ㄱ, ㄷ, ㄹ ⑤ ㄴ, ㄷ, ㄹ

[MEET/DEET - 2008학년도]

U 03.

그림은 신장의 헨레고리에서 일어나는 오줌의 형성 과정을 나타낸 것이다.

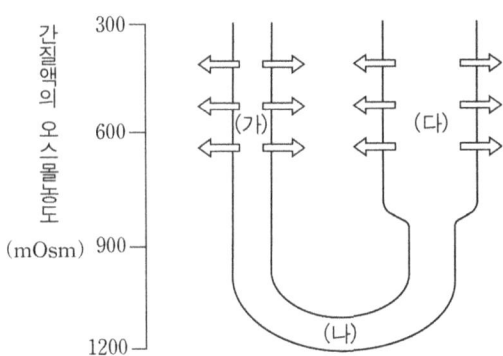

⇌ : 물질의 이동방향

헨레고리 부위 (가)~(다)에 대한 설명으로 옳지 <u>않은</u> 것은?

① (가)에서 물이 재흡수된다.
② (가)에서 세뇨관액의 오스몰 농도는 간질액의 오스몰 농도보다 낮다.
③ 세뇨관액은 (가)에서 (나)를 거쳐 (다)로 흐른다.
④ (다)에서 Na^+가 재흡수된다.
⑤ 세뇨관액의 오스몰 농도가 가장 높은 곳은 (다)이다.

U 04.

그림은 네프론의 모식도이다. 근위세뇨관의 (가) 부위를 왁스로 완전히 막고 (나) 부위에 미세피펫을 삽입하였다.

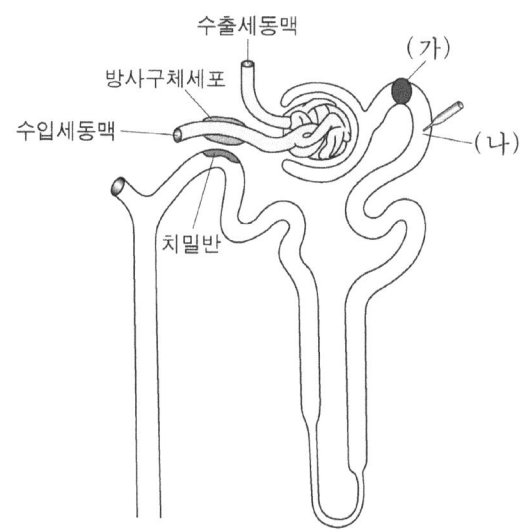

미세피펫을 통해 사구체 여과액과 동일한 조성을 가진 용액을 주입하여 세뇨관의 흐름을 정상보다 증가시켰을 때, 이 네프론에서 나타나는 변화로 옳은 것만을 <보기>에서 있는 대로 고른 것은?

보기

ㄱ. 방사구체세포에서 레닌 분비가 감소한다.
ㄴ. 수출세동맥이 수축한다.
ㄷ. 사구체 여과율이 증가한다.

① ㄱ   ② ㄴ   ③ ㄷ   ④ ㄱ, ㄴ   ⑤ ㄴ, ㄷ

U. 배설계

[MEET/DEET - 2010학년도]

U 05.

그림은 신장의 원위세뇨관에서 나트륨의 재흡수 과정을 나타낸 것이다.

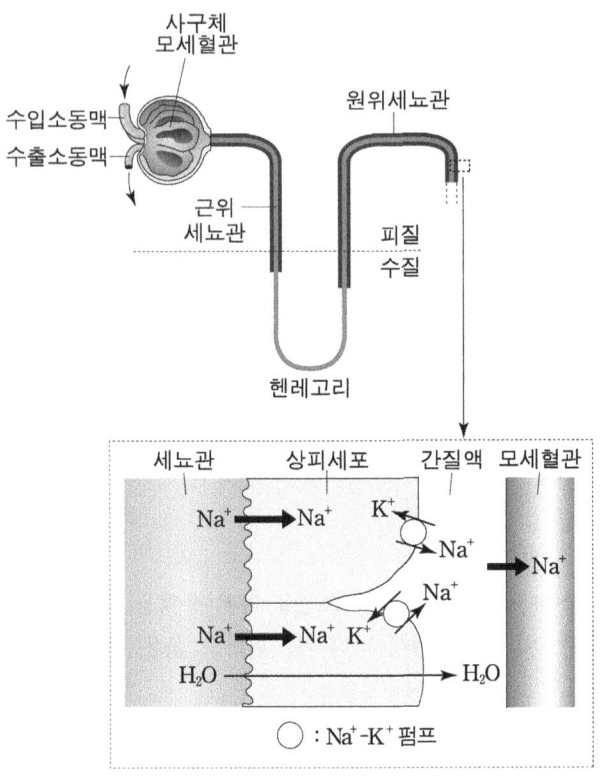

짠 음식을 많이 섭취하여 혈중 Na^+ 농도가 높아졌을 때, 체액의 삼투압 항상성 유지를 위한 신장의 조절 작용에 대한 설명으로 옳은 것만을 〈보기〉에서 있는 대로 고른 것은?

보기

ㄱ. 신장의 사구체 여과율(GFR)은 증가한다.
ㄴ. 상피 세포의 Na^+-K^+ 펌프 활성이 증가한다.
ㄷ. 사구체 수입소동맥이 수축되어 혈류량이 감소한다.

① ㄱ   ② ㄴ   ③ ㄷ   ④ ㄱ, ㄴ   ⑤ ㄴ, ㄷ

[MEET/DEET - 2013학년도]

U 06.

어떤 45세 남자가 고혈압 때문에 병원을 방문하였다. 이 환자의 혈장 Na^+ 농도와 소변의 K^+ 과 H^+ 농도는 정상 수치보다 높았다. 그림은 부신의 단면을 나타낸 것이며, 이 환자의 A 부위에서만 종양이 발견되었다.

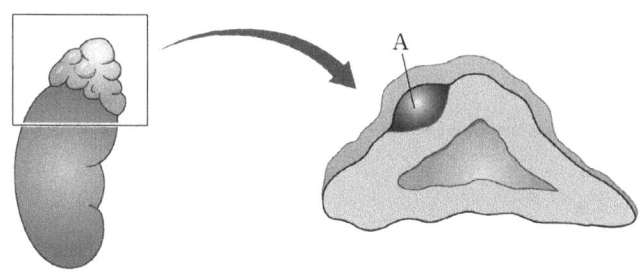

이 환자에 대한 설명으로 옳은 것만을 〈보기〉에서 있는 대로 고른 것은? (단, 다른 질환의 영향은 무시한다.)

보기
ㄱ. 종양에서 나오는 호르몬은 콜레스테롤로부터 생합성된다.
ㄴ. 혈장의 레닌(renin) 농도가 증가한다.
ㄷ. 대사성산증이 생긴다.

① ㄱ   ② ㄷ   ③ ㄱ, ㄴ   ④ ㄴ, ㄷ   ⑤ ㄱ, ㄴ, ㄷ

U. 배설계

[MEET/DEET - 2011학년도]

U 07.

그림은 세포외액이 증가된 고혈압 환자에게 이뇨제 A를 처리했을 때 관찰되는 현상을 나타낸 것이다.

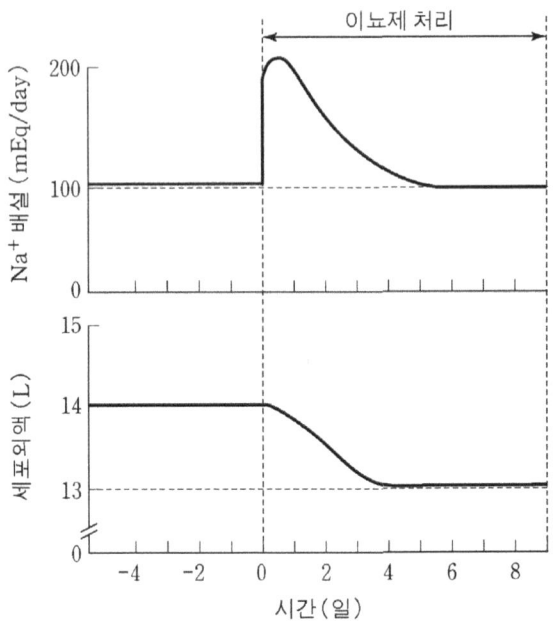

이에 대한 설명으로 옳은 것만을 〈보기〉에서 있는 대로 고른 것은? (단, 이 질환을 제외한 생리현상은 정상이며, 외부 환경의 영향은 고려하지 않는다.)

보기

ㄱ. A는 세뇨관에서 Na^+ 재흡수를 억제한다.
ㄴ. A는 전신성부종의 완화를 위해 사용된다.
ㄷ. 당뇨병 환자의 경우 세뇨관내 고농도의 포도당이 삼투성 이뇨 작용을 하여 수분이 손실된다.

① ㄱ   ② ㄷ   ③ ㄱ, ㄴ   ④ ㄴ, ㄷ   ⑤ ㄱ, ㄴ, ㄷ

U 08.

[MEET/DEET - 2005학년도]

콜라겐은 주로 글리신, 알라닌, 프롤린 3가지 아미노산으로 구성된 단백질이다. 일일요구량의 비타민과 물 이외에 콜라겐만을 다이어트 식품으로 장기간 섭취할 경우 심각한 부작용을 초래할 수 있다. 이러한 부작용에 대한 설명으로 옳은 것을 <보기>에서 모두 고른 것은?

보기

ㄱ. 필수 아미노산의 부족으로 단백질합성이 원활하게 일어나지 않는다.
ㄴ. 특정 아미노산의 과량 섭취로 인하여 요소회로의 역량을 초과하게 된다.
ㄷ. 과량의 독성 대사산물의 희석과 배출을 위하여 탈수현상이 수반된다.
ㄹ. 과량의 암모니아 제거를 위하여 TCA 회로의 중간물질(α-케토글루타르산)을 과용함으로써 ATP 생산에 지장을 초래할 수 있다.

① ㄱ, ㄷ
② ㄴ, ㄹ
③ ㄱ, ㄴ, ㄹ
④ ㄴ, ㄷ, ㄹ
⑤ ㄱ, ㄴ, ㄷ, ㄹ

U. 배설계

[MEET/DEET - 2014학년도]

U 09.

그림은 정상인에서 오줌을 생성하는 네프론의 일부를 나타낸 것이다.

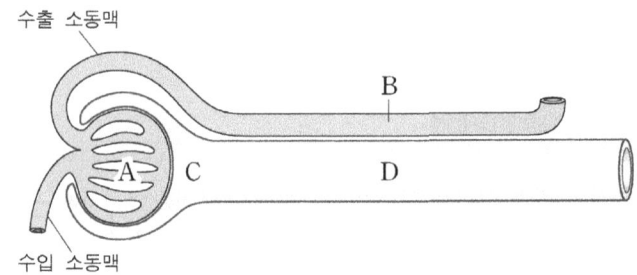

이에 대한 설명으로 옳지 <u>않은</u> 것은?

① 사구체 여과는 A와 C 사이의 압력 차이에 의해 일어난다.
② 단백질 농도는 A보다 C에서 낮다.
③ A에서 C로 여과된 포도당은 재흡수된다.
④ 크레아티닌(creatinine)은 D에서 B로 재흡수된다.
⑤ NH_4^+ 농도는 B보다 D에서 높다.

U 10.

표는 어떤 사람의 혈장과 오줌에서 측정한 PAH와 이눌린의 농도를 나타낸 것이다. PAH는 혈장에서 완전히 제거되며, 이눌린은 세뇨관을 통한 분비와 재흡수가 일어나지 않는다.

	혈장 (mg/mL)	오줌 (mg/mL)
PAH	0.04	16
이눌린	0.02	1

(오줌의 배출량 : 2mL/min, 혈구용적 : 50%)

이에 대한 설명으로 옳은 것만을 〈보기〉에서 있는 대로 고른 것은?

보기
ㄱ. 사구체 여과율(glomerular filtration rate, GFR)은 100 mL/min이다.
ㄴ. 신혈장류량(renal plasma flow, RPF)은 400 mL/min이다.
ㄷ. 신혈류량(renal blood flow, RBF)은 800 mL/min이다.

① ㄱ   ② ㄴ   ③ ㄷ   ④ ㄱ, ㄴ   ⑤ ㄴ, ㄷ

U. 배설계

[MEET/DEET - 2017년 예비검사]

U 11.

그림은 콩팥 세뇨관 헨레고리의 굵은오름가지(thick ascending limb)에서 일어나는 물질의 이동을 나타낸 것이다.

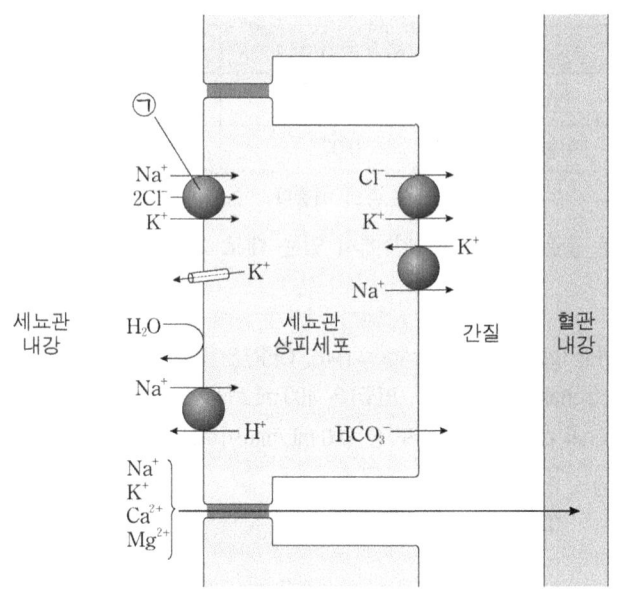

이에 대한 설명으로 옳은 것만을 <보기>에서 있는 대로 고른 것은?

보기

ㄱ. ㉠의 활성을 억제하면 오줌량이 증가한다.
ㄴ. 그림의 물질 이동에 의해 세뇨관 내강액의 삼투질 농도가 감소한다.
ㄷ. 그림의 물질 이동에 의해 헨레고리의 굵은오름가지 주변을 관류하는 혈액의 pH값이 감소한다.

① ㄱ　　② ㄷ　　③ ㄱ, ㄴ　　④ ㄴ, ㄷ　　⑤ ㄱ, ㄴ, ㄷ

[MEET/DEET - 2017학년도]

U 12.

그림은 신장의 원위세뇨관(distal tubule) 상피세포에서 전해질의 이동을 나타낸 것이다.

이 ㉠의 활성을 억제했을 때 일어나는 현상으로 옳은 것만을 <보기>에서 있는 대로 고른 것은?

보기

ㄱ. 소변량이 증가한다.
ㄴ. 혈중 Na^+ 농도가 증가한다.
ㄷ. 소변을 통한 Ca^{2+} 배설이 감소한다.

① ㄱ   ② ㄴ   ③ ㄱ, ㄷ   ④ ㄴ, ㄷ   ⑤ ㄱ, ㄴ, ㄷ

U. 배설계

[MEET/DEET - 2017학년도]

U 13.

다음은 세뇨관을 지나가는 전해질의 양에 따른 레닌(renin) 분비의 조절 기작에 대한 자료이다.

- 세뇨관을 지나가는 전해질이 Na-K-Cl 공동운반체에 의해 치밀반(macula densa) 세포 내로 운반되면, ATP와 아데노신의 분비가 증가한다.
- 분비된 ATP와 아데노신은 혈관 평활근의 Ca^{2+}을 증가시킨다.
- 증가된 Ca^{2+}은 레닌 분비세포로 이동하여 레닌의 분비를 억제한다.

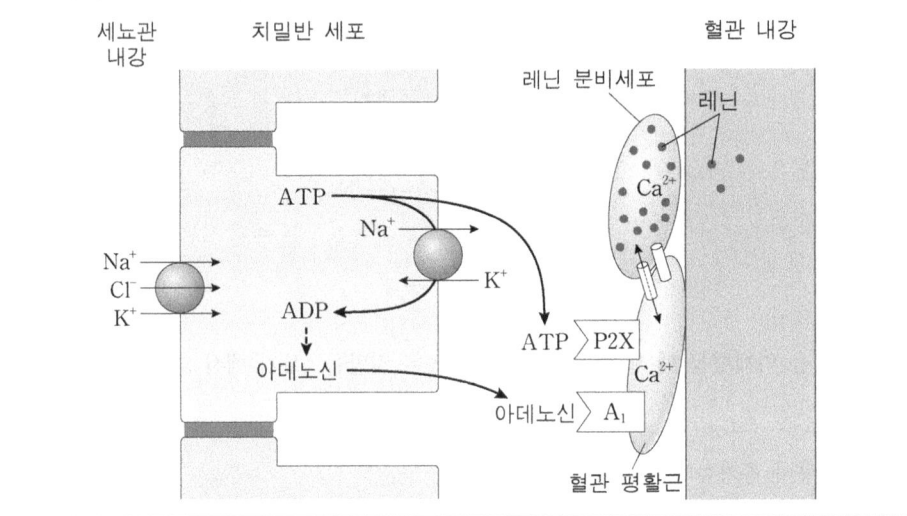

체액량이 감소할 때 일어나는 반응으로 옳은 것만을 <보기>에서 있는 대로 고른 것은?

보기

ㄱ. 치밀반세포에서 ATP의 분비가 감소된다.
ㄴ. 레닌의 분비가 증가한다.
ㄷ. 집합관에서 물과 염류의 재흡수가 증가한다.

① ㄱ　　② ㄷ　　③ ㄱ, ㄴ　　④ ㄱ, ㄷ　　⑤ ㄱ, ㄴ, ㄷ

[MEET/DEET - 2019년]

U 14.

그림은 사람의 네프론을 나타낸 것이다.

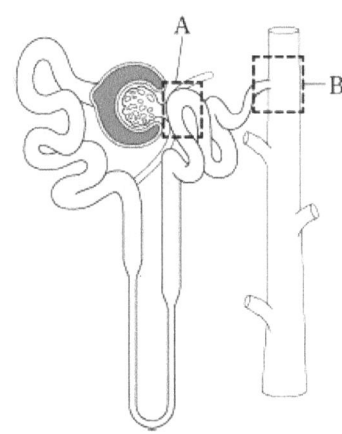

정상인에서 세뇨관의 A 부위를 지나가는 요량이 감소하는 경우에 일어나는 현상으로 옳은 것만을 <보기>에서 있는 대로 고른 것은?

보기

ㄱ. 안지오텐신 Ⅱ의 혈중 농도가 증가한다.
ㄴ. 항이뇨호르몬 분비가 증가한다.
ㄷ. B 부위에서 나트륨의 재흡수가 증가한다.

① ㄱ   ② ㄷ   ③ ㄱ, ㄴ   ④ ㄴ, ㄷ   ⑤ ㄱ, ㄴ, ㄷ

U. 배설계

[MEET/DEET - 2020년 03번]

U 15.

그림은 신장의 세뇨관과 집합관을 나타낸 것이다.

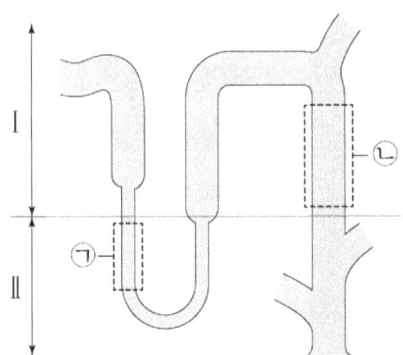

이에 대한 설명으로 옳은 것만을 <보기>에서 있는 대로 고른 것은?

보기

ㄱ. ㉠ 부위에서 Na^+의 재흡수가 일어난다.
ㄴ. Ⅰ 부위의 간질 삼투압은 Ⅱ 부위의 간질 삼투압보다 높다.
ㄷ. ㉡ 부위에서 일어나는 수분의 재흡수는 항이뇨호르몬의 영향을 받는다.

① ㄱ   ② ㄴ   ③ ㄷ   ④ ㄱ, ㄷ   ⑤ ㄴ, ㄷ

U 16.

[MEET/DEET - 2020년 13번]

다음은 사람의 혈장에 존재하는 3가지 완충계(buffer system)에 대한 자료이다.

> (가) CO_2 / HCO_3^- 완충계
>
> $CO_2 + H_2O \rightleftarrows HCO_3^- + H^+$, pK_a = 6.1
>
> (나) 단백질 완충계
>
> 단백질·H^+ $\rightleftarrows$ 단백질 + H^+, pK_a = 4 ~ 12
>
> (다) 인산 완충계
>
> $H_2PO_4^- \rightleftarrows HPO_4^{2-} + H^+$, pK_a = 6.9

이에 대한 설명으로 옳은 것만을 〈보기〉에서 있는 대로 고른 것은?

> **보기**
>
> ㄱ. (가)는 개방 완충계(open buffer system)이다.
> ㄴ. 혈장에서 완충 효과가 가장 큰 완충계는 (나)이다.
> ㄷ. pH = 7.0일 때, $\dfrac{[H_2PO_4^-]}{[HPO_4^{2-}]}$ = 10이다.

① ㄱ   ② ㄴ   ③ ㄱ, ㄷ   ④ ㄴ, ㄷ   ⑤ ㄱ, ㄴ, ㄷ

U. 배설계

[MEET/DEET - 2022년 2번]

U 17.

그림은 혈장 포도당 농도에 따른 포도당의 사구체 여과량과 세뇨관 재흡수량을 나타낸 것이다.

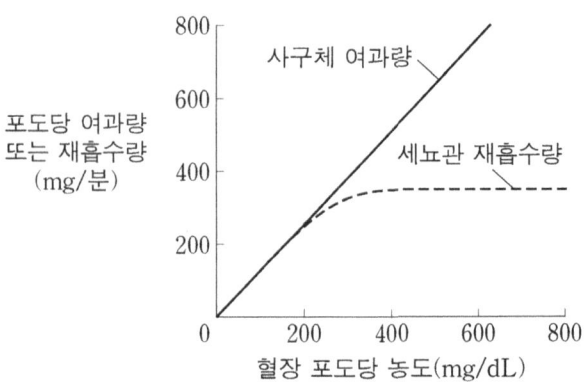

이에 대한 설명으로 옳은 것만을 <보기>에서 있는 대로 고른 것은?

보기

ㄱ. 포도당의 재흡수는 1차 능동수송(primary active transport)에 의해 일어난다.
ㄴ. 혈장 포도당 농도가 400 mg/dL일 때 소변에서 포도당이 검출된다.
ㄷ. 세뇨관 상피세포 내 Na^+ 농도가 높아지면 포도당 재흡수량의 최댓값이 커진다.

① ㄱ　　　② ㄴ　　　③ ㄷ　　　④ ㄱ, ㄷ　　　⑤ ㄴ, ㄷ

[MEET/DEET - 2022년 18번]

U 18.

어떤 동물에서 콩팥의 70 %를 제거하고, 1주일 후부터 14일 동안 평상시보다 6배 많은 양의 물과 염분을 매일 경구 투여하였다. 그림은 이 동물에서 혈액량, 총말초저항, 동맥압의 변화를 나타낸 것이다.

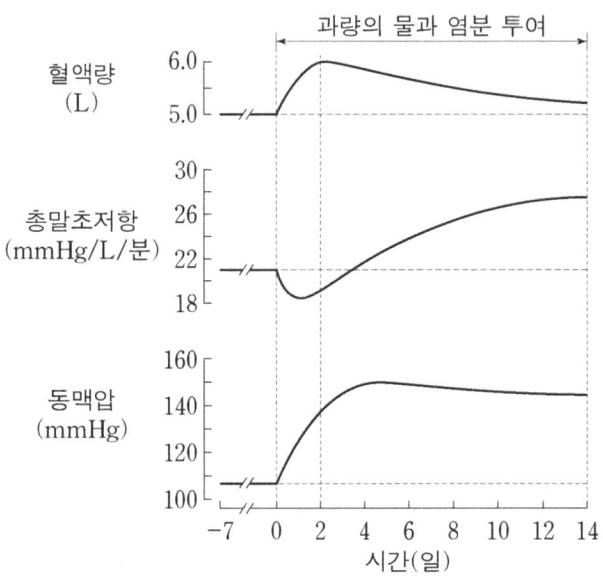

이에 대한 설명으로 옳은 것만을 <보기>에서 있는 대로 고른 것은?

보기
ㄱ. 0~2일 사이에 혈중 알도스테론 농도가 증가한다.
ㄴ. 2일째보다 14일째에 동맥압이 높은 이유는 총말초저항이 증가되었기 때문이다.
ㄷ. 동맥 혈관계의 압력수용체를 제거하면 동맥압이 최고점에 도달하는 시간이 길어진다.

① ㄱ ② ㄴ ③ ㄱ, ㄴ ④ ㄴ, ㄷ ⑤ ㄱ, ㄴ, ㄷ

U. 배설계

[MEET/DEET - 2023년 06번]

U 19.

그림은 물질이 근위세뇨관을 따라 이동할 때, 근위세뇨관에서의 상대적 위치에 따른 $\frac{[세뇨관 내 물질]}{[혈장 내 물질]}$를 나타낸 것이다. 물질 ㉠~㉢은 이눌린, 포도당, Na^+을 순서 없이 나타낸 것이다.

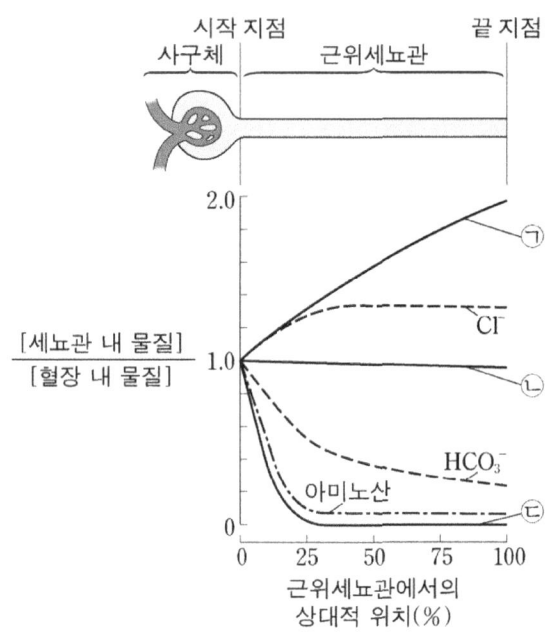

㉠~㉢을 바르게 짝지은 것은?

	㉠	㉡	㉢
①	이눌린	Na^+	포도당
②	이눌린	포도당	Na^+
③	Na^+	포도당	이눌린
④	Na^+	이눌린	포도당
⑤	포도당	Na^+	이눌린

[MEET/DEET - 2009학년도]

U 20.

(가)는 다양한 원인에 따른 체액량과 삼투압의 변화이고, (나)는 이에 대한 항상성 조절을 위한 생리적 현상을 나타낸 것이다.

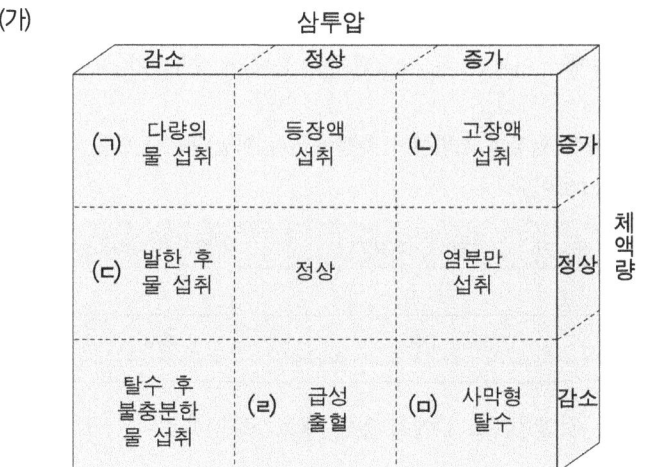

(나)
- 교감신경의 활성 증가
- 사구체의 여과율 감소
- 항이뇨호르몬의 분비 증가
- 염이 농축된 소량의 오줌 생성

(나)의 생리적 현상을 모두 유발하는 것으로 가장 적절한 것을 (가)에서 고른 것은?

① (ㄱ)　　② (ㄴ)　　③ (ㄷ)　　④ (ㄹ)　　⑤ (ㅁ)

U. 배설계

[MEET/DEET - 2024학년도 21번]

U 21.

다음은 사람에서 물질 A의 재흡수율을 알아본 자료이다.

- A는 사구체에서 여과된 후, 일부는 재흡수되고 나머지는 배설된다. A는 세뇨관에서 분비가 일어나지 않는다.
- 이눌린은 사구체에서 여과된 후, 세뇨관에서 분비와 재흡수가 일어나지 않고 그대로 배설된다.
- 표는 건강한 남자의 혈장과 소변에서 측정한 A와 이눌린의 농도를 나타낸 것이다. 분당 소변량은 1 mL이다.

	물질 A (mg/mL)	이눌린 (mg/mL)
혈장	1	2
소변	30	300

이에 대한 설명으로 옳은 것만을 <보기>에서 있는 대로 고른 것은?

보기
ㄱ. 사구체 여과율은 150 mL/분이다.
ㄴ. A는 60 mg/분의 속도로 배설된다.
ㄷ. A의 세뇨관 재흡수율은 60 %이다.

① ㄱ　　② ㄴ　　③ ㄱ, ㄷ　　④ ㄴ, ㄷ　　⑤ ㄱ, ㄴ, ㄷ

U 22.

그림 (가)는 근위세뇨관 상피세포에서 포도당의 재흡수 과정을 나타낸 것이다. 그림 (나)의 ㉠~㉢은 혈장 포도당 농도에 따른 포도당의 배설량, 여과량, 재흡수량을 순서 없이 나타낸 것이다. ⓐ는 Na^+-K^+ 펌프이다.

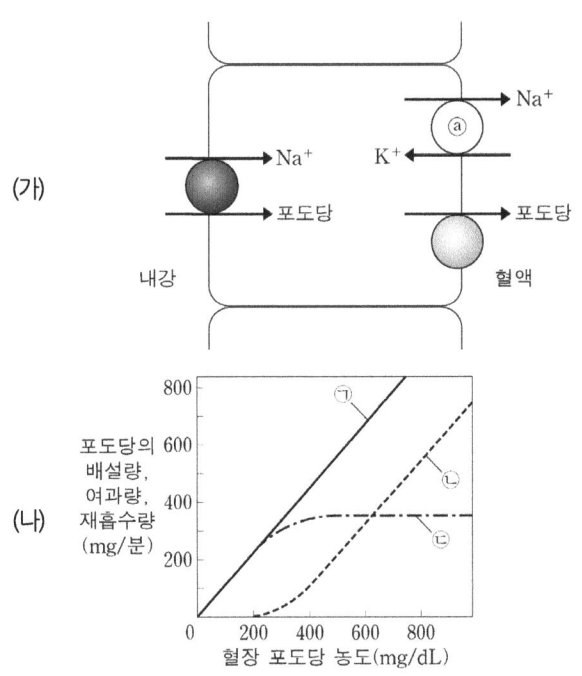

이에 대한 설명으로 옳은 것만을 <보기>에서 있는 대로 고른 것은?

보기

ㄱ. (가)에서 ⓐ의 활성을 저해하면 포도당 재흡수가 억제된다.
ㄴ. (나)에서 ㉢은 배설량이다.
ㄷ. (나)에서 여과량이 100 mg/분일 때 소변에서 포도당이 검출되지 않는다.

① ㄱ   ② ㄴ   ③ ㄷ   ④ ㄱ, ㄴ   ⑤ ㄱ, ㄷ

V

면역계

V. 면역계

[MEET/DEET - 2016학년도]

V 01.

그림은 림프구의 성숙 단계에서 일어나는 클론선택 과정을 나타낸 것이다.

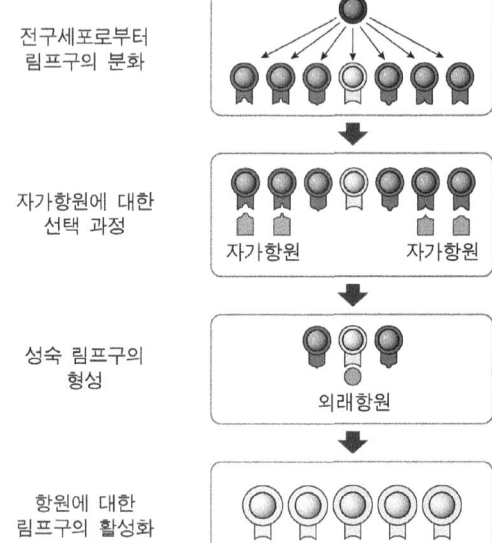

이에 대한 설명으로 옳은 것만을 <보기>에서 있는 대로 고른 것은?

보기
ㄱ. 자가항원에 반응하는 림프구는 성숙되기 전에 제거된다.
ㄴ. 림프구는 항원과 반응하기 전부터 다양한 항원에 대한 세포집단을 형성한다.
ㄷ. 하나의 림프구는 다양한 항원에 반응할 수 있는 수용체를 동시에 발현한다.

① ㄱ　　② ㄴ　　③ ㄷ　　④ ㄱ, ㄴ　　⑤ ㄱ, ㄷ

V 02.

[MEET/DEET - 2016학년도]

다음은 이식 거부 반응을 알아보기 위한 실험이다.

[자료]
- Minor H 항원은 다형성(polymorphic) 단백질로 MHC class I 에 결합하여 세포 표면에 제시된다.
- Y 염색체 특이적인 유전자 smyc이 암호화하는 단백질은 minor H 항원 중 하나이다.

[실험 과정]

실험 I~III과 같이 MHC형과 성별에 따라 수여자 생쥐 ㉠~㉢에 피부조직을 이식한 후 이식된 피부조직의 생존율을 측정한다.

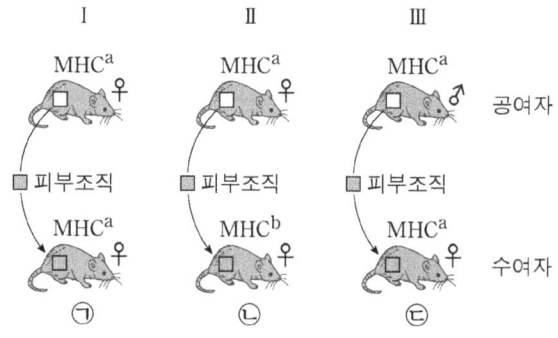

[실험 결과]
- 이식된 피부조직의 생존율

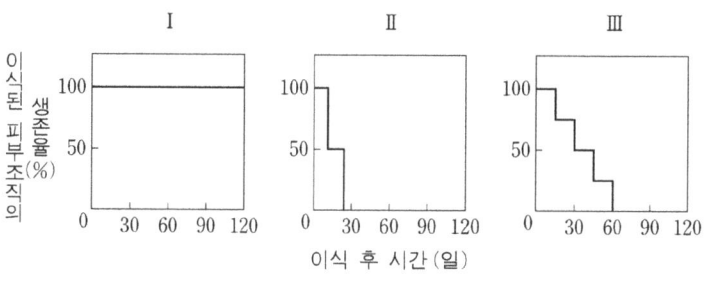

이에 대한 설명으로 옳은 것만을 <보기>에서 있는 대로 고른 것은? (단, 실험에 사용한 생쥐는 MHC형과 성별을 제외하고 유전적으로 모두 동일하다.)

보기

ㄱ. 이식 거부 반응은 MHC형이 동일할 때보다 다를 때 빨리 일어난다.
ㄴ. 피부조직이 이식된 ㉡의 T 세포를 MHC^b 생쥐에 주사한 후, 이 생쥐에 MHC^a 생쥐의 피부조직을 이식하면 이식 거부 반응이 II보다 지연된다.
ㄷ. MHC^a 암컷의 피부조직을 MHC^a 수컷에 이식하면 실험 III의 결과와 같이 이식 거부 반응이 일어난다.

① ㄱ   ② ㄷ   ③ ㄱ, ㄴ   ④ ㄱ, ㄷ   ⑤ ㄴ, ㄷ

V. 면역계

[MEET/DEET - 2012학년도]

V 03.

DNA 백신은 DNA가 도입된 세포 내에서 항원 단백질을 직접 생산하여 항원 특이적 면역반응을 유도한다. 그림 (가)는 생쥐에서 어떤 인플루엔자 바이러스에 대한 DNA 백신이 작용하는 과정을 나타낸 모식도이며, (나)는 (가)에서 제작된 DNA 백신의 구조를 나타낸 것이다.

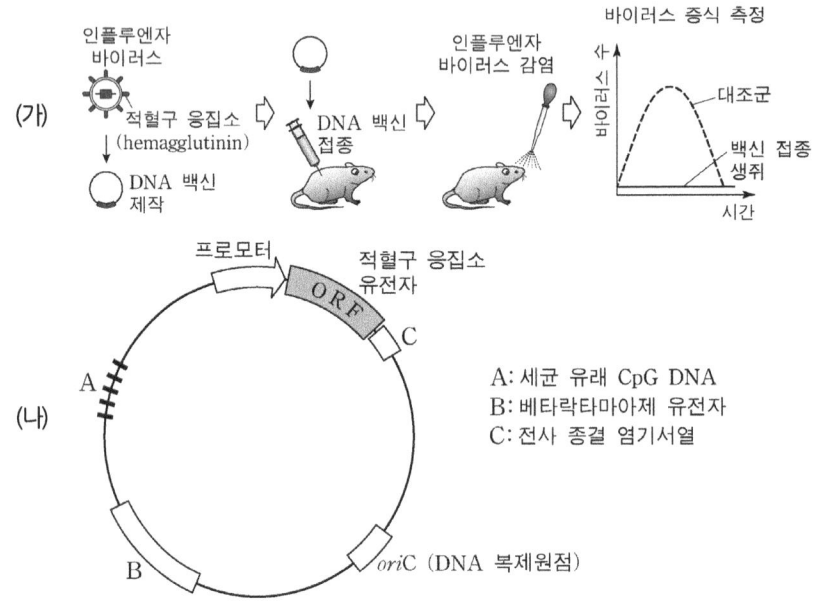

A ~ C에 대한 설명으로 옳은 것만을 <보기>에서 있는 대로 고른 것은?

보기

ㄱ. A는 생쥐의 선천면역계를 활성화시킨다.
ㄴ. B는 테트라사이클린 저항성을 부여한다.
ㄷ. 생쥐 세포 내에서 C를 이용한 전사 종결에 로(Rho) 인자가 필요하다.

① ㄱ   ② ㄴ   ③ ㄷ   ④ ㄱ, ㄴ   ⑤ ㄱ, ㄷ

[MEET/DEET - 2008학년도]

V 04.

다음은 사람의 혈청에 존재하는 보체계(complement system)의 면역기능을 조사하기 위한 실험과 결과이다.

[실험 및 결과]
(가) 사람의 혈청 1ml에 토끼의 적혈구(6×10^7개)를 10분간 반응시키면 토끼의 적혈구가 용혈된다.
(나) 사람의 혈청 1ml에 그람음성 세균인 대장균(2×10^4개)을 20분 동안 반응시키면 대장균의 막이 파괴된다.
(다) 사람의 혈청을 60℃에서 10분간 열처리한 후 토끼의 적혈구와 반응시키면 용혈 현상이 관찰되지 않는다.

이에 대한 설명으로 옳은 것을 <보기>에서 모두 고른 것은?

보기
ㄱ. (가)에서 사람 혈청에 존재하는 IgA가 토끼 적혈구의 용혈 현상에 기여하였다.
ㄴ. (나)에서 혈청에 사람의 식세포를 첨가하면 살균 효과는 더욱 향상될 것이다.
ㄷ. (가)와 (나)에서 관찰된 용혈 및 살균 효과는 활성화된 보체계가 동일한 기작으로 작용한 결과이다.
ㄹ. (다)는 열처리에 의해 보체계 단백질들을 인산화시키는 효소가 변성되었기 때문이다.

① ㄱ, ㄷ   ② ㄱ, ㄹ   ③ ㄴ, ㄷ   ④ ㄴ, ㄹ   ⑤ ㄷ, ㄹ

V. 면역계

[MEET/DEET - 2005년 예비검사]

V 05.

다음은 등산을 하다가 말벌에 쏘인 후 나타난 증상이다.

> - 벌에 쏘인 부위에서 열이 나고, 붉게 변했다.
> - 벌에 쏘인 부위가 심하게 부었다.
> - 점차 호흡 곤란을 느끼기 시작했다.
> - 에피네프린을 주사하였더니 호흡 곤란 증세가 완화되었다.

위 증상과 관련하여 설명한 내용으로 옳지 않은 것은?

① 말벌의 독이 비만세포(mast cell)를 자극하여 즉시형 과민 반응을 일으켰다.
② 피부가 붉게 변한 것은 확장된 모세혈관 벽 사이로 적혈구가 빠져나왔기 때문이다.
③ 피부가 부은 것은 벌에 쏘인 부위에서 모세혈관의 투과성이 증가하였기 때문이다.
④ 호흡 곤란은 히스타민이 증가하여 기관지 평활근을 수축시켰기 때문이다.
⑤ 에피네프린은 기관지를 확장시켰다.

[MEET/DEET - 2009학년도]

V 06.

그림은 B세포의 클론 선택을 단계별로 나타낸 것이다.

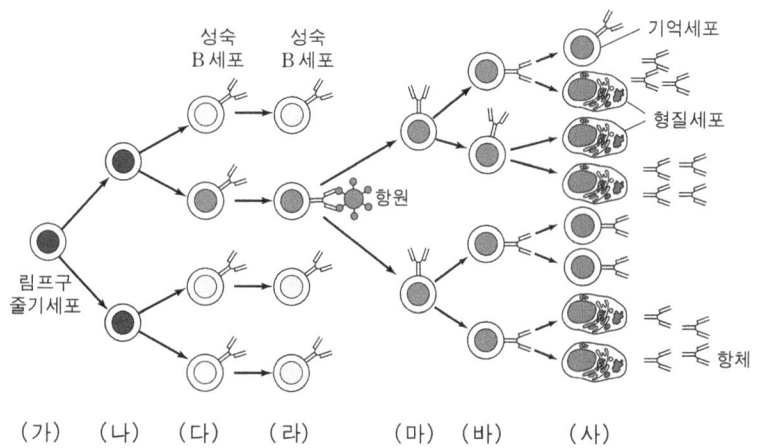

이에 대한 설명으로 옳은 것만을 <보기>에서 있는 대로 고른 것은?

보기
ㄱ. (가) → (다)에서 항원과 무관하게 항체 유전자의 재조합이 일어난다.
ㄴ. (라)에서 항원에 대한 수용체는 세포막 단백질인 IgG이다.
ㄷ. (마) → (사)에서는 항체 유전자 돌연변이가 활발히 일어난다.

① ㄱ　　　② ㄴ　　　③ ㄷ　　　④ ㄱ, ㄷ　　　⑤ ㄴ, ㄷ

V. 면역계

[MEET/DEET - 2005학년도]

V 07.

그림 (가)는 실험쥐에 단백질 항원 H를 2회 주입한 실험에서 시간 경과에 따라 혈청 중의 항체역가를 측정한 것이다. 그림 (나)는 그림 (가)의 (ㄱ) 시점과 (ㄴ) 시점에서 측정한 IgG의 평형상수(K_{eq})를 나타낸 것이다.

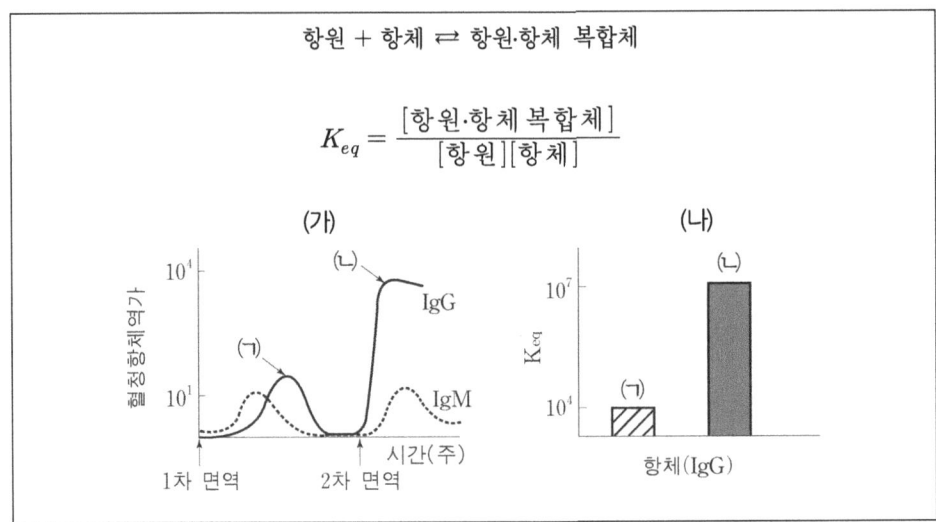

위의 실험 결과와 관련된 설명 중 옳은 것은?

① IgM은 1차 면역 후에는 단량체(monomer)로 분비되지만 2차 면역 후에는 오량체(pentamer)로 분비된다.
② 2차 면역으로 생성된 기억 B세포가 IgG의 생산을 급격히 증가시켰다.
③ (ㄴ) 시점보다 (ㄱ) 시점의 IgG가 항원 H에 더 강하게 결합한다.
④ (ㄱ) 시점의 IgG는 다중클론항체이지만 (ㄴ) 시점의 IgG는 단일클론항체이다.
⑤ (ㄱ) 시점에 비해 (ㄴ) 시점에서 IgG의 결합력이 변화된 것은 B세포가 돌연변이 과정을 거쳤기 때문이다.

V 08.

[MEET/DEET - 2007학년도]

다음은 품종 A, B, C 생쥐를 이용하여 피부이식 실험을 수행한 결과이다.

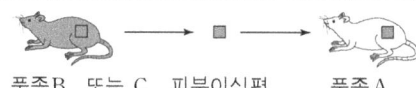

실험 (가) : C의 피부를 20마리의 A에 이식함.

실험 (나) : 실험 (가)를 마친 A를 두 그룹으로 나누어 10마리에는 C피부를, 다른 10마리에는 B피부를 이식함.

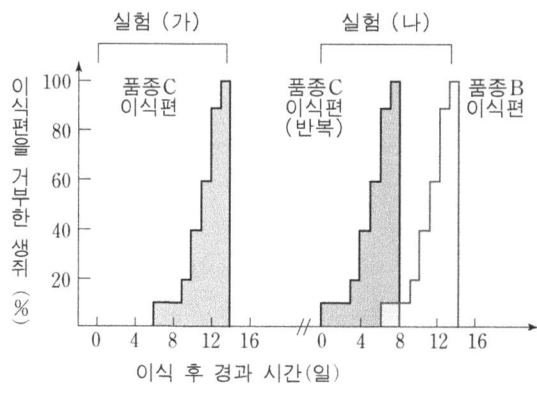

실험 (다) : A를 네 그룹으로 나누어 대조군 항체, 항-CD4 항체, 항-CD8 항체, 항-CD4 항체 + 항-CD8 항체를 각각 주사한 후 C피부를 이식함 (항-CD4 또는 항-CD8 항체를 주사하면 각각 CD4 또는 CD8 분자를 갖는 세포가 제거됨).

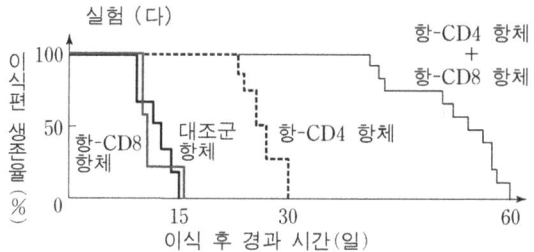

위 실험 결과에 대한 설명이나 추론으로 옳은 것을 아래 <보기>에서 모두 고르면?

보기

ㄱ. 실험 (가)에서 흉선이 없는 품종 A 생쥐를 사용하면 품종 C에 대한 피부이식 거부반응이 지연된다.
ㄴ. 실험 (나)에서 품종 C에 대한 피부이식 거부반응은 기억 T세포에 의한 2차 면역 반응이 일어난 결과이다.
ㄷ. 피부이식 거부반응에는 조력 T세포(T_H-cell)보다 세포독성 T세포(T_c-cell)의 역할이 더 중요하다.
ㄹ. 피부이식 거부반응은 수여자(recipient)의 MHC 분자를 공여자(donor)의 T세포가 인지하여 발생한다.

① ㄱ, ㄴ   ② ㄱ, ㄹ   ③ ㄴ, ㄷ   ④ ㄴ, ㄹ   ⑤ ㄷ, ㄹ

V. 면역계

[MEET/DEET - 2005년 예비검사]

V 09.

생쥐의 항체 합성 기작을 알아보기 위한 실험에서 다음과 같은 결과를 얻었다. 생쥐에 적당량의 방사선을 조사하면 체내에 존재하는 모든 림프구를 제거할 수 있다. (🐭 : 방사선을 조사한 생쥐, 🐭 : 정상 생쥐)

[실험 (가)]

	적당량의 항원A를 복강에 투여	Anti-A 항체 합성 정도
	🐭 → 항원A	−
골수세포 정맥에 주입 → 🐭 → 항원A		+
흉선세포 정맥에 주입 → 🐭 → 항원A		−
골수세포+흉선세포 정맥에 주입 → 🐭 → 항원A		+++

[실험 (나)]

과량의 항원A를 복강에 투여	적당량의 항원A를 복강에 투여	Anti-A 항체 합성 정도
	🐭 → 항원A	+++
항원A → 🐭		+
항원A → 🐭 → 분리 B 림프구 정맥에 주입 → 🐭 → 항원A		+++
항원A → 🐭 → 분리 T 림프구 정맥에 주입 → 🐭 → 항원A		+

위 결과를 보고 항체 합성 기작에 대해 내릴 수 있는 해석이나 결론으로 타당한 것을 〈보기〉에서 모두 고른 것은?

보기

ㄱ. 항원A에 대한 최적의 항체 합성에는 T 림프구가 필요하다.
ㄴ. 항원 유입 시 항체 합성을 저해하는 T 림프구가 형성될 수 있다.
ㄷ. 항원의 유입량에 따라 B 림프구의 항원 인지 정도는 다르다.
ㄹ. 유입되는 항원의 양에 따라 생성되는 항체 합성량은 다를 수 있다.

① ㄱ, ㄴ ② ㄷ, ㄹ ③ ㄱ, ㄴ, ㄹ
④ ㄴ, ㄷ, ㄹ ⑤ ㄱ, ㄴ, ㄷ, ㄹ

V 10.

다음은 두 종류(strain)의 생쥐를 대상으로 피부 이식에 대한 거부 반응을 관찰한 실험 결과이다. A 생쥐와 B 생쥐는 MHC(주조직적합성복합체)만 다르고, 나머지 유전자는 같다. (단, A와 B의 MHC 유전자형은 동형접합이다.)

피부를 제공한 생쥐	피부를 이식 받은 생쥐	거부 반응	
		3일 후	10일 후
(가) A	A	-	-
(나) A	B	-	+
(다) A	A의 피부를 이식 받은 경험이 있는 B	+++	측정하지 않음
(라) A	A의 피부를 이식 받은 B로부터 분리된 림프구를 주입 받은 다른 B	+++	측정하지 않음

(+: 거부 반응의 정도, -: 거부 반응 없음)

위 실험 결과에 대한 해석이나 추론으로 옳지 <u>않은</u> 것은? (단, F_1 (A×B)는 A와 B의 잡종 1세대를 의미한다.)

① A 피부를 F_1 (A×B)에 이식하면 거부 반응이 일어난다.
② F_1 (A×B) 피부를 A에 이식하면 (나)의 결과와 유사할 것이다.
③ B 피부를 A에 이식할 경우 (나)의 결과와 유사할 것이다.
④ (다)의 결과는 A의 MHC 항원에 대한 기억세포가 B에서 형성되었기 때문이다.
⑤ 주입된 림프구 중 T 림프구가 (라)의 결과를 초래하였을 것이다.

V. 면역계

[MEET/DEET - 2006학년도]

V 11.

세 그룹의 실험쥐에 항원 BSA(bovine serum albumin)를 1차 주입한 뒤, 한 달 후 2차로 BSA, 변성된 BSA, HEL(hen egg white lysozyme)을 각각 주입하였다. 각 그룹의 실험쥐에서 BSA에 대한 1차 및 2차 면역반응의 항체생성반응과 세포성면역반응을 조사한 결과는 아래 표와 같다.

항 원		1차 면역반응		2차 면역반응	
1차 주입	2차 주입	항체생성 반응	세포성 면역반응	항체생성 반응	세포성 면역반응
BSA	BSA	+	+	+++	+++
BSA	변성된 BSA	+	+	+/−	+++
BSA	HEL	+	+	−	−

− : 반응이 없음 , + : 약한 반응 , +++ : 매우 강한 반응

위 실험 결과에 대한 설명이나 추론 중 옳은 것을 〈보기〉에서 고른 것은?

> **보기**
> ㄱ. 변성된 항원은 B세포의 항원으로 작용할 수 없다.
> ㄴ. B세포 수용체는 항원 단백질의 3차 구조를 인지한다.
> ㄷ. 2차 면역반응에서 B세포는 대식세포의 도움으로 항원을 인지한다.
> ㄹ. T세포 수용체는 항원 단백질이 분해되어 생성된 펩티드의 1차 구조를 인지한다.

① ㄱ, ㄴ   ② ㄱ, ㄷ   ③ ㄴ, ㄷ
④ ㄴ, ㄹ   ⑤ ㄷ, ㄹ

V 12.

[MEET/DEET - 2006학년도]

보기는 T-세포의 특성을 설명한 것이다.

T-세포 수용체가 인지하는 항원의 형태	ㄱ. 세포 표면에 발현된 Class I MHC + 항원 펩티드	ㄴ. 세포 표면에 발현된 Class II MHC + 항원 펩티드
항원 펩티드의 유래	ㄷ. 세포의 내부	ㄹ. 세포의 외부
활성 T-세포의 역할	ㅁ. 항원을 가진 세포를 죽임	ㅂ. 항원 특이 면역세포의 활성화

조력 T-세포(helper T-cell)의 특성만을 고른 것은?

① ㄱ, ㄷ, ㅁ
② ㄱ, ㄹ, ㅁ
③ ㄴ, ㄷ, ㅁ
④ ㄴ, ㄷ, ㅂ
⑤ ㄴ, ㄹ, ㅂ

[MEET/DEET - 2012학년도]

V 13.

다음은 1형 MHC의 세포 표면 발현이 T 림프구의 발달에 미치는 영향을 알아본 실험이다.

[실험 과정]
(가) 대조군으로 5주령 정상 생쥐를, 실험군으로 세포 표면에 1형 MHC가 발현되지 않는 5주령 생쥐(β2-microglobulin$^{-/-}$)를 준비한다.
(나) (가)의 생쥐에서 장기 (X)을(를) 적출하여 세포현탁액을 만든다.
(다) 항-CD4 항체와 항-CD8 항체로 (나)의 세포 표면을 염색한다.
(라) CD4$^-$CD8$^-$, CD4$^-$CD8$^+$, CD4$^+$CD8$^-$, CD4$^+$CD8$^+$ 세포의 분포를 유세포분석기로 분석한다.

[실험 결과]
• (라)에서 분석된 세포의 분포 비율을 각 구획에 나타냈다.

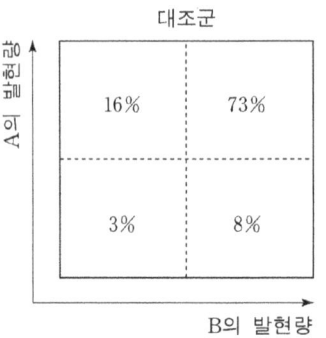
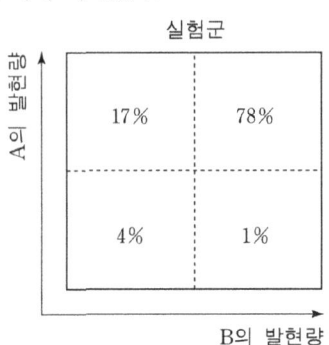

다음 중 X, A, B에 해당하는 것으로 가장 적절한 것은?

	X	A	B
①	흉선	CD4	CD8
②	비장	CD4	CD8
③	흉선	CD8	CD4
④	비장	CD8	CD4
⑤	골수	CD8	CD4

[MEET/DEET - 2011학년도]

V 14.

그림은 세포내 항원(intracellular antigen)과 세포외 항원(extracellular antigen)의 항원제시 과정 중 일부를 나타낸 것이다.

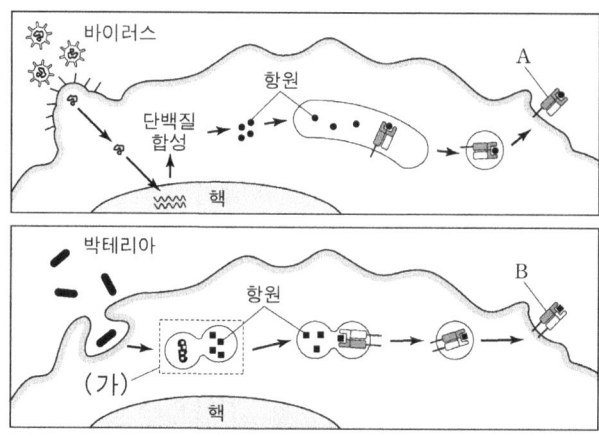

이에 대한 설명으로 옳은 것은? (단, A와 B는 이형이량체(heterodimer)이다.)

① (가)에서 작용하는 효소의 적정 pH는 10이다.
② A는 소포체에서 항원을 인식한다.
③ 후천성 면역 결핍증을 유발하는 HIV는 A를 인식하는 세포를 파괴한다.
④ B는 골지체에서 항원을 인식한다.
⑤ B는 핵을 가진 모든 세포의 표면에서 발현한다.

V. 면역계

[MEET/DEET - 2011학년도]

V 15.

다음은 생쥐에서 리스테리아 감염 시 일어나는 면역반응을 알아보기 위한 실험이다.

[실험 과정]
(가) 정상 생쥐, 생쥐 A, 생쥐 B를 20마리씩 준비한다.
- 생쥐 A : 전문적 항원제시세포(professional antigen presenting cell)의 활성이 결핍된 생쥐
- 생쥐 B : 보조 T 림프구 1(T_H1)의 활성이 결핍된 생쥐

(나) 리스테리아를 생쥐에 감염시킨다.
(다) 감염 후 14일까지 생존율을 매일 측정한다.

[실험 결과]
3가지 유형의 생존 곡선(X, Y, Z)이 관찰되었다. 아래의 그래프에서 X, Y, Z는 정상 생쥐, 생쥐 A, 생쥐 B의 생존 곡선을 순서 없이 나타낸 것이다.

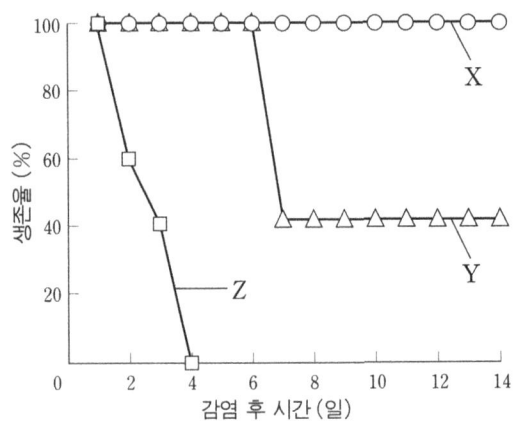

유형 Y의 생쥐에 다른 생쥐의 어떤 면역세포를 이식한 후 리스테리아를 감염시켰을 때, 이식 받은 생쥐의 생존율이 향상되는 경우로 옳은 것만을 <보기>에서 있는 대로 고른 것은? (단, 정상 생쥐, 생쥐 A, 생쥐 B 사이에 이식거부반응은 없으며, 공여자 생쥐와 수용자 생쥐 모두 리스테리아에 감염된 적이 없다.)

보기
ㄱ. 정상 생쥐의 T_H1을 이식한 경우
ㄴ. 정상 생쥐의 전문적 항원제시세포를 이식한 경우
ㄷ. 생쥐 B의 전문적 항원제시세포를 이식한 경우

① ㄱ　　② ㄴ　　③ ㄷ　　④ ㄱ, ㄴ　　⑤ ㄴ, ㄷ

[MEET/DEET - 2009학년도]

V 16.
다음은 정상인과 사람 (가)와 (나)에서 주조직적합성복합체(MHC)의 발현을 나타낸 것이다.

	MHC	
	Class I	Class II
정상인	발현	발현
(가)	발현 안 함	발현
(나)	발현	발현 안 함

이에 대한 설명으로 옳은 것만을 <보기>에서 있는 대로 고른 것은? (단, 이들의 혈중 B세포와 T세포의 수는 정상이다.)

보기
ㄱ. (가)는 정상인과 비교하여 혈중 IgM의 농도가 높다.
ㄴ. (가)의 수지상세포는 세균에서 유래된 항원을 $CD4^+$T세포에 제시하지 못한다.
ㄷ. (나)는 흉선에서 $\dfrac{CD4^+ \ T \ 세포수}{CD8^+ \ T \ 세포수}$ 값이 정상인에 비해 낮다.
ㄹ. (나)는 조력 T세포가 활성화되지 않아 면역결핍증상이 나타난다.

① ㄱ, ㄴ   ② ㄴ, ㄹ   ③ ㄷ, ㄹ
④ ㄱ, ㄴ, ㄷ   ⑤ ㄱ, ㄷ, ㄹ

V. 면역계

[MEET/DEET - 2005학년도]

V 17.

그림 (가)는 항암제 A와 B를 실험쥐에 투여한 후 대식세포와 T세포의 활성도를 측정한 결과이다. 그림 (나)는 암세포를 실험쥐 복강에 주입하고 항암제 A와 B를 같은 양 투여한 후 실험쥐의 생존율을 측정한 결과이다.

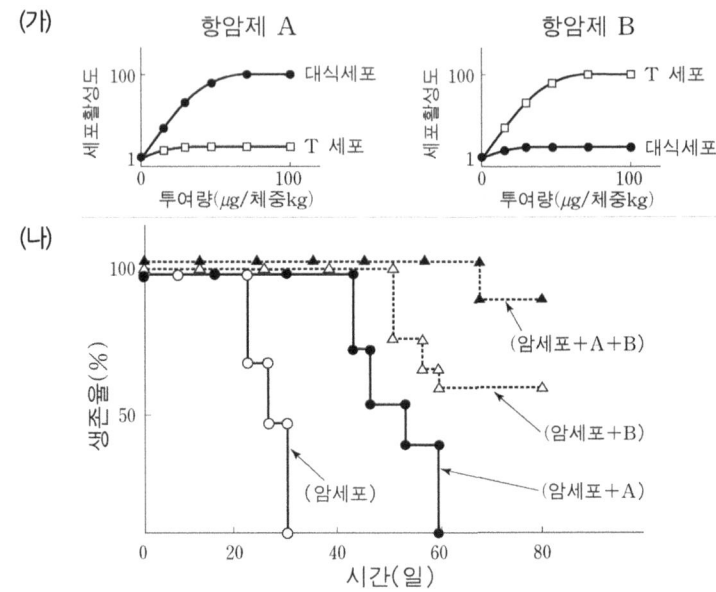

위의 실험 결과에 대한 설명이나 추론으로 옳은 것은?

① 항암제 A는 대식세포보다 T세포의 활성을 증가시킨다.
② 60일째에 항암제 A는 B보다 더 높은 항암효과를 나타낸다.
③ 항암제 A를 T세포 활성제와 함께 투여하면 항암작용은 감소할 것이다.
④ 항암제 B를 면역억제제인 사이클로스포린과 함께 투여하면 항암작용이 증가할 것이다.
⑤ 이 실험에서는 T세포가 대식세포보다 항암작용에 더 효율적이다.

V 18.

다발성경화증은 신경섬유의 수초가 파괴되어 일어나는 질병이다. (가)는 쥐를 모델로 하여 사람의 다발성경화증과 유사한 실험적 뇌척수막염(EAE)을 유도한 실험이고, (나)는 EAE가 유도된 쥐를 치료한 결과이다.

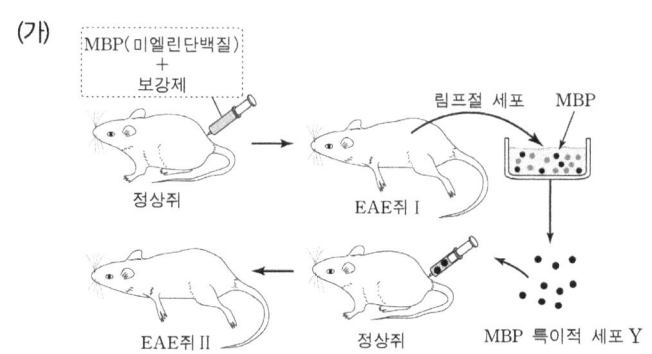

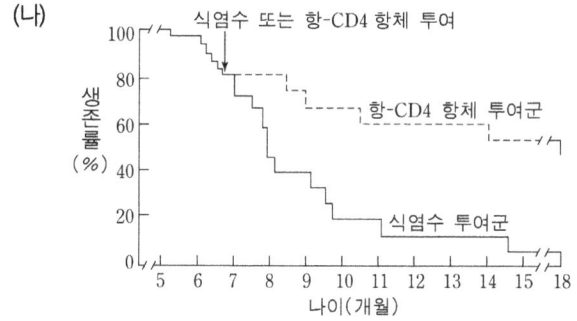

이에 대한 설명으로 옳은 것만을 <보기>에서 있는 대로 고른 것은? (단, 실험 쥐는 모두 동일한 MHC형을 가지고 있다.)

보기
ㄱ. 세포 Y는 B세포이다.
ㄴ. (가)에서 MBP는 항원으로 작용한다.
ㄷ. EAE 쥐 II는 활성화된 $CD4^+$ T 세포에 의하여 유도된다.
ㄹ. EAE 쥐 I은 자기 수초를 공격하는 면역세포를 가지고 있다.

① ㄱ, ㄴ
② ㄱ, ㄷ
③ ㄷ, ㄹ
④ ㄱ, ㄴ, ㄹ
⑤ ㄴ, ㄷ, ㄹ

V. 면역계

[MEET/DEET - 2007학년도]

V 19.

Canale-Smith Syndrome(CSS) 환자에서는 임파선, 비장이 비정상적으로 커지고, 혈액의 T, B, NK 세포수가 정상인의 5~20배이다. 유전자 분석 결과 CSS 환자는 Fas 유전자에 돌연변이가 일어난 $fas^{+/-}$ 유전자형임이 밝혀졌다. (가)는 정상인과 CSS 환자 혈액에서 T세포의 세포형을 분석한 결과이다. (나)는 정상인과 이 환자의 T세포를 배양하면서 Fas의 리간드인 FasL 단백질을 처리하여 세포사멸(apoptosis)을 유도한 실험 결과이다.

(가) 혈액 T세포형의 분석 결과

세포형 \ 구분	정상인 (%)	CSS 환자 (%)
$CD4^- CD8^-$	4	43
$CD4^+ CD8^-$	75	32
$CD4^- CD8^+$	20	24
$CD4^+ CD8^+$	1	1

(나) FasL에 의한 T세포 사멸

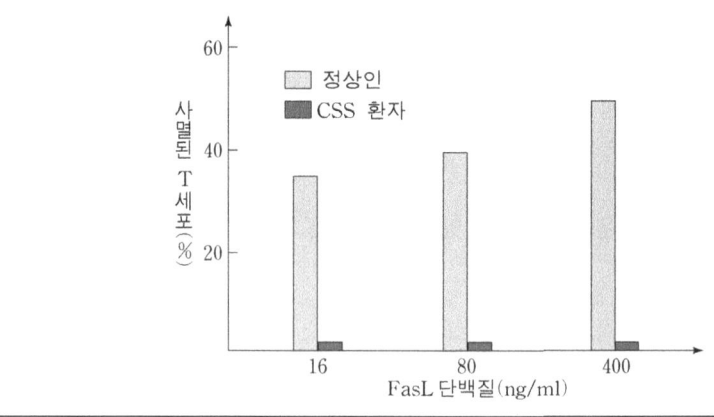

위 실험 결과를 바탕으로 CSS 환자에 대한 설명이나 추론으로 옳지 <u>않은</u> 것은?

① 정상인에 비해 암 발생 비율이 높다.
② 정상인에 비해 미성숙 T세포 비율이 높다.
③ DNA 합성 저해제를 투여하면 면역세포수가 감소한다.
④ T세포에서는 Fas 단백질을 통한 세포사멸 신호가 전달되지 않는다.
⑤ 항원 자극에 의한 T세포의 클론 선택과 증식이 일어나지 않는다.

V 20.

표는 첫 아기를 정상적으로 출산한 산모의 분만 전후 혈액과 아기의 혈액을 여러 항체로 응집 반응시킨 결과이다.

혈액 시료 항체	산 모		아 기
	분만 전	분만 후	
항 – A 항체	+	+	–
항 – B 항체	–	–	+
항 – Rh 항체	–	+	+

+ : 혈액 응집 있음, – : 혈액 응집 없음

분만 후 산모의 혈액에 항-Rh 항체가 형성되었다고 가정할 때, 위 결과에 대한 해석이나 추론으로 옳은 것을 <보기>에서 모두 고르면?

보기

ㄱ. 임신 중 산모의 항-B 항체는 IgM 형이므로 태반을 통과하지 못하여 태아의 적혈구에 있는 B 항원과 응집 반응을 할 수 없다.

ㄴ. 이 여성이 Rh 항원을 가진 두 번째 아기를 임신할 경우 모체에서 생산된 IgG형의 항-Rh 항체가 태반을 통과한 후 태아의 혈액으로 유입되어 용혈성(hemolytic) 질환을 발생시킬 수 있다.

ㄷ. 이 여성이 두 번째 임신을 계획할 경우 첫아기의 분만 전후 Rh 항원에 대한 항체 주사를 맞으면 용혈성 질환을 예방할 수 있다.

① ㄱ   ② ㄷ   ③ ㄱ, ㄴ   ④ ㄴ, ㄷ   ⑤ ㄱ, ㄴ, ㄷ

V. 면역계

[MEET/DEET - 2005년 예비검사]

V 21.

다음은 T 세포의 인터루킨-2(IL-2) 수용체 종류에 따라 IL-2가 결합하는 그래프이다. α, β, γ로 구성된 IL-2 수용체는 구성 상태에 따라 IL-2와의 친화력(Kd)이 다르다. (단, 휴지 상태의 수용체는 $\beta\gamma$형이며, IL-2가 50% 이상 결합하면 $\alpha\beta\gamma$형이 되어 T 세포가 증식하는 것으로 간주한다.)

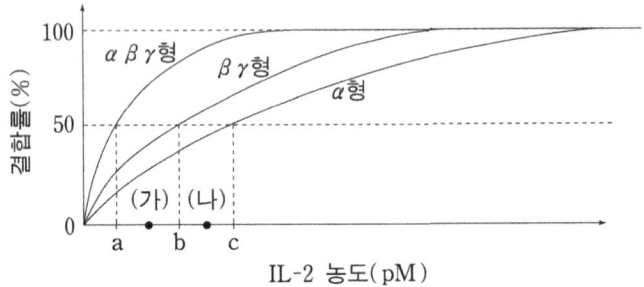

위 그래프에 대한 해석으로 옳지 <u>않은</u> 것은?

① IL-2를 (가) 농도까지 증가시키면 수용체는 $\beta\gamma$형이며, T 세포는 증식하지 않는다.
② IL-2를 (나) 농도까지 증가시키면 수용체는 $\alpha\beta\gamma$형이며, T 세포는 증식한다.
③ IL-2를 (나) 농도까지 증가시킨 후에 (가) 농도로 낮추면 T 세포는 증식하지 않는다.
④ $\alpha\beta\gamma$형과 $\beta\gamma$형 수용체의 Kd 값은 각각 a pM과 b pM이다.
⑤ IL-2는 $\alpha\beta\gamma$형 수용체와 친화력이 가장 높다.

[MEET/DEET - 2009학년도]

V 22.

단백질 X는 다음 과정과 같이 샌드위치 ELISA 방법으로 정량할 수 있다.

> (가) 단백질 X에 대한 단일클론 항체 A를 ELISA 플레이트의 웰(well)에 붙인다.
> (나) 단백질 X가 들어있는 시료를 각 웰에 넣는다.
> (다) 완충용액으로 여러 번 씻어낸다.
> (라) (   )를 각 웰에 넣는다.
> (마) 완충용액으로 여러 번 씻어낸다.
> (바) 효소반응에 필요한 기질을 넣고 발색반응을 시킨 후 흡광도를 측정한다.

(라)의 (   )에 해당하는 물질로 가장 적절한 것은? (단, 이 물질에는 발색반응을 촉매하는 효소가 부착되어 있으며, 단백질 X에는 항체 A가 인식하는 부위가 하나이다.)

① 단백질 X
② 항체 A와 단백질 X
③ 단백질 X에 대한 다클론 항체
④ 항체 A의 중쇄부위를 인식하는 단일클론 항체
⑤ 항체 A와 항원결합부위는 같지만 중쇄부위가 다른 단일클론 항체

V. 면역계

[MEET/DEET - 2010학년도]

V 23.

다음은 바이러스 X 감염이 의심되는 사람들의 샘플에 대한 실험이다. 바이러스 X는 표면에 혈구 응집소를 가지고 있다.

[실험 I 혈구 응집 반응]
(가) 식염수로 샘플을 2배씩 희석하여 웰에 넣는다. (F는 대조군으로 식염수만 넣는다.)
(나) 각 웰에 같은 양의 사람 적혈구를 넣는다.
(다) 4℃에서 1시간동안 반응시킨 후 응집을 관찰한다.

[실험 I 결과]

[실험 II 혈구 응집 억제 반응]
(가) 바이러스 X를 항원으로 토끼와 염소에 주사하여 항혈청을 각각 얻는다.
(나) (가)의 항혈청을 희석하여 웰에 넣는다. (대조군에는 면역 전의 동물 혈청을 사용한다.)
(다) 실험 I의 샘플 E를 64배 희석하여 (나)의 웰에 넣고 1시간동안 반응시킨다.
(라) (다)의 웰에 적혈구를 넣고 반응시킨 후 응집을 관찰한다.

[실험 II 결과]

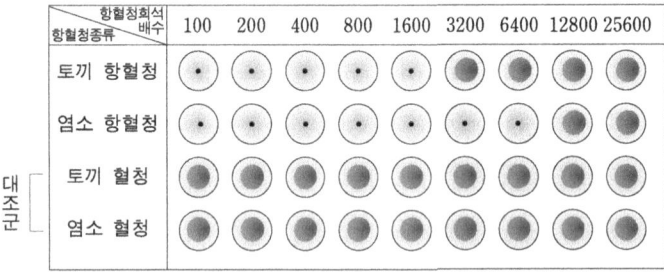

이에 대한 설명으로 옳지 않은 것은?

① 샘플 E에는 바이러스 X가 존재한다.
② 토끼 항혈청이 염소 항혈청보다 혈구 응집 억제 효과가 더 좋다.
③ 실험 II에서 항혈청의 억제 반응에 보체가 관여하지 않는다.
④ 실험 II에서 대조군의 염소 혈청은 혈구 응집 억제 반응을 유도하지 못한다.
⑤ 실험 II의 (다)에서 바이러스는 바이러스 X에 대한 항체와 결합한다.

V 24.

다음은 바이러스에 감염된 마우스의 세포 K를 죽이는 세포독성 T 림프구(cytotoxic T lymphocyte, CTL)의 특성을 알아본 실험이다. 바이러스 X에 감염되면 항원 x가, 바이러스 Y에 감염되면 항원 y가 세포 K의 표면에 제시(antigen presentation)된다.

[실험 I 혈구 응집 반응]
(가) 세포주 A, B를 준비한다.
  A : 세포 K와 MHC형이 같은 마우스 세포주
  B : 세포 K와 MHC형이 다른 마우스 세포주
(나) 세포주 A, B에 항원 x, y를 각각 발현시켜 다음과 같은 세포를 얻는다.
  Ax : 항원 x가 제시된 세포 A
  Ay : 항원 y가 제시된 세포 A
  Bx : 항원 x가 제시된 세포 B
  By : 항원 y가 제시된 세포 B
(다) 생후 15주 된 마우스에 바이러스 X를 감염시켜 면역 반응을 유도한 후 CTL을 추출한다.
(라) (나)의 각 세포를 (다)의 CTL과 함께 배양한다.

[실험 결과]

세포	생존여부
Ax	생존 못함
Ay	생존함
Bx	?
By	생존함

이에 대한 설명으로 옳은 것만을 〈보기〉에서 있는 대로 고른 것은?

보기
ㄱ. Bx는 생존하지 못한다.
ㄴ. CTL이 인식하는 Ax의 MHC형은 Ⅱ형이다.
ㄷ. (다)에서 X 대신 Y를 감염시켜 얻은 CTL을 사용하면 세포 Ay가 죽는다.

① ㄱ　　② ㄷ　　③ ㄱ, ㄴ　　④ ㄱ, ㄷ　　⑤ ㄴ, ㄷ

V. 면역계

[MEET/DEET - 2013학년도]

V 25.

다음은 면역반응에 관여하는 성분의 특성을 알아보기 위한 실험이다.

[실험 과정]
(가) 기니피그 혈청 A와 B를 준비한다.
- A : 디프테리아를 일으키는 세균 X에 감염된 적이 없는 기니피그 혈청
- B : 세균 X에 감염된 적이 있는 기니피그 혈청

(나) 혈청 A와 B를 각각 2개의 시험관에 나눈다. 각각 1개의 시험관은 56℃에서 30분간 열처리하고, 나머지는 열처리 하지 않는다.

(다) 준비된 혈청을 실험 I ~ IV의 조합으로 치사량의 세균 X와 함께 배양한다.

(라) (다)의 배양액을 X에 감염된 적이 없는 4마리의 기니피그에 각각 주사하여 생존 여부를 조사한다.

[실험 결과]

실험	배양조건	기니피그 생존여부
I	열처리 안 한 B + 세균 X	생존
II	열처리한 B + 세균 X	죽음
III	열처리 안 한 A + 열처리한 B + 세균 X	?
IV	열처리한 A + 열처리한 B + 세균 X	?

이에 대한 설명으로 옳은 것만을 <보기>에서 있는 대로 고른 것은?

보기
ㄱ. II의 배양액에는 세균 X에 대한 항체가 있다.
ㄴ. III에서 기니피그는 죽는다.
ㄷ. IV에서 기니피그는 생존한다.

① ㄱ ② ㄷ ③ ㄱ, ㄴ ④ ㄴ, ㄷ ⑤ ㄱ, ㄴ, ㄷ

[MEET/DEET - 2015학년도]

V 26.

그림은 B세포 수용체에 항원이 결합한 후 과정 (가)~(다)를 통해 항체의 구조가 변화하는 것을 나타낸 것이다.

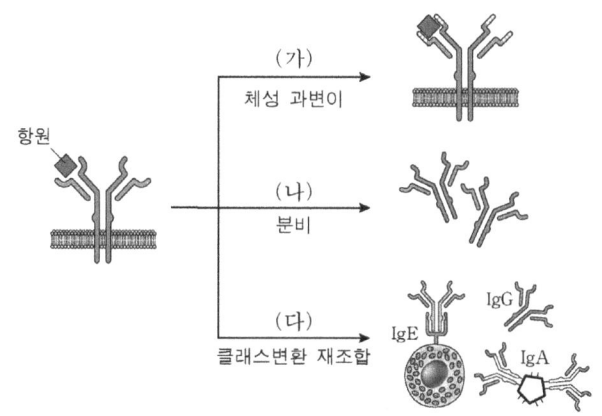

이에 대한 설명으로 옳은 것만을 <보기>에서 있는 대로 고른 것은?

보기
- ㄱ. (가)를 통해 항체의 보체 활성화 능력이 생긴다.
- ㄴ. (나)를 통해 생성된 항체는 항체 의존성 세포독성을 유발한다.
- ㄷ. (다)를 통해 항체의 항원 인식 부위가 변화한다.

① ㄱ　　② ㄴ　　③ ㄷ　　④ ㄱ, ㄴ　　⑤ ㄴ, ㄷ

V. 면역계

[MEET/DEET - 2012년 예비검사]

V 27.

그림은 T 세포를 유세포기(flow cytometer)로 분석한 결과를 나타낸 것이다.

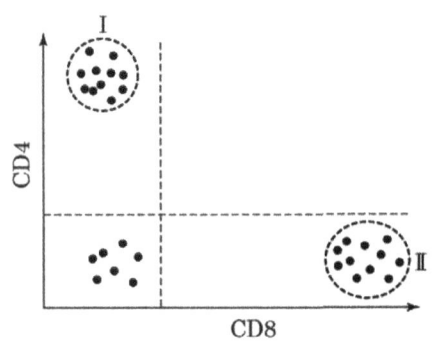

I과 II에 해당되는 T세포의 특성으로 옳은 것만을 <보기>에서 있는 대로 고른 것은?

보기

ㄱ. I의 T세포는 바이러스에 감염된 세포를 용해한다.
ㄴ. I의 T세포는 활성화된 후 B 세포를 활성화시킨다.
ㄷ. II의 T세포는 제1형 MHC 단백질과 결합한다.

① ㄱ　　　　　② ㄴ　　　　　③ ㄷ　　　　　④ ㄱ, ㄴ
⑤ ㄱ, ㄷ　　　　⑥ ㄴ, ㄷ　　　　⑦ ㄱ, ㄴ, ㄷ

V 28.

표의 (가)~(라)는 B 세포와 T 세포의 발달 과정에서 각각의 항원수용체 다양성을 일으키는 기작의 일부이다.

	기작	B 세포	T 세포
(가)	가변영역 조합 (V-region assembly)	일어남	일어남
(나)	연결다양성 (junctional diversity)	일어남	㉠
(다)	클래스변환 재조합 (class switch recombination)	일어남	일어나지 않음
(라)	체성 과변이 (somatic hypermutation)	일어남	?

이에 대한 설명으로 옳은 것만을 <보기>에서 있는 대로 고른 것은?

보기
ㄱ. ㉠은 '일어남' 이다.
ㄴ. (다)의 기작은 '대체 RNA 스플라이싱 (alternative RNA splicing)' 에 의해 일어난다.
ㄷ. (라)의 기작은 T 세포 항원수용체의 항원에 대한 친화도를 증가시킨다.

① ㄱ   ② ㄴ   ③ ㄷ   ④ ㄱ, ㄷ   ⑤ ㄴ, ㄷ

V. 면역계

[MEET/DEET - 2017년 예비검사]

V 29.
다음은주조직적합복합체(MHC)의 유형에 따라 항원이 제시되는 과정으로 옳은 것은?

	MHC	항원유래	항원 처리 장소	펩티드-MHC 결합이 일어나는 소기관	반응 T세포
①	I형	세포 안	리소좀	골지체	$CD8^+$
②	I형	세포 밖	단백질분해소체	엔도좀 소낭	$CD8^+$
③	II형	세포 안	리소좀	소포체	$CD8^+$
④	II형	세포 밖	단백질분해소체	소포체	$CD4^+$
⑤	II형	세포 밖	엔도리소좀	엔도좀 소낭	$CD4^+$

[MEET/DEET - 2017년 예비검사]

V 30.

다음은 그림 (가)는 I형 MHC 발현 종양세포 ㉠이, (나)는 I형 MHC 결핍 종양세포 ㉡이 생쥐 내에서 증식하는 정도와 정상 생쥐에서 분리한 면역세포에 의해 제거되는 정도를 각각 나타낸 것이다.

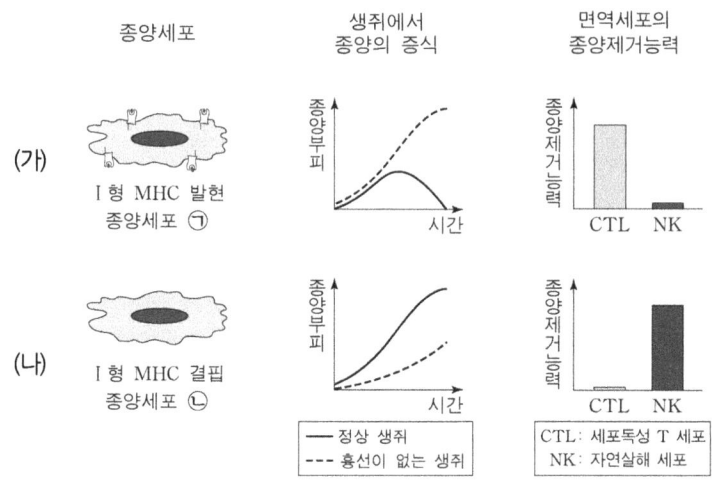

이에 대한 설명으로 옳은 것만을 <보기>에서 있는 대로 고른 것은?

보기

ㄱ. NK는 ㉡보다 ㉠을 잘 제거한다.
ㄴ. CTL이 종양을 제거하는 데 종양세포의 I형 MHC가 필요하다.
ㄷ. NK에 대해 감수성이 있는 종양세포는 정상 생쥐보다 흉선이 없는 생쥐에서 잘 자란다.

① ㄱ   ② ㄴ   ③ ㄷ   ④ ㄱ, ㄴ   ⑤ ㄴ, ㄷ

V. 면역계

[MEET/DEET - 2017학년도]

V 31.

그림은 건강한 사람의 말초혈액에 존재하는 면역세포를 유세포 분석기를 이용하여 크기(forward scatter, FSC)와 과립밀도(side scatter, SSC)에 따라 분석한 결과를 나타낸 것이다. (가)~(다)에 존재하는 면역세포는 각각 과립구, 단핵구, 림프구 중 하나이다.

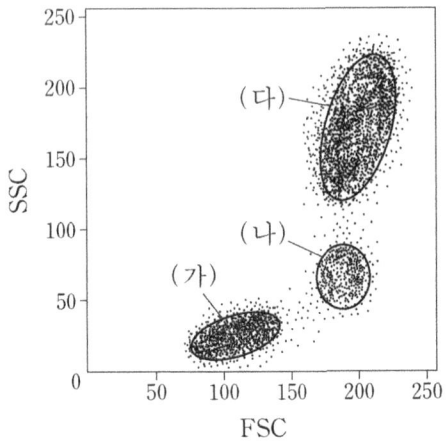

이에 대한 설명으로 옳은 것은?

① (가)에 대식세포의 전구세포가 존재한다.
② (가)에 과립을 분비하는 세포가 존재한다.
③ (나)에 $CD4^+$ T 세포가 존재한다.
④ (나)에 자연살해세포가 존재한다.
⑤ (다)에 다형핵(polymorphonucleus) 세포가 존재한다.

32.

다음은 중증복합형 면역결핍 증후군 환자에 대한 자료이다.

- 4세부터 다양한 호흡기 바이러스 질환을 앓고 있다.
- 항원에 대한 항체 형성은 정상적으로 일어난다.
- I 형 MHC 단백질은 정상적으로 발현되지만 세포 표면에서는 발견되지 않는다.
- TAP2 (transporter associated with antigen processing 2) 유전자의 기능이 소실되었다.
- 혈액 내 $CD8^+$ T세포는 모두 $\gamma\delta$ 사슬의 TCR을 갖는다.

이에 대한 설명으로 옳은 것만을 〈보기〉에서 있는 대로 고른 것은?

보기

ㄱ. 항원 특이적인 지연성과민반응은 정상적으로 일어난다.
ㄴ. $\alpha\beta$ 사슬의 TCR을 갖는 $CD8^+$ T 세포가 없기 때문에 면역 결핍이 생겼다.
ㄷ. 세포질에서 생성된 펩티드 항원이 소포체로 이동하지 못한다.

① ㄱ   ② ㄷ   ③ ㄱ, ㄴ   ④ ㄴ, ㄷ   ⑤ ㄱ, ㄴ, ㄷ

V. 면역계

[MEET/DEET - 2018학년도]

V 33.

그림은 난황알부민(ovalbumin)에 대한 단클론 IgG가 파파인(papain)에 의해 절단되는 위치를 나타낸 것이다.

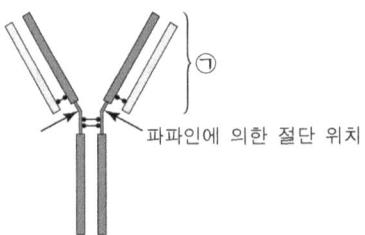

파파인에 의해 생성된 절편 ㉠에 대한 설명으로 옳은 것만을 <보기>에서 있는 대로 고른 것은?

보기
ㄱ. 난황알부민과 결합한다.
ㄴ. 보체를 활성화한다.
ㄷ. 난황알부민과 반응시킬 때 침강반응(precipitation)을 일으킨다.

① ㄱ   ② ㄷ   ③ ㄱ, ㄴ   ④ ㄴ, ㄷ   ⑤ ㄱ, ㄴ, ㄷ

V 34.
다음은 그레브스병(Graves' disease)은 갑상샘자극호르몬 수용체에 대한 항체(항-TSHR 항체)에 의해 유발된다. 그림은 그레브스병을 앓고 있는 임산부로부터 항-TSHR 항체가 태아에게 전달되는 것을 나타낸 것이다.

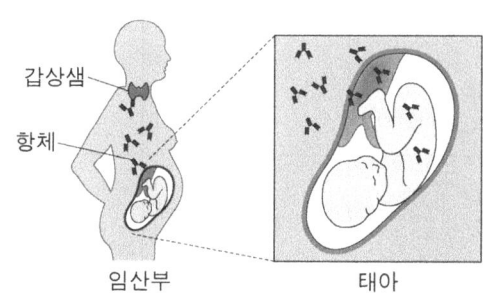

이에 대한 설명으로 옳은 것만을 <보기>에서 있는 대로 고른 것은?

보기
ㄱ. 태아로 전달되는 항-TSHR 항체는 IgA 형이다.
ㄴ. 임산부에서 갑상샘호르몬은 갑상샘자극호르몬 분비를 억제한다.
ㄷ. 임산부에서 항-TSHR 항체는 갑상샘호르몬 분비를 증가시킨다.

① ㄱ   ② ㄴ   ③ ㄱ, ㄷ   ④ ㄴ, ㄷ   ⑤ ㄱ, ㄴ, ㄷ

V. 면역계

[MEET/DEET - 2018학년도]

V 35.

표는 건강한 사람의 말초혈액에 존재하는 5가지 종류의 백혈구에 대한 특성을 나타낸 것이다.

	Wright 염색 이미지	염색된 과립의 색깔	백혈구 중 비율 (%)	크기 (μm)
(가)		?	5	~ 20
(나)		적색	2	12 ~ 17
(다)		짙은 보라색	< 0.1	14 ~ 16
(라)		?	30	6 ~ 9
(마)		?	63	12 ~ 14

(Wright 염색액은 에오신과 메틸렌 블루의 혼합액이다.)

이에 대한 설명으로 옳지 <u>않은</u> 것은?

① (가)의 세포는 비만세포(mast cell)로 분화한다.
② (나)의 세포는 기생충 방어능을 지닌다.
③ (다)의 세포는 호염구(basophil)이다.
④ (라)에는 형질세포(plasma cell)로 분화하는 세포가 있다.
⑤ (마)의 세포는 핵이 하나이다.

V 36.

다음은 생쥐의 흉선에서 단일양성 흉선세포가 발달하는 과정을 알아보기 위한 실험이다.

<자료>
- $CD4^+CD8^+$ 이중양성 흉선세포는 흉선의 겉질상피세포(cortical epithelial cell)와 상호작용하여 $CD4^+$ 또는 $CD8^+$ 단일양성 흉선세포로 발달한다.

<실험>
(가) MHC II 결핍 생쥐에, 야생형 MHC II 또는 CD4와 결합하지 못하는 MHC II를 흉선 겉질상피세포에만 발현시킨다.
(나) 각 생쥐에서 발달 된 단일양성 흉선세포의 종류를 조사한다.

흉선 겉질상피세포에만 발현시킨 MHC II	MHC II 결핍 생쥐		
	없음	야생형 MHC II	CD4와 결합하지 못하는 MHC II
단일양성 흉선세포	$CD8^+$ 세포	㉠	㉡

이에 대한 설명으로 옳은 것만을 <보기>에서 있는 대로 고른 것은?

보기
ㄱ. ㉠은 $CD4^+$ 세포와 $CD8^+$ 세포다.
ㄴ. ㉡은 $CD4^+$ 세포다.
ㄷ. 흉선 겉질상피세포에 야생형 MHC II가 존재해야 $CD4^+$ 세포가 발달한다.

① ㄱ   ② ㄴ   ③ ㄱ, ㄷ   ④ ㄴ, ㄷ   ⑤ ㄱ, ㄴ, ㄷ

V. 면역계

[MEET/DEET - 2019학년도]

V 37.

다음은 전사인자 T-bet과 기도 염증반응의 관계에 대한 자료이다.

> ○ T-bet은 제1형 보조 $CD4^+$ T 세포(Th1)의 분화에 필수적이다.
> ○ 야생형에서보다 T-bet이 결핍된 생쥐에서 IL-4, IL-5, IL-13의 발현이 증가한다.
> ○ 그림은 헤마톡실린-에오신으로 염색한 생쥐의 폐조직을 나타낸 것이다.
>   (가)와 (나)는 각각 야생형 생쥐와 T-bet이 결핍된 생쥐의 폐조직 중 하나이다.

(가) 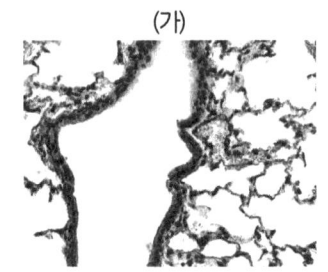   (나)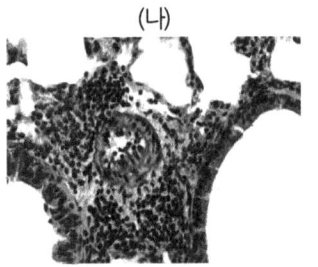

이에 대한 설명으로 옳은 것만을 〈보기〉에서 있는 대로 고른 것은?

보기

ㄱ. (가)는 T-bet이 결핍된 생쥐의 폐조직이다.
ㄴ. T-bet이 결핍되면 제2형 보조 $CD4^+$ T 세포(Th2) 반응이 증가한다.
ㄷ. 림프구는 (가)보다 (나)에 많다.

① ㄱ   ② ㄴ   ③ ㄷ   ④ ㄴ, ㄷ   ⑤ ㄱ, ㄴ, ㄷ

[MEET/DEET - 2019학년도]

V 38.

다음은 림프구성 맥락수막염 바이러스(LCMV) 감염에 대한 면역반응을 알아본 실험이다.

〈자료〉
○ 항체 GK1.5를 생쥐에 주입하면 $CD4^+$ T 세포가 선택적으로 제거된다.
○ 항체 GK1.5의 $CD4^+$ T 세포 제거 효과는 항체 주입 후 14일 동안 유지된다.

〈실험 과정〉
(가) 생쥐 A에 식염수를, 생쥐 B에 항체 GK1.5를 주입한다.
(나) 1일 후 생쥐 A와 B에 LCMV를 각각 주입한다.
(다) LCMV 주입 후 10일과 30일에, A와 B의 혈액에서 LCMV 역가와 LCMV 특이적 $CD8^+$ T 세포 수를 각각 측정한다.

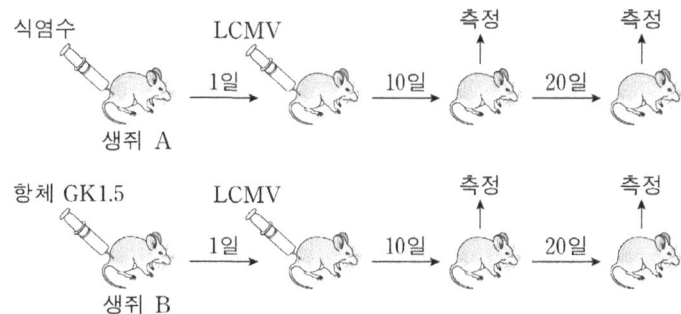

〈실험 결과〉
○ A와 B의 혈액 모두에서 LCMV가 검출되지 않았다.
○ LCMV 특이적 $CD8^+$ T 세포 수

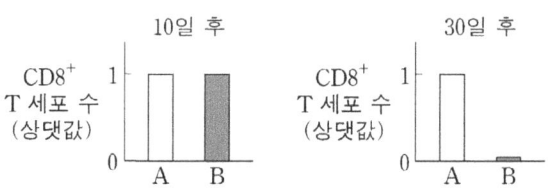

이에 대한 설명으로 옳은 것만을 〈보기〉에서 있는 대로 고른 것은? (단, 실험에 사용한 생쥐는 유전적으로 동일하고, 이전에 LCMV에 노출된 적이 없다.)

보기
ㄱ. $CD4^+$ T 세포는 LCMV 제거에 필수적이다.
ㄴ. $CD4^+$ T 세포는 LCMV 특이적 기억 $CD8^+$ T 세포의 생성을 촉진한다.
ㄷ. $CD4^+$ T 세포는 LCMV 특이적 $CD8^+$ T 세포를 사멸시킨다.

① ㄱ   ② ㄴ   ③ ㄷ   ④ ㄱ, ㄴ   ⑤ ㄴ, ㄷ

V. 면역계

[MEET/DEET - 2020학년도 04번]

V 39.

그림은 피부에 세균이 감염되어 면역 반응이 활성화되는 과정을 나타낸 것이다.

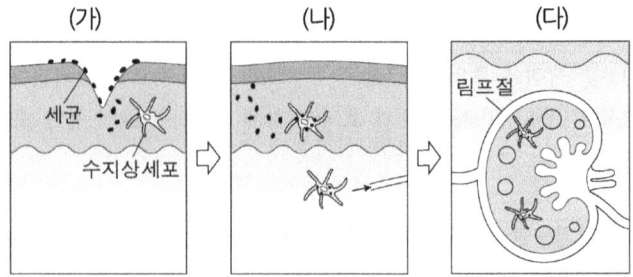

이에 대한 설명으로 옳은 것만을 <보기>에서 있는 대로 고른 것은?

보기
ㄱ. (가)에서 수지상세포의 MHC class II에 결합한 항원은 CD8 T 림프구와 결합한다.
ㄴ. (나)에서 수지상세포가 세균 특이적 분자들을 인식하면 활성화되어 이동성이 증가한다.
ㄷ. (다)에서 B 림프구가 활성화되어 항체를 생산한다.

① ㄱ   ② ㄷ   ③ ㄱ, ㄴ   ④ ㄴ, ㄷ   ⑤ ㄱ, ㄴ, ㄷ

V 40.
다음은 항원의 투여 경로에 따른 면역 반응을 알아본 실험이다.

[실험 과정]
(가) 생쥐 ㉠에 식염수를, 생쥐 ㉡에 난황알부민을 하루에 한 번씩 14일 동안 경구 투여한다.
(나) 투여를 중지하고 7일 후, 보강제(adjuvant)와 난황알부민을 혼합하여 ㉠과 ㉡에 피하 주입한다.
(다) 14일 후 난황알부민에 특이적인 항체 역가 및 T 림프구 반응을 측정한다.

[실험 결과]

구분	㉠	㉡
항체 역가	높음	낮음
T림프구 반응	높음	낮음

이에 대한 설명으로 옳은 것만을 <보기>에서 있는 대로 고른 것은? (단, ㉠과 ㉡은 유전적으로 동일하고, 이전에 난황알부민에 노출된 적이 없다.)

보기
ㄱ. 보강제는 항체 생산을 촉진하기 위해 사용한다.
ㄴ. 경구 투여한 난황알부민은 난황알부민에 특이적인 T 림프구 반응에 영향을 주지 않는다.
ㄷ. ㉡에서 난황알부민에 대한 면역 관용(immunologic tolerance)이 유도되었다.

① ㄱ   ② ㄴ   ③ ㄷ   ④ ㄱ, ㄴ   ⑤ ㄱ, ㄷ

V. 면역계

[MEET/DEET - 2020학년도 18번]

V 41.
다음은 조절 T 림프구와 세균성 대장염 발생의 관련성을 알아본 실험이다.

[자료]
- Rag$^{-/-}$ 생쥐는 T 림프구와 B 림프구가 모두 결핍된 생쥐이며, 세균성 대장염이 자연적으로 발생하지 않는다.
- 생쥐 ㉠과 ㉡은 모두 Rag$^{-/-}$ 생쥐이다.
- FoxP3을 발현하는 CD4 T 림프구는 조절 T 림프구이다.

[실험 과정]
(가) 야생형 생쥐로부터 FoxP3을 발현하거나(FoxP3$^+$), 발현하지 않는(FoxP3$^-$) CD4 T 림프구를 각각 분리한다.
(나) ㉠에 FoxP3$^-$ CD4 T 림프구를, ㉡에 FoxP3$^-$ CD4 T 림프구와 FoxP3$^+$ CD4 T 림프구를 함께 주입한다. ㉠과 ㉡에 주입한 FoxP3$^-$ CD4 T 림프구의 수는 같다.
(다) 8주 후 대장 조직을 헤마톡실린-에오신으로 염색한다.

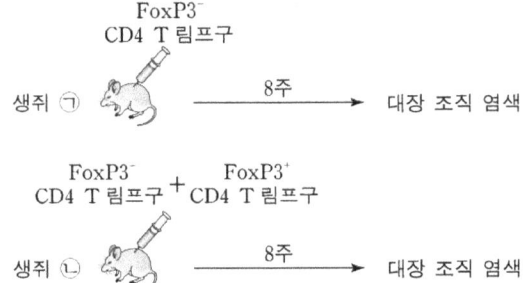

[실험 결과]
- 그림은 ㉠과 ㉡의 대장 조직을 각각 현미경으로 관찰한 결과이며 배율은 동일하다.

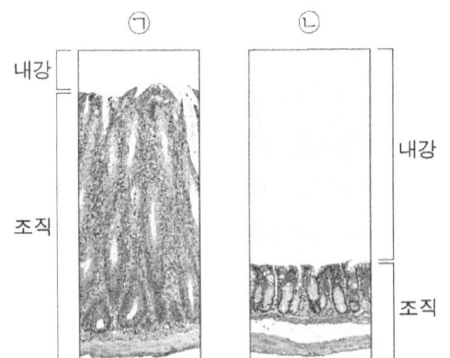

이 실험에 대한 설명으로 옳은 것만을 <보기>에서 있는 대로 고른 것은? (단, ㉠과 ㉡은 유전적으로 동일하다.)

보기
ㄱ. ㉡에서 대장염이 발생하였다.
ㄴ. FoxP3$^-$ CD4 T 림프구는 세균성 대장염을 유발한다.
ㄷ. 조절 T 림프구는 염증 반응을 억제한다.

① ㄱ   ② ㄴ   ③ ㄷ   ④ ㄱ, ㄴ   ⑤ ㄴ, ㄷ

V 42.

그림 (가)~(다)는 항체가 작용하는 3가지 방식을 나타낸 것이다.

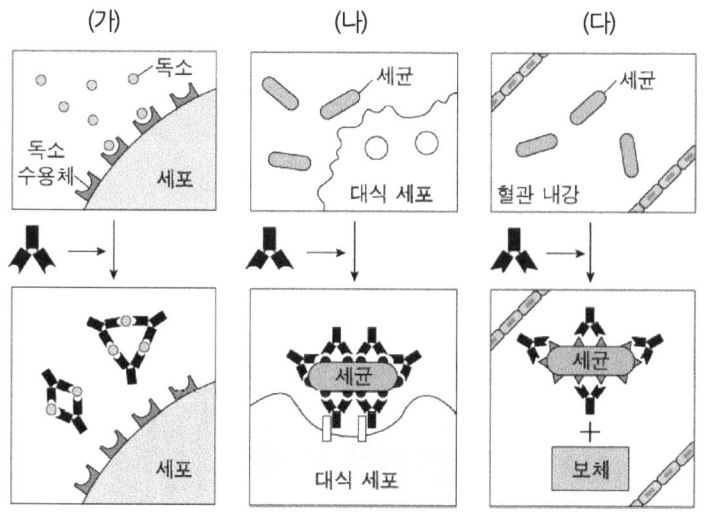

이에 대한 설명으로 옳지 않은 것은?

① (가)는 항체의 중화 작용(neutralization)이다.
② (가)의 방식을 통해 항체가 바이러스의 세포 감염을 막을 수 있다.
③ (나)는 항체의 옵소닌화 작용(opsonization)이다.
④ (다)에서 보체는 항체의 F_{ab} 부위에 결합한다.
⑤ (다)의 방식에서 보체는 대식세포의 세균 포식작용을 돕는다.

V. 면역계

[MEET/DEET - 2021학년도 08번]

V 43.

다음은 사람의 셀리악병에 대한 자료이다.

> - 셀리악병은 글루텐에 대한 CD4 T 림프구 반응에 의해 소장에서 발생하는 만성 질환이다.
> - 그림 (가)와 (나)는 각각 헤마톡실린-에오신으로 염색한 정상소장 조직과 셀리악병 병변을 보이는 소장 조직 중 하나이다.

(가) 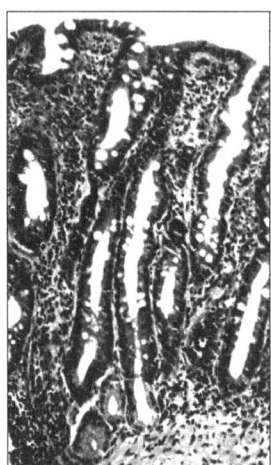   (나)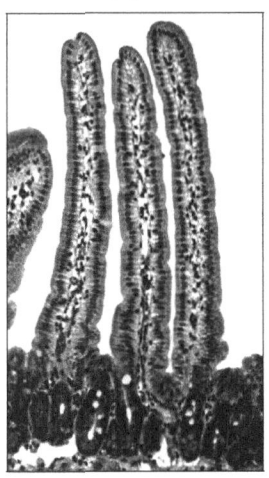

이에 대한 설명으로 옳은 것만을 <보기>에서 있는 대로 고른 것은?

보기
ㄱ. (가)는 정상 소장 조직이다.
ㄴ. 면역세포의 수는 (나)가 (가)보다 많다.
ㄷ. 셀리악병이 발병하면 상피 조직이 손상된다.

① ㄱ   ② ㄴ   ③ ㄷ   ④ ㄱ, ㄴ   ⑤ ㄴ, ㄷ

V 44.
그림 (가)는 감염한 바이러스의 항원이 제시되는 과정을, (나)는 포식된 세균의 항원이 제시되는 과정을 나타낸 것이다. ㉠과 ㉡은 각각 MHC class Ⅰ과 MHC class Ⅱ 중 하나이다.

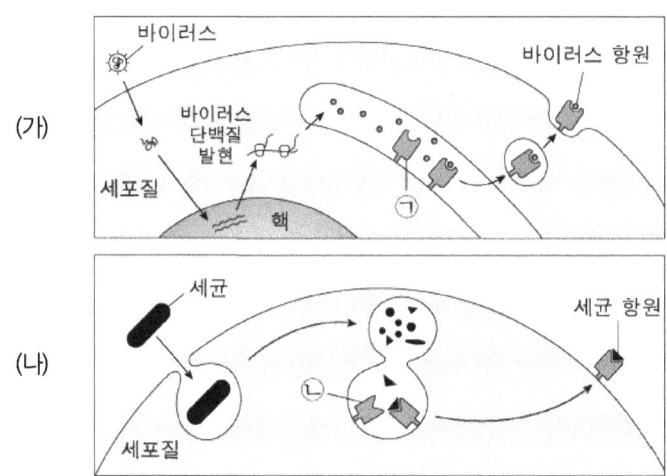

이에 대한 설명으로 옳은 것만을 <보기>에서 있는 대로 고른 것은?

보기
ㄱ. ㉠은 MHC class Ⅱ이다.
ㄴ. B 림프구는 ㉡을 발현한다.
ㄷ. CD4 T 림프구는 ㉠과 항원의 복합체를 인식한다.

① ㄱ   ② ㄴ   ③ ㄷ   ④ ㄱ, ㄴ   ⑤ ㄴ, ㄷ

V. 면역계

[MEET/DEET - 2021학년도 24번]

V 45.

다음은 생쥐에서 바이러스 X에 대한 면역반응을 알아본 실험이다.

〈자료〉
- 생쥐 ㉠과 ㉡은 각각 정상 생쥐와 CD4 T 림프구 결핍 생쥐 중 하나이다.
- 생쥐 ㉢과 ㉣은 T 림프구와 B 림프구가 모두 결핍된 생쥐이다.

〈실험 과정〉
(가) ㉠과 ㉡에 각각 감염 능력이 없는 불활성화 바이러스 X를 주입한다.
(나) 60일 후에 ㉠과 ㉡에서 백혈구를 분리한다.
(다) ㉠에서 분리한 백혈구는 ㉢에, ㉡에서 분리한 백혈구는 ㉣에 주입한다. ㉢과 ㉣에 주입한 백혈구 수는 같다.
(라) 1일 후에 (다)의 ㉢과 ㉣에 각각 감염 능력이 있는 정상 바이러스 X를 같은 양 주입한다.
(마) 10일 후에 ㉢과 ㉣에서 혈중 바이러스 X의 역가를 측정한다.

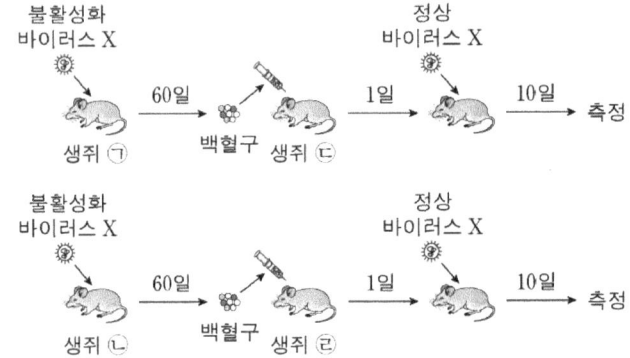

〈실험 결과〉

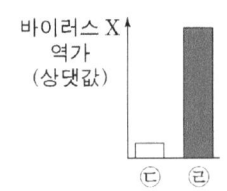

이에 대한 설명으로 옳은 것만을 〈보기〉에서 있는 대로 고른 것은?

보기
ㄱ. ㉠은 CD4 T 림프구가 결핍된 생쥐이다.
ㄴ. (나)에서 X에 특이적인 기억 B 림프구는 ㉡보다 ㉠에 많다.
ㄷ. (마)의 ㉣에는 X에 특이적인 CD4 T 림프구가 있다.

① ㄱ　　② ㄴ　　③ ㄱ, ㄷ　　④ ㄴ, ㄷ　　⑤ ㄱ, ㄴ, ㄷ

V 46.

다음은 항원 X에 특이적인 T 림프구를 분석한 실험이다.

〈자료〉
○ 항원 X 특이적 T 림프구를 분석하기 위한 항원 X-MHC 4량체 구조

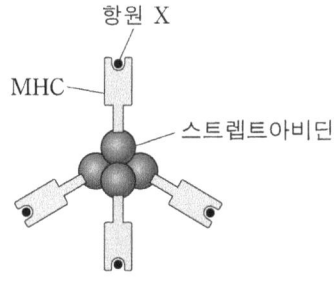

〈실험 과정〉
(가) 생쥐에 항원 X를 주입한다.
(나) 7일 후, 생쥐의 비장으로부터 T 림프구를 분리한다.
(다) 항원 X-MHC 4량체와 항-CD8 항체를 각각 형광물질로 표지하여 (나)의 T 림프구에 처리한 후, 유세포분석기로 분석한다.

〈실험 결과〉

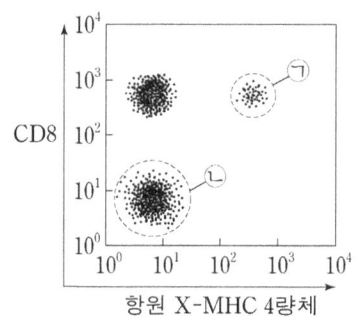

이에 대한 설명으로 옳은 것만을 〈보기〉에서 있는 대로 고른 것은?

보기
ㄱ. 실험에 사용된 항원 X-MHC 4량체의 MHC는 class II이다.
ㄴ. 항원 X에 의해 활성화되는 세포는 ㉠에 있다.
ㄷ. B 림프구의 항체 생성을 돕는 세포는 ㉡에 있다.

① ㄱ ② ㄴ ③ ㄱ, ㄷ ④ ㄴ, ㄷ ⑤ ㄱ, ㄴ, ㄷ

V. 면역계

[MEET/DEET - 2022학년도 17번]

V 47.

다음은 생쥐에서 병원체인 세균 P, 바이러스 Q, 곰팡이 R에 대한 면역반응을 알아본 실험이다.

⟨실험 과정⟩
(가) 생쥐 ㉠에 P를, 생쥐 ㉡에 Q를, 생쥐 ㉢에 R을 주입한다.
(나) 병원체 주입 2일째와 7일째, 각 생쥐 혈액에서 병원체 수, 병원체 특이적 세포 독성 T 림프구 수, 항체 농도를 측정한다.

⟨실험 결과⟩

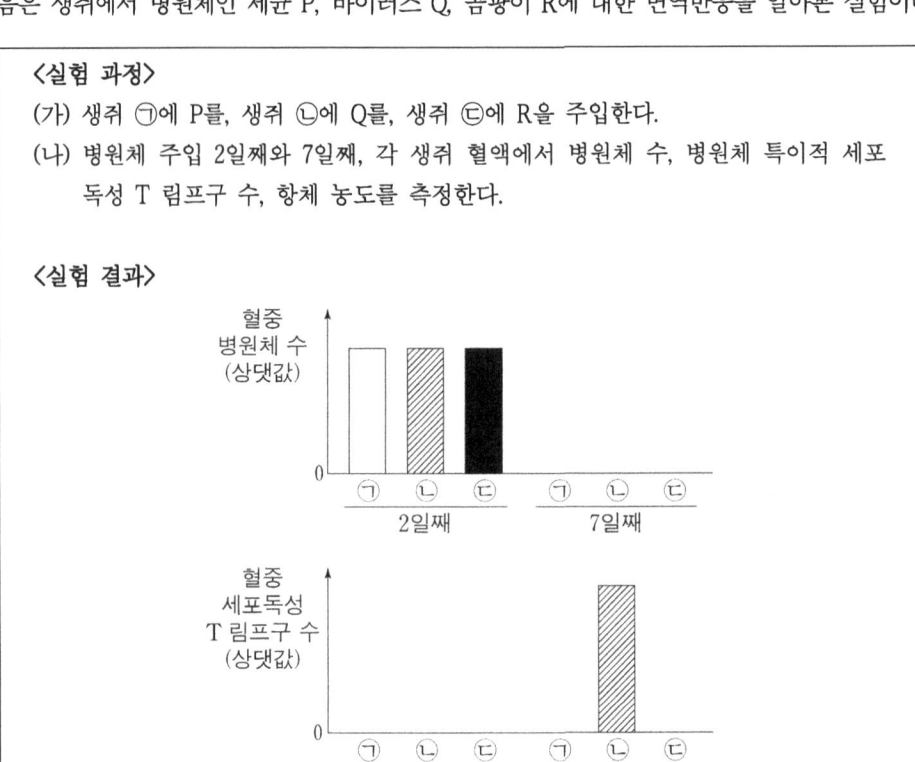

이 실험에 대한 설명으로 옳은 것만을 ⟨보기⟩에서 있는 대로 고른 것은? (단, 생쥐 ㉠~㉢은 실험 이전에 P, Q, R에 노출된 적이 없다.)

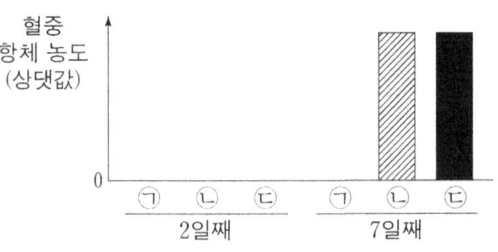

ㄱ. P는 체액성 적응면역반응에 의해 제거되었다.
ㄴ. Q가 제거되는 과정에 세포독성 T 림프구가 작용하였다.
ㄷ. 주입된 R은 선천면역계를 활성화시켰다.

① ㄱ　　② ㄴ　　③ ㄱ, ㄷ　　④ ㄴ, ㄷ　　⑤ ㄱ, ㄴ, ㄷ

V 48.
그림은 바이러스에 감염된 실험쥐에서 일어나는 면역반응의 활성 변화이다.

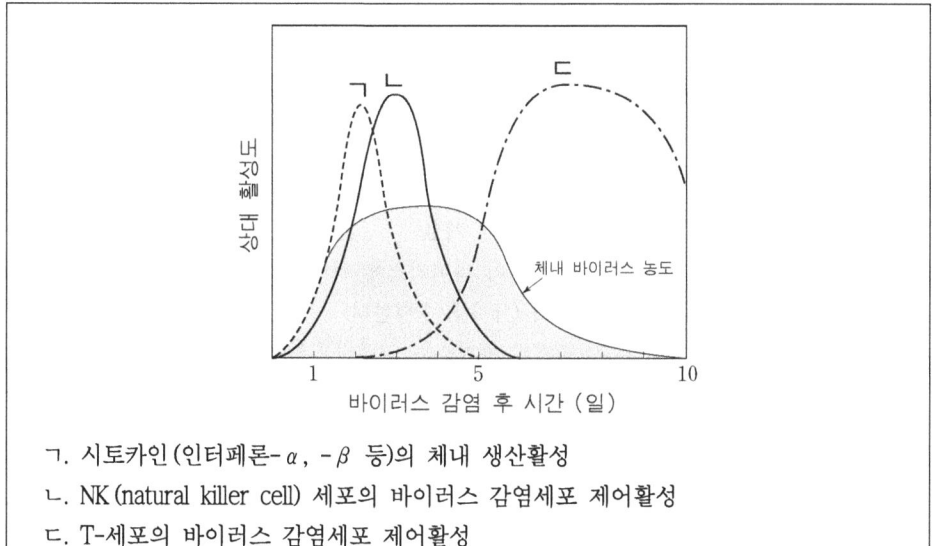

ㄱ. 시토카인(인터페론-α, -β 등)의 체내 생산활성
ㄴ. NK(natural killer cell) 세포의 바이러스 감염세포 제어활성
ㄷ. T-세포의 바이러스 감염세포 제어활성

이 결과는 바이러스 감염에 대한 초기 면역반응에서 NK 세포가 매우 중요한 역할을 한다는 사실을 보여준다. 위 그림에 대한 설명이나 추론으로 옳지 않은 것은?

① ㄷ의 T-세포는 $CD8^+$ T-세포이다.
② 활성화된 NK 세포는 항원 특이성을 획득한다.
③ 활성화된 NK 세포는 T세포의 활성화에 영향을 미친다.
④ NK 세포는 림프구의 일종으로 다른 림프구처럼 골수에서 만들어진다.
⑤ ㄱ의 시토카인들을 실험쥐에 먼저 주입한 후 바이러스로 감염시켰을 경우, ㄴ의 위치는 왼쪽으로 이동될 것이다.

V. 면역계

[MEET/DEET - 2012학년도 31번]

V 49.

어떤 바이러스는 사람의 면역 기전을 회피한다. 다음은 이 바이러스의 유전자 A가 숙주세포 표면단백질 B의 발현에 미치는 영향을 알아보기 위한 실험이다.

[실험 과정]
(가) 사람 자연살해세포(NK cell)에 감수성이 있는 사람 세포를 사용하여 다음과 같은 시료를 준비한다.
 ○ 대조군 : 감염시키지 않은 세포 시료
 ○ X : 정상 바이러스에 감염된 세포 시료
 ○ Y : 유전자 A가 결손된 돌연변이 바이러스에 감염된 세포 시료
(나) (가)의 시료에 대해 실험 (I)과 (II)를 수행한다.
 (I) 유세포분석기로 세포 표면에 존재하는 단백질 B의 양을 측정한다.
 (II) (가)의 시료를 표적세포로 이용하여 자연살해세포의 활성을 측정한다.

[실험 결과]

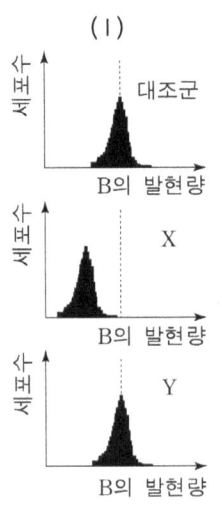
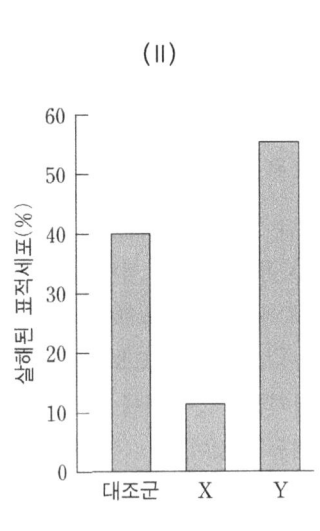

이에 대한 설명으로 옳은 것만을 <보기>에서 있는 대로 고른 것은?

보기
ㄱ. 자연살해세포에 대한 감수성은 Y가 X보다 높다.
ㄴ. 유전자 A는 감염된 세포 표면에 존재하는 B의 양을 증가 시킨다.
ㄷ. B의 발현량이 감소되면 감염된 세포를 표적으로 하는 자연 살해세포의 활성이 증가된다.

① ㄱ　　　② ㄴ　　　③ ㄷ　　　④ ㄱ, ㄴ　　　⑤ ㄱ, ㄷ

V 50.

[MEET/DEET – 2014학년도 06번]

다음은 세포 내 기생세균인 리스테리아균에 대한 면역반응 기작을 알아보기 위한 실험이다.

[실험 I]
(가) 두 그룹의 생쥐에 리스테리아균이나 PBS를 각각 주입하고 10일 후 T 세포와 혈청을 분리한다.
(나) (가)의 T 세포와 혈청을 각각 면역하지 않은 생쥐에 주입한 후 리스테리아균을 감염시킨다.
(다) 4일 후 생쥐의 비장을 분리하여 비장에 존재하는 생균수를 측정한다.

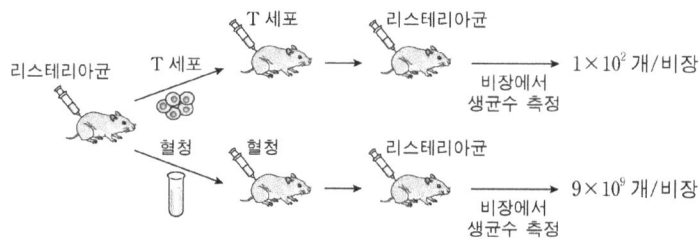

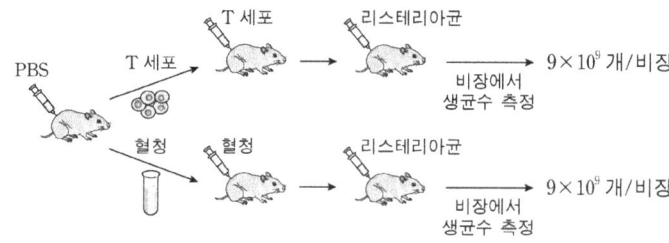

[실험 II]
(가) 리스테리아균을 생쥐에 주입하고 10일 후, T 세포와 대식세포를 분리한다.
(나) (가)의 세포와 리스테리아균을 함께 넣고 10분간 배양한다.
(다) 배양액의 생균수를 측정한다.

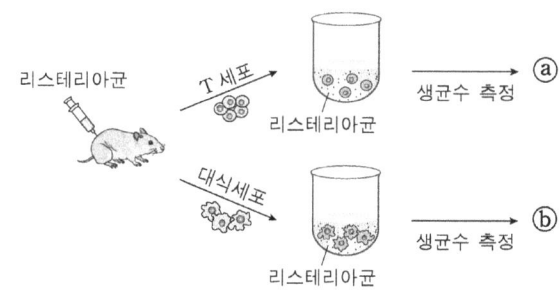

이에 대한 설명으로 옳은 것만을 <보기>에서 있는 대로 고른 것은?

보기
ㄱ. 실험 I에서 면역혈청에 리스테리아균에 대한 항체가 존재하지 않는다.
ㄴ. 실험 I에서 리스테리아균에 대한 방어면역은 T 세포에 의해 전달된다.
ㄷ. 실험 II에서 ⓑ가 ⓐ보다 크다.

① ㄱ   ② ㄴ   ③ ㄱ, ㄴ   ④ ㄱ, ㄷ   ⑤ ㄴ, ㄷ

V. 면역계

[MEET/DEET - 2014학년도 32번]

V 51.

다음은 생쥐에서 항체의 항원에 대한 친화도 성숙(affinity maturation) 과정을 알아보기 위한 실험이다.

(가) 생쥐에 날짜별로 난황단백질(OVA) 항원을 주입하고 B 세포를 분리한다.

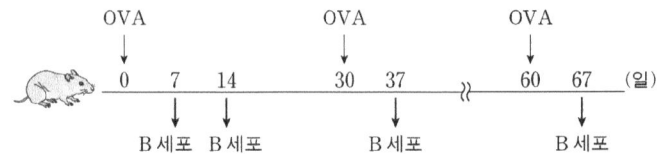

(나) (가)의 네 시점에서 각각 3개씩의 B 세포 클론 1~12를 얻어 항체 중쇄유전자의 염기서열을 분석한다.

(다) (나)의 B 세포 클론에서 항체를 얻어 항체-항원 친화도를 측정한다.

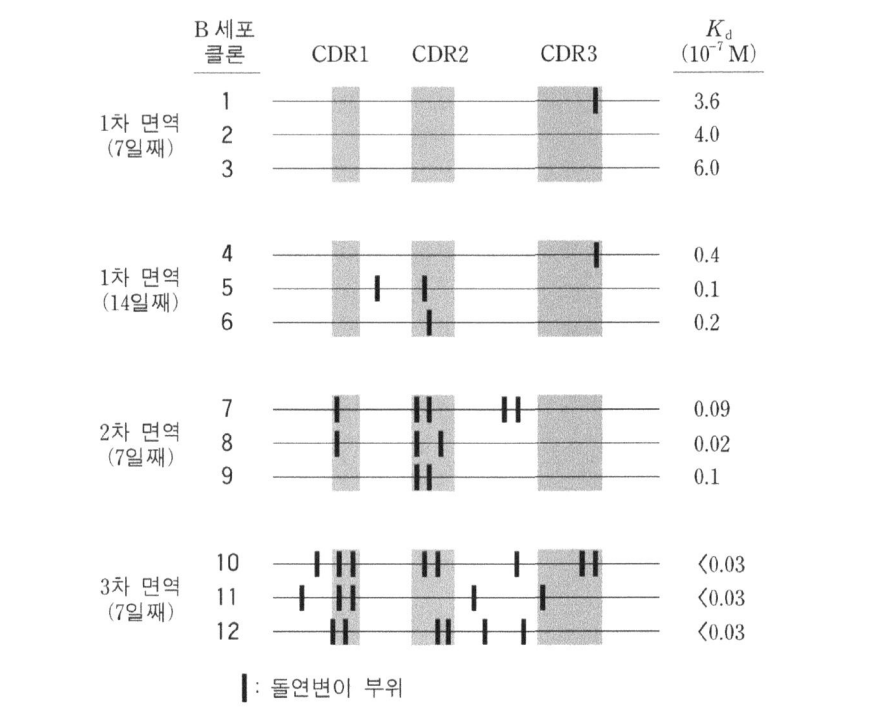

이에 대한 설명으로 옳지 <u>않은</u> 것은?

① 클론 1~12의 항체 유전자 돌연변이는 골수에서 일어난다.
② 클론 1~12의 항체 유전자 돌연변이는 V, D, J 유전자 부위에서 일어난다.
③ 항체의 CDR 부위는 항원 결합 부위이다.
④ 면역 횟수를 증가시키면 항체-항원 친화도가 증가된 항체가 만들어진다.
⑤ 면역 횟수를 증가시켜도 OVA 항원 특이적인 T 세포의 TCR 유전자에는 돌연변이가 발생하지 않는다.

V 52.

다음은 보조 $CD4^+$ T세포의 분화에 필요한 사이토카인의 역할을 알아보기 위한 실험이다.

[자료]
- 레슈마니아(*Leishmania major*)를 제거하는 데 제1형 보조 $CD4^+$ T세포(Th1)의 면역반응이 중요하다.
- BALB/c 생쥐는 레슈마니아 감염에 감수성이 있다.

[실험 과정]
(가) BALB/c 생쥐를 두 그룹 Ⅰ과 Ⅱ로 나눈다.
(나) Ⅰ의 생쥐에 레슈마니아를 감염시키고, Ⅱ의 생쥐에 레슈마니아와 IL-4에 대한 항체(항 IL-4 항체)를 함께 주입한다.

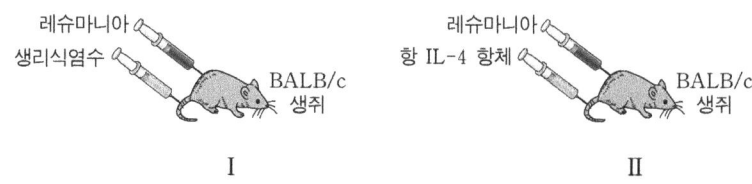

(다) 감염 후 2주 간격으로 8주 동안 Ⅰ과 Ⅱ의 생존률을 측정한다.

[실험 결과]

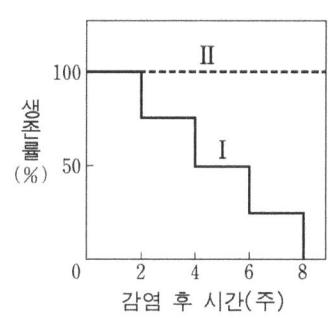

이에 대한 설명으로 옳은 것만을 〈보기〉에서 있는 대로 고른 것은?

보기
ㄱ. IL-4가 제2형 보조 $CD4^+$ T세포(Th2)의 분화를 유도한다.
ㄴ. Ⅰ에서 레슈마니아에 대한 Th2반응이 Th1반응보다 우세하게 일어난다.
ㄷ. IFN-γ 생성은 Ⅱ가 Ⅰ보다 낮다.

① ㄱ ② ㄴ ③ ㄷ ④ ㄱ, ㄴ ⑤ ㄴ, ㄷ

V. 면역계

V 53.

다음은 생쥐에서 바이러스에 대한 면역반응을 알아본 실험이다.

<자료>
- 생쥐 ㉠의 품종(strain)은 a이다.
- 생쥐 ㉡과 ㉢의 품종은 각각 a와 b 중 하나이다.

<실험>
(가) 생쥐 ㉠에 림프구성 맥락수막염 바이러스(LCMV)를 주입하고, 7일 후 CD8 T 림프구를 분리한다.
(나) 생쥐 ㉡과 ㉢ 각각에서 비장세포와 적혈구를 분리하여 표와 같이 식염수 또는 LCMV를 1시간 동안 처리한다.
(다) (가)의 CD8 T 림프구와 (나)의 세포를 혼합하여 1일 동안 배양한 후, 비장세포와 적혈구의 세포 사멸도를 각각 측정한다.

혼합 배양된 (나)의 세포	생쥐 ㉡			생쥐 ㉢		
	식염수 + 비장세포	LCMV + 비장세포	LCMV + 적혈구	식염수 + 비장세포	LCMV + 비장세포	LCMV + 적혈구
세포 사멸도 (%)	0	90	?	0	0	0

이 실험에 대한 설명으로 옳은 것만을 <보기>에서 있는 대로 고른 것은? (단, LCMV 감염율은 품종 a와 b에서 동일하다.)

<보기>
ㄱ. 생쥐 ㉢의 품종은 b이다.
ㄴ. (다)에서 CD8 T림프구는 LCMV를 처리한 생쥐 ㉡ 적혈구를 인식한다.
ㄷ. (다)에서 CD8 T림프구는 MHC class II 인식을 통해 LCMV를 처리한 생쥐 ㉡ 비장세포를 사멸시킨다.

① ㄱ   ② ㄷ   ③ ㄱ, ㄴ   ④ ㄴ, ㄷ   ⑤ ㄱ, ㄴ, ㄷ

54.

다음은 다발성경화증에서 면역세포의 작용을 알아본 실험이다.

〈자료〉
- 생쥐에 미엘린을 주입하면 다발성경화증이 발병한다.
- 전사인자 RORγT는 CD4T림프구 중 Th17 림프구에서만 발현된다.

〈실험〉
(가) 생쥐 a에 미엘린을 주입한다.
(나) 10일 후, 생쥐 a에서 Th17 림프구와 조절 T 림프구를 분리한다.
(다) 생쥐 ㉠~㉣을 준비하여 표와 같이 물질 X와 (나)의 세포를 주입한다.

생쥐	㉠	㉡	㉢	㉣
주입 물질	식염수	Th17 림프구	물질 X, Th17 림프구	조절 T 림프구

(라) 14일 동안 각 생쥐에서 질환의 중증도를 측정한다.
(마) 각 생쥐에서 T림프구를 분리하고, CD4와 RORγT의 발현 정도를 유세포분석기로 측정한다.

○ 질환 중증도 측정 결과

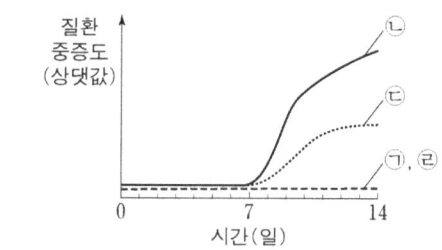

○ 유세포 분석 결과

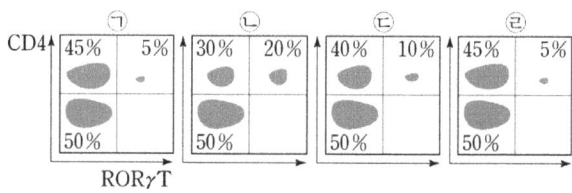

이 실험에 대한 설명으로 옳은 것만을 〈보기〉에서 있는 대로 고른 것은? (단, 실험에 사용된 모든 생쥐는 유전적으로 동일하다.)

보기
ㄱ. 조절 T 림프구는 질환의 중증도를 높인다.
ㄴ. 물질 X는 CD4 T림프구 중 Th17림프구가 차지하는 비율을 감소시킨다.
ㄷ. 미엘린은 Th17림프구의 작용을 통해 다발성경화증을 유도한다.

① ㄱ   ② ㄴ   ③ ㄱ, ㄷ   ④ ㄴ, ㄷ   ⑤ ㄱ, ㄴ, ㄷ

V. 면역계

[MEET/DEET - 2019학년도]

V 55.

그림은 림프절의 구조를 나타낸 것이다. (가)~(라)는 유입 림프관, 유출 림프관, 배중심, 부피질영역을 순서 없이 나타낸 것이다.

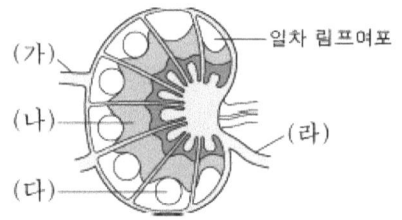

이에 대한 설명으로 옳은 것만을 <보기>에서 있는 대로 고른 것은?

> **보기**
> ㄱ. 림프절에서 T 세포는 주로 (나)에 위치한다.
> ㄴ. 활성화된 B 세포는 (다)에서 형질세포로 분화한다.
> ㄷ. 활성화된 수지상세포는 (라)를 통하여 림프절로 유입된다.

① ㄱ   ② ㄷ   ③ ㄱ, ㄴ   ④ ㄴ, ㄷ   ⑤ ㄱ, ㄴ, ㄷ

[MEET/DEET - 2024학년도 08번]

V 56.

다음은 보체계(complement system)의 세균에 대한 면역반응을 알아본 실험이다.

(가) 사람 A에서 혈청을 분리하여 시험관 ㉠~㉤에 각각 넣는다.
(나) ㉠~㉢을 4℃에서, ㉣과 ㉤을 60℃에서 10분 간 배양한다.
(다) ㉠~㉤을 37℃에서 5분 간 배양한 후 대장균을 첨가한다.
(라) A에서 대식세포를 분리하여 ㉡에, A에서 T 림프구를 분리하여 ㉢과 ㉤에 넣는다.
(마) ㉠~㉤을 37℃에서 10분 간 배양한 후 대장균 사멸도를 측정한다.

시험관	㉠	㉡	㉢	㉣	㉤
혈청 배양 온도	4℃	4℃	4℃	60℃	60℃
첨가 세포	없음	대식세포	T림프구	없음	T림프구
대장균 사멸도 (상댓값)	50	80	?	0	0

이에 대한 설명으로 옳은 것만을 <보기>에서 있는 대로 고른 것은?

보기
ㄱ. 보체는 열에 의해 불활성화된다.
ㄴ. ㉠에서 보체가 대장균에 직접 결합하여 사멸시킨다.
ㄷ. 대장균 사멸도는 ㉡보다 ㉢이 높다.

① ㄱ   ② ㄷ   ③ ㄱ, ㄴ   ④ ㄴ, ㄷ   ⑤ ㄱ, ㄴ, ㄷ

V. 면역계

[MEET/DEET - 2024학년도 20번]

V 57.

다음은 어떤 바이러스에 의해 유도되는 면역반응에 대한 자료이다.

○ 그림은 바이러스에 감염된 생쥐에서 바이러스 역가, IFN-α 생산량, T 림프구와 NK 세포가 감염세포를 사멸시키는 활성도를 각각 시간에 따라 나타낸 것이다. ㉠과 ㉡은 각각 T 림프구와 NK 세포 중 하나이다.

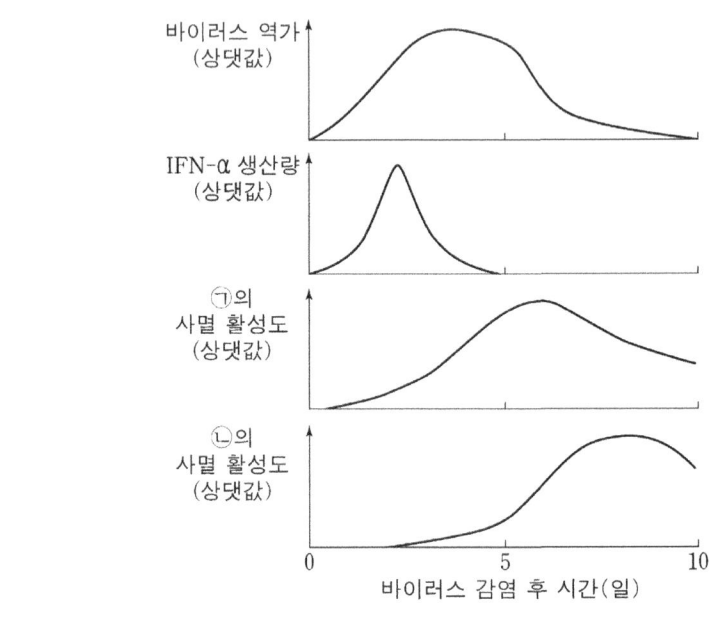

이에 대한 설명으로 옳은 것만을 <보기>에서 있는 대로 고른 것은?

보기

ㄱ. ㉠은 적응면역계에 속한다.
ㄴ. ㉡은 T 림프구이다.
ㄷ. IFN-α는 바이러스에 결합하여 제거를 유도한다.

① ㄱ   ② ㄴ   ③ ㄷ   ④ ㄱ, ㄴ   ⑤ ㄴ, ㄷ

V 58.

다음은 바이러스 P에 대한 백신의 효율을 증가시키는 보강제(adjuvant)에 대한 실험이다.

<자료>
- 백신 X는 P의 항원 단백질 ⓐ와 보강제 ㉠으로 구성되어 있다.
- 백신 Y는 P의 항원 단백질 ⓐ와 보강제 ㉡으로 구성되어 있다.

<실험 I>
(가) 생쥐 A에 생리식염수를, 생쥐 B에 X를, 생쥐 C에 Y를 각각 주입하고 10일간 키운다.
(나) A~C에서 분리한 혈청에 같은 수의 P를 각각 첨가하여 37℃에서 1시간 동안 배양한다.
(다) (나)의 시료를 P의 숙주세포에 각각 처리한 후, 감염된 세포 수를 측정한다.

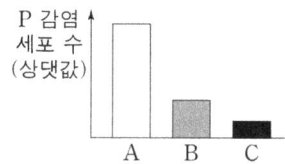

<실험 II>
(가) 실험 I의 (가) 과정을 수행한 후, A~C에서 비장세포를 분리하여 각각에 항원 단백질 ⓐ를 첨가한다.
(나) 24시간 동안 배양한 후, IFN-γ를 발현하는 T 림프구를 유세포 분석기로 측정한다.

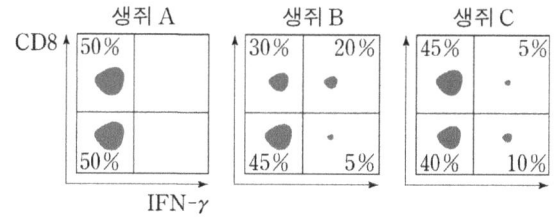

이에 대한 설명으로 옳은 것만을 <보기>에서 있는 대로 고른 것은?

보기
ㄱ. 실험 I의 C에서 항체의 중화작용에 의해 바이러스 감염이 억제된다.
ㄴ. ㉠은 ㉡보다 체액성 면역반응 유도 효과가 크다.
ㄷ. ㉠은 ㉡보다 세포성 면역반응 유도 효과가 크다.

① ㄱ   ② ㄴ   ③ ㄷ   ④ ㄱ, ㄴ   ⑤ ㄱ, ㄷ

V. 면역계

V 59.

그림은 병원체가 어디에 위치하는지에 따라 다르게 작용하는 선천 면역 반응의 종류 (가)~(다)를 나타낸 것이다.

병원체 위치	세포 사이 공간 (세균)	세포 표면 (세균)	세포질 (바이러스)
선천 면역 반응의 종류	(가)	(나)	(다)

이에 대한 설명으로 옳은 것만을 〈보기〉에서 있는 대로 고른 것은?

보기
ㄱ. (가)에 세포독성 T 림프구가 작용한다.
ㄴ. (나)에 항균 펩타이드가 작용한다.
ㄷ. (다)에 NK 세포가 작용한다.

① ㄱ ② ㄷ ③ ㄱ, ㄴ ④ ㄴ, ㄷ ⑤ ㄱ, ㄴ, ㄷ

[MEET/DEET - 2025학년도 15번]

V 60.

다음은 사람의 말초혈액에 존재하는 면역세포를 유세포 분석기로 분석한 자료이다.

- 그림 (가)는 면역세포를 크기(FSC)와 과립밀도(SSC)에 따라 분석한 결과이다. ⓐ~ⓒ에 존재하는 면역세포는 각각 림프구, 과립구, 단핵구 중 하나이다.
- 그림 (나)는 (가)의 ⓒ에 있는 세포를 CD3과 CD8의 발현량에 따라 분석한 결과이다.

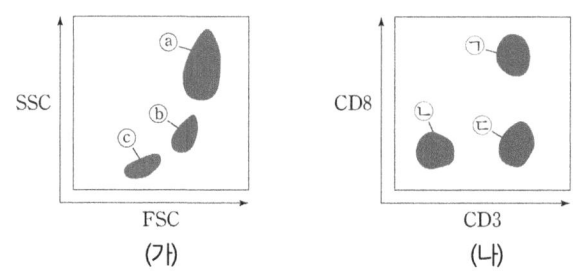

이에 대한 설명으로 옳은 것만을 <보기>에서 있는 대로 고른 것은?

보기

ㄱ. ⓑ에 호중구가 존재한다.
ㄴ. ㉡에 B 림프구가 존재한다.
ㄷ. ㉢에 보조 T 림프구가 존재한다.

① ㄱ   ② ㄴ   ③ ㄷ   ④ ㄱ, ㄴ   ⑤ ㄴ, ㄷ

V. 면역계

V 61.

다음은 생쥐의 흉선에 존재하는 흉선세포(thymocyte)에 대해 알아본 실험이다.

<자료>
○ I과 II는 정상 흉선세포와 세포자살이 진행중인 흉선세포의 전자현미경 사진을 순서 없이 나타낸 것이다.

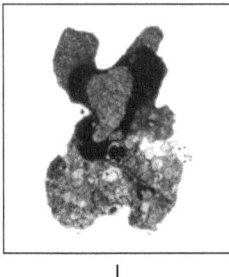 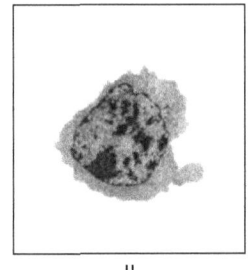

　　　I　　　　　　　　II

○ Annexin V는 세포자살이 진행 중인 세포에 결합한다.

<실험>
(가) 흉선에서 흉선세포를 분리한다.
(나) (가)의 세포에 형광물질로 표지된 annexin V를 처리한다.
(다) 유세포 분석기를 이용하여 (나)의 세포에 대해 annexin V의 형광 강도를 측정한다.

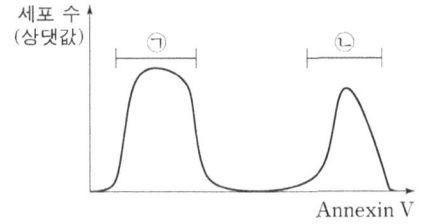

이에 대한 설명으로 옳은 것만을 <보기>에서 있는 대로 고른 것은?

보기
ㄱ. I의 세포는 ㉠에 존재한다.
ㄴ. 흉선에서 항원과 결합한 흉선세포는 ㉡에 존재한다.
ㄷ. 흉선세포는 B 림프구로 성숙한다.

① ㄱ　　② ㄴ　　③ ㄷ　　④ ㄱ, ㄴ　　⑤ ㄴ, ㄷ

[MEET/DEET - 2025학년도 23번]

V 62.
다음은 면역세포가 당뇨병 발생에 미치는 영향을 알아본 실험이다.

<자료>
○ NOD 생쥐는 생후 8주 이후에 당뇨병이 자연적으로 발생한다.
○ NOD 생쥐에서 B 림프구와 T 림프구를 결핍시킨 NOD/SCID 생쥐는 당뇨병이 자연적으로 발생하지 않는다.

<실험>
(가) 당뇨병 발생 전 NOD 생쥐에서 CD4 T 림프구와 CD8 T 림프구를 각각 분리한다.
(나) NOD/SCID 생쥐 ㉠~㉣에 (가)의 세포를 표와 같이 주입한다.

생쥐	㉠	㉡	㉢	㉣
주입 세포	없음	CD4 T 림프구	CD8 T 림프구	CD4 T 림프구 + CD8 T 림프구

(다) 20일 동안 혈당을 측정한다.

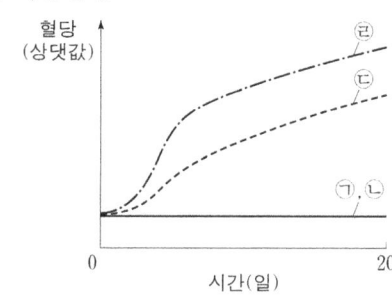

이에 대한 설명으로 옳은 것만을 <보기>에서 있는 대로 고른 것은?

<보기>
ㄱ. ㉢의 혈당 상승에는 항체에 의한 면역반응이 필요하다.
ㄴ. NOD 생쥐에서 CD4 T 림프구를 제거해도 당뇨병이 발생한다.
ㄷ. NOD 생쥐에서 발생한 당뇨병은 1형 당뇨병이다.

① ㄱ   ② ㄴ   ③ ㄷ   ④ ㄱ, ㄴ   ⑤ ㄴ, ㄷ

W

생식과 발생

Ⅳ. 생식과 발생

[MEET/DEET - 2016학년도]

W 01.

두 종의 성게 A, B를 이용하여 첨체 반응과 다정자수정을 알아보았다. 표는 A의 정자에 전처리를 하고 수정한 조건과 결과를 나타낸 것이다.

실험	정자	정자 전처리	난자	수정 환경	첨체반응	다정자 수정
㉠	A	완충용액	A	바닷물	O	X
㉡	A	완충용액	A	민물	O	O
㉢	A	완충용액	B	바닷물	X	X
㉣	A	A의 난자 젤리층을 포함한 완충용액	A	바닷물	X	X
㉤	A	B의 난자 젤리층을 포함한 완충용액	A	민물	?	?

(O : 일어남, X : 일어나지 않음)

이에 대한 설명으로 옳은 것만을 <보기>에서 있는 대로 고른 것은? (단, 모든 실험은 난자, 정자, 수정 환경 이외에는 동일한 조건에서 수행한다.)

보기

ㄱ. ㉠에서 젤리층을 완전히 제거한 A 난자를 사용해도 다정자 수정이 일어나지 않는다.
ㄴ. ㉡에서 난자 세포막의 탈분극이 일어나지 않는다.
ㄷ. ㉤에서 다정자수정이 일어나지 않는다.

① ㄱ   ② ㄴ   ③ ㄷ   ④ ㄱ, ㄴ   ⑤ ㄴ, ㄷ

W 02.

[MEET/DEET - 2009학년도]

그림은 사람의 성 결정 과정을 보여주는 모식도이다. 테스토스테론과 DHT(5α-dihydrotestosterone)는 동일한 남성호르몬 수용체와 결합하고, 친화력은 DHT가 테스토스테론보다 약 30배 높다.

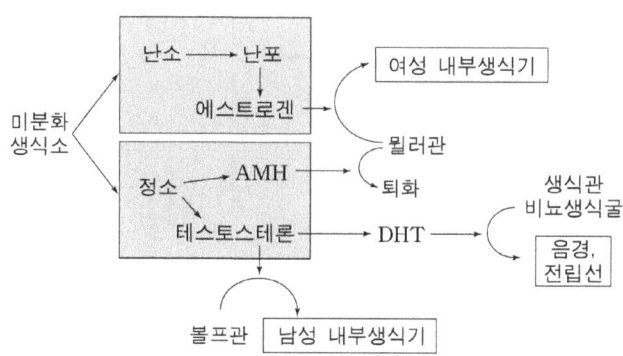

AMH : anti-Müllerian hormone

위 그림에 근거하여 테스토스테론을 DHT로 전환시키는 효소가 결핍된 아이의 성징에 대한 설명으로 옳지 <u>않은</u> 것은? (단, 아이의 성염색체는 XY이다.)

① 출생 시 몸 내부에 부정소와 정관을 가진다.
② 테스토스테론은 정소에서 정상적으로 합성된다.
③ 사춘기가 되면 정소의 세정관에서 정자형성과정이 일어난다.
④ 사춘기가 되면 테스토스테론의 분비가 증가하여 남성 외부생식기가 발달한다.
⑤ 뮐러관과 볼프관이 발달하여 여성 생식기가 정상적인 암수한몸으로 태어난다.

Ⅶ. 생식과 발생

[MEET/DEET - 2008학년도]

W 03.

그림은 포유동물 세정관 일부의 단면을 나타낸 것이다.

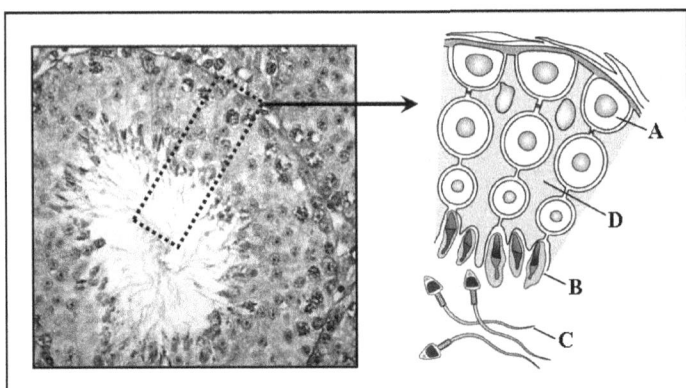

세포 A~D에 대한 설명으로 옳은 것을 <보기>에서 모두 고른 것은?

보기

ㄱ. A 중에는 유사분열을 통해 증식하는 줄기세포가 있다.
ㄴ. B는 정자 형태형성과정(spermiogenesis) 동안 전사 활성이 증가한다.
ㄷ. C는 머리, 중편, 꼬리를 가지며 수정능력과 운동성이 있다.
ㄹ. D는 남성호르몬 수용체와 여포자극호르몬(FSH) 수용체를 발현한다.

① ㄱ, ㄴ ② ㄱ, ㄷ ③ ㄱ, ㄹ
④ ㄴ, ㄹ ⑤ ㄷ, ㄹ

W 04.

그림은 사람의 난소 및 정소 세정관의 모식도이다.

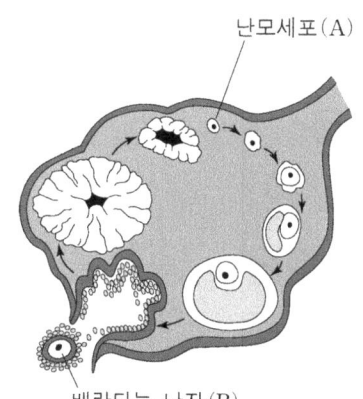
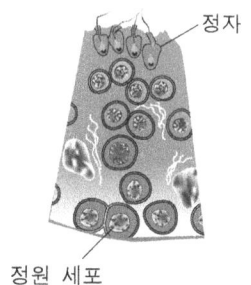

위 그림에 대한 설명이나 추론으로 옳지 <u>않은</u> 것은?

① (A)는 제1감수분열 전기에 멈춰 있다.
② (B)는 제2감수분열 중기에 멈춰 있다가 수정된 후 감수분열이 완성된다.
③ 정원세포는 생식 가능한 동안 계속 분열하고 감수분열을 거쳐 정자로 된다.
④ 난포자극호르몬(FSH)과 황체형성호르몬(LH)은 정자형성 과정을 조절한다.
⑤ 정자형성 과정에서 감수분열 시 XY 염색체는 쌍을 이루지 않는다.

Ⅳ. 생식과 발생

[MEET/DEET - 2012학년도]

W 05.

어떤 18세 남성이 성염색체의 비분리에 의한 클라인펠터증후군(Klinefelter syndrome)으로 진단되었다. 그림 (가)는 이 남성 부모의 정자와 난자가 만나 접합자(XXY)가 형성되는 과정을 나타낸 모식도이다. (나)는 뇌하수체와 정소 사이의 호르몬 분비 되먹임 과정을 나타낸 것이다.

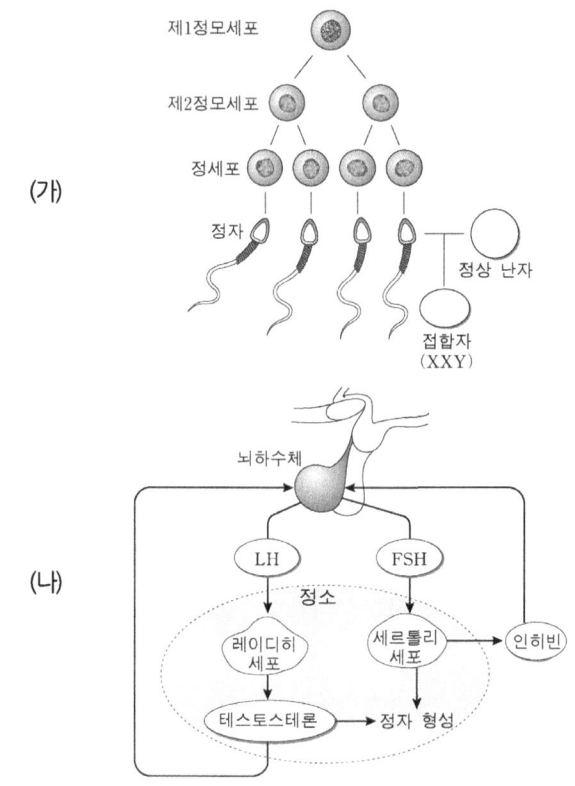

이 남성(XXY)의 혈중 테스토스테론 농도는 정상치보다 낮다. 이에 대한 설명으로 옳은 것만을 <보기>에서 있는 대로 고른 것은? (단, 이 남성의 시상하부와 뇌하수체는 정상이고, 아버지의 정자형성과정에서 비분리는 1회만 일어났다.)

보기

ㄱ. (가)에서 제2 감수분열 시기에 염색체 비분리가 일어났다.
ㄴ. 이 남성의 혈중 FSH 농도는 정상치보다 높다.
ㄷ. 정상 남성에서 인히빈은 뇌하수체에서 FSH 분비를 억제한다.

① ㄱ　　　② ㄴ　　　③ ㄷ　　　④ ㄱ, ㄴ　　　⑤ ㄴ, ㄷ

W 06.

[MEET/DEET - 2010학년도]

어떤 거북의 성 결정에 관여하는 호르몬 A는 효소 B에 의해 테스토스테론으로부터 만들어진다. 다음은 수정된 거북의 알을 이용한 실험 결과이다.

온도	처리 물질	부화된 거북의 성
26℃	없음	수컷
32℃	없음	암컷
26℃	호르몬 A	암컷
32℃	효소 B에 대한 억제제	수컷

이에 대한 설명으로 옳은 것만을 〈보기〉에서 있는 대로 고른 것은?

보기
ㄱ. 이 거북에서 호르몬 A는 26℃에서 활성이 없다.
ㄴ. 효소 B의 활성은 이 거북의 성 결정에 관여한다.
ㄷ. 성 결정 시기에 이 거북의 미분화생식소(gonad)에는 호르몬 A의 수용체가 존재한다.

① ㄱ   ② ㄴ   ③ ㄷ   ④ ㄱ, ㄴ   ⑤ ㄴ, ㄷ

W. 생식과 발생

[MEET/DEET - 2005년 예비검사]

W 07.

생쥐의 정자는 난자의 투명대에 존재하는 단백질과 결합하면 첨체반응을 일으키고 투명대를 분해하여 난자의 세포막으로 접근한다. 이 때 정자와 처음으로 결합하는 투명대 단백질의 종류를 알아보기 위하여 정제된 투명대 단백질 A, B, C와 정자를 이용하여 그림과 같은 실험을 수행하였다.

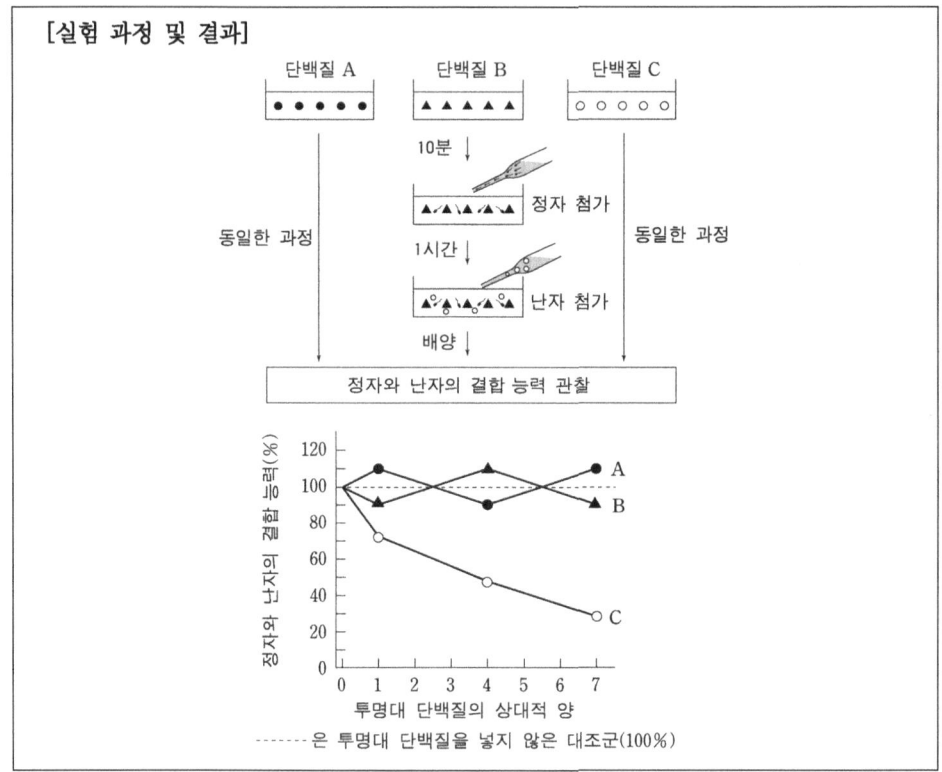

위 실험 결과에 대한 추론으로 옳지 <u>않은</u> 것은?

① 단백질 A는 인위적인 첨체반응을 유도할 수 없다.
② 단백질 C의 항체로 처리된 난자는 불임이 될 수 있다.
③ 수정 시 정자는 단백질 A 또는 B와 처음으로 결합한다.
④ 단백질 B의 처리는 정자와 난자의 결합을 억제하지 못한다.
⑤ 단백질 A와 B를 함께 처리하여도 정자와 난자의 결합을 방지할 수 없다.

W 08.

성게의 수정된 알은 여러 이온의 유출입으로 활성화된다. 그림은 수정 직후 이온들의 유출입과 알의 활성화를 나타낸 모식도이다.

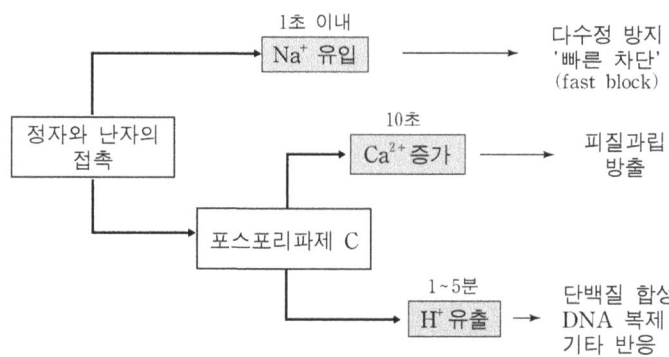

위와 관련한 설명으로 옳은 것을 <보기>에서 모두 고르면?

보기

ㄱ. Na^+ 유입은 세포막 전위를 탈분극시켜 새로운 정자의 침입을 막는다.
ㄴ. Ca^{2+}의 증가는 세포막의 전압의존성 Ca^{2+} 이온통로가 개방되어 나타난다.
ㄷ. 다수정 방지 과정에서 '느린 차단(slow block)'은 Ca^{2+}의 증가에 따라 수정막을 형성하는 과정이다.
ㄹ. H^+의 유출은 수정란 내 pH를 증가시켜 첫 번째 난할에 필요한 유전자의 전사를 활성화시킨다.

① ㄱ, ㄷ   ② ㄱ, ㄹ   ③ ㄴ, ㄷ
④ ㄴ, ㄹ   ⑤ ㄷ, ㄹ

W. 생식과 발생

[MEET/DEET - 2005학년도]

W 09.

임신을 하면 융모성 성선자극호르몬(hCG)이 분비되며 일부는 소변으로 배출된다. 이 현상을 이용하여 개발된 임신 진단 키트의 구성과 검사 순서는 아래와 같다.

(가) 키트의 구성

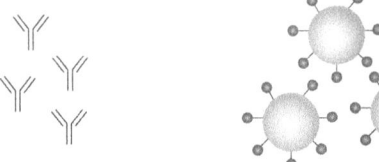

항hCG 항체   hCG가 부착된 라텍스 입자

(나) 검사 순서
1) 소변과 항hCG 항체를 섞는다.
2) 이 혼합물에 hCG가 부착된 라텍스 입자를 넣는다.
3) 라텍스 입자의 응집 여부를 관찰한다.

위의 진단법에 대한 설명이나 추론으로 옳은 것은?

① 응집이 일어난 경우는 임신이 되지 않았다는 것을 의미한다.
② hCG 대신 에스트로겐 검출을 임신 진단에 이용할 수 있다.
③ 항hCG 항체 대신 Fab(antigen-binding fragment)를 사용하여도 결과는 같을 것이다.
④ 라텍스 입자에 결합하지 않은 hCG는 항hCG 항체와 반응할 수 없다.
⑤ 라텍스 입자와 항체를 반응시킨 후에 소변을 넣어도 결과는 같을 것이다.

[MEET/DEET - 2005학년도]

W 10.
그림은 출산 시 자궁 수축에 관여하는 여러 호르몬의 작용을 나타낸 것이다.

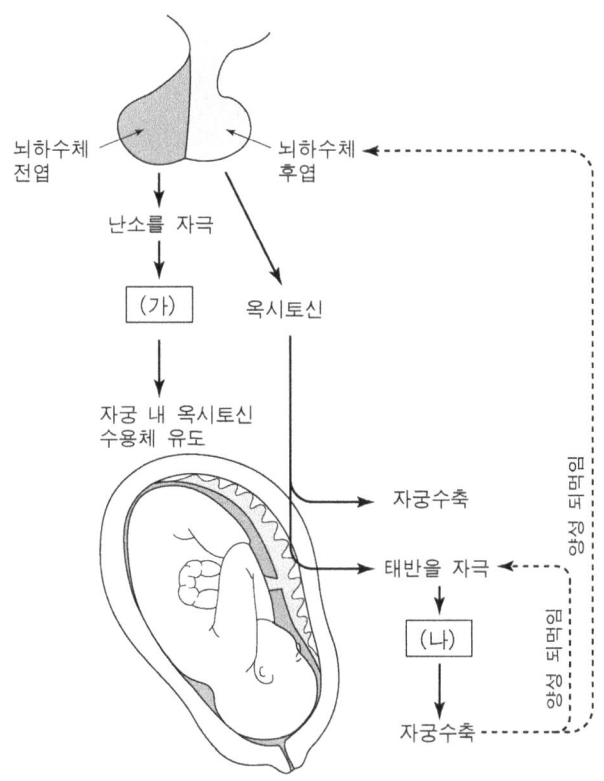

(가) 호르몬과 (나) 호르몬의 일반적인 특징 중 옳은 것을 <보기>에서 모두 고른 것은?

보기
ㄱ. (가) 호르몬이 결핍되면 갱년기 질환이 유발될 수 있다.
ㄴ. (가) 호르몬은 배란주기의 조절에도 관여하며 배란 후 최대치에 이른다.
ㄷ. (나) 호르몬은 거의 모든 세포에서 만들어지며 염증작용과 관련이 있다.
ㄹ. (나) 호르몬은 분자구조가 불안정하여 국소조절자(local regulator)로 작용한다.

① ㄱ, ㄴ　　② ㄱ, ㄷ　　③ ㄴ, ㄹ
④ ㄱ, ㄷ, ㄹ　　⑤ ㄴ, ㄷ, ㄹ

VIII. 생식과 발생

[MEET/DEET - 2009학년도]

W 11.

다음은 동물의 발생을 나타낸 것이다.

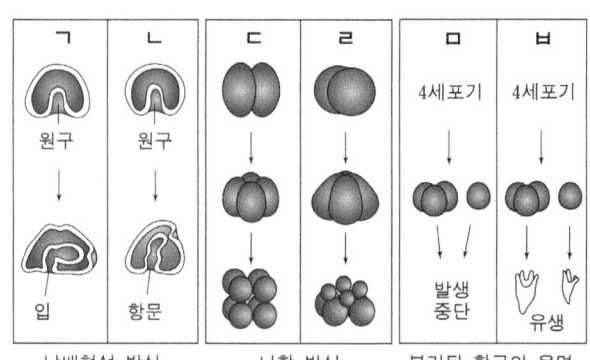

낭배형성 방식 | 난할 방식 | 분리된 할구의 운명

위 자료에서 극피동물의 발생 특징에 해당하는 것만을 고른 것은?

	낭배형성 방식	난할 방식	분리된 할구의 운명
①	ㄱ	ㄷ	ㅂ
②	ㄱ	ㄹ	ㅁ
③	ㄱ	ㄹ	ㅂ
④	ㄴ	ㄷ	ㅂ
⑤	ㄴ	ㄹ	ㅁ

W 12.

[MEET/DEET - 2005년 예비검사]

일반적인 난할 방식에 관한 설명으로 옳은 것을 <보기>에서 모두 고른 것은?

보기

ㄱ. 경할(meridional cleavage)을 할 때 방추사는 동·식물극 축과 수평하게 형성된다.
ㄴ. 위할(equatorial cleavage)을 할 때 세포질 분열면은 동·식물극 축과 수직을 이룬다.
ㄷ. 난할은 체세포분열로 분열이 거듭될수록 핵에 대한 세포질의 부피 비율이 점차 감소한다.
ㄹ. 난황의 양과 분포는 난할 유형을 결정짓는 중요한 요인으로 난황을 많이 포함하고 있는 단황란은 불완전한 세포질 분열을 한다.

① ㄱ, ㄷ ② ㄴ, ㄷ ③ ㄴ, ㄹ
④ ㄱ, ㄷ, ㄹ ⑤ ㄴ, ㄷ, ㄹ

W. 생식과 발생

[MEET/DEET - 2010학년도]

W 13.

다음은 초파리의 유전자 A와 관련된 실험이다.

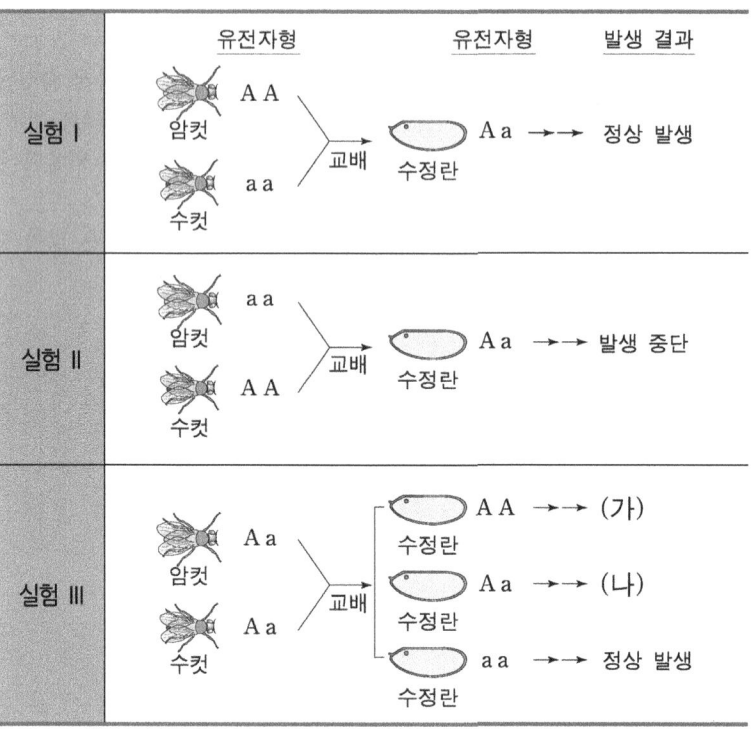

이에 대한 설명으로 옳은 것만을 〈보기〉에서 있는 대로 고른 것은? (단, 유전자 A는 대립 유전자 a에 대하여 완전 우성이다.)

보기
ㄱ. (가)와 (나)는 모두 정상 발생한다.
ㄴ. 수컷에서 유래한 유전자 A는 수정란의 발생을 중단시킨다.
ㄷ. 수정 전 암컷에서 발현된 유전자 A의 발현산물은 수정란의 정상 발생에 필수적이다.

① ㄱ   ② ㄴ   ③ ㄱ, ㄴ   ④ ㄱ, ㄷ   ⑤ ㄴ, ㄷ

[MEET/DEET - 2006학년도]

W 14.

개구리의 성숙한 난자에서 Vg1 mRNA는 (가)처럼 식물극 주위에 제한적으로 분포된다. 이러한 mRNA의 분포 기작을 알아보기 위하여 다음과 같은 실험을 하였다.

ㄱ. 성숙 중인 난자에 미세소관을 파괴하는 노코다졸을 처리하면 (나)의 분포 형태가 나타났다.
ㄴ. 성숙 중인 난자에 미세섬유를 파괴하는 시토칼라신 B를 처리하면 (다)처럼 식물극 반구에 분포하였다.
ㄷ. 성숙한 난자에 노코다졸을 처리하면 (가), 시토칼라신 B를 처리하면 (다)의 분포 형태가 나타났다.

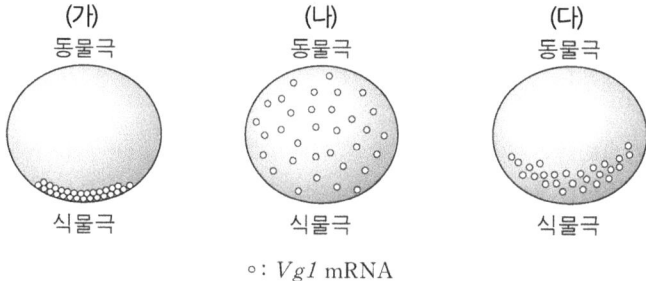

○: Vg1 mRNA

위 실험 결과를 설명할 수 있는 추론 중 옳은 것은?

① 성숙 중인 난자에서 Vg1 mRNA는 미세소관을 따라서 식물극 반구로 이동한다.
② 성숙한 난자에서 Vg1 mRNA는 식물극 주위에 존재하는 미세소관과 결합하여 (가)처럼 분포한다.
③ 성숙한 난자에 노코다졸과 시토칼라신 B를 동시에 처리하면 Vg1 mRNA는 (나)처럼 분포하게 될 것이다.
④ 성숙 중인 난자에 노코다졸과 시토칼라신 B를 동시에 처리하면 Vg1 mRNA는 (다)처럼 분포하게 될 것이다.
⑤ Vg1 mRNA는 성숙 중에는 (나)의 형태로 분포하지만, 동물극에서 특이적으로 분해되어 성숙한 난자에서는 (가)처럼 분포한다.

Ⅳ. 생식과 발생

[MEET/DEET - 2008학년도]

W 15.

다음은 생쥐의 포배 형성에 관한 자료이다.

> (가) 포배강 형성은 후기 상실배 할구에서 배아 내부로의 Na^+ 능동수송과 이에 따른 물의 유입으로 시작된다.
> (나) 포배는 영양외배엽세포와 내세포괴(inner cell mass)로 구성된다.
> (다) 인접한 영양외배엽세포 사이에 밀착결합(tight junction)이 형성된다.
> (라) 포배 형성에 cyclic AMP-의존성 단백질 인산화 효소에 의한 막수송 단백질 활성이 필요하다.

생쥐의 후기 상실배를 배양하면서 〈보기〉의 물질을 처리하였을 때 포배강 형성에 미치는 효과를 바르게 짝지은 것은?

보기

ㄱ. Na^+ 펌프 저해제
ㄴ. 포스포디에스테라제(phosphodiesterase) 저해제
ㄷ. (다)의 밀착결합 단백질 간 결합부위와 경쟁하는 구조의 합성펩티드

	ㄱ	ㄴ	ㄷ
①	억제	억제	촉진
②	억제	촉진	억제
③	억제	촉진	촉진
④	촉진	억제	촉진
⑤	촉진	촉진	억제

[MEET/DEET - 2005학년도]

W 16.

그림은 동물반구에서 떼어낸 조각을 개별 세포로 분리한 후 액티빈(activin)을 처리한 실험의 모식도이다.

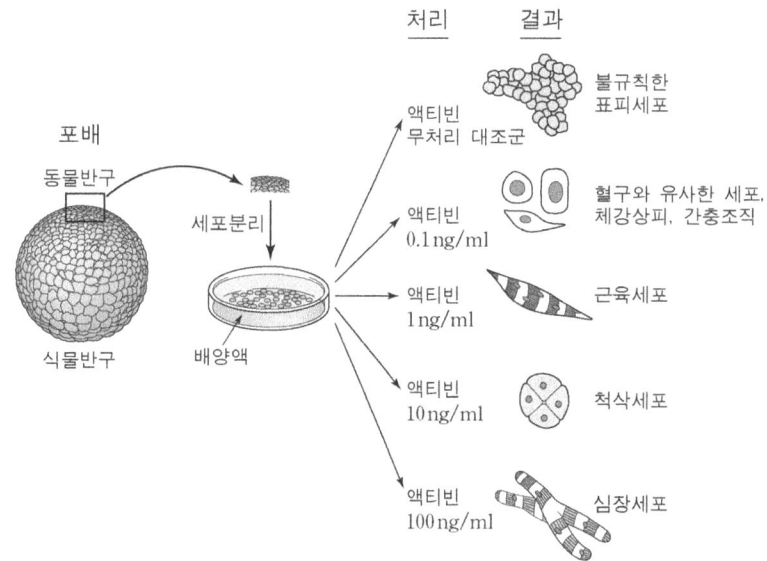

위 실험의 결과에 대한 설명이나 추론 중 옳은 것을 <보기>에서 모두 고른 것은?

보기
ㄱ. 액티빈은 동물반구 쪽에서 합성되기 시작할 것이다.
ㄴ. 동물반구 꼭대기의 할구들은 외배엽으로 분화할 운명을 갖고 있다.
ㄷ. 중배엽 조직의 분화는 액티빈의 농도구배를 따라 일어날 것이다.

① ㄱ   ② ㄴ   ③ ㄷ   ④ ㄱ, ㄷ   ⑤ ㄴ, ㄷ

Ⅳ. 생식과 발생

[MEET/DEET - 2007학년도]

W 17.

그림의 A, B, C는 초파리 초기 낭배의 세 영역을 나타내며, 표는 각 영역에서 세포를 떼어낸 후 같은 영역 또는 다른 영역으로 세포를 이식(transplantation)한 결과이다. A와 B 영역에서 세포를 분리하여 각각 배양접시에서 키우면 A로부터 온 세포의 95% 정도가 상피세포로, B로부터 온 세포의 95% 정도가 신경세포로 분화된다.

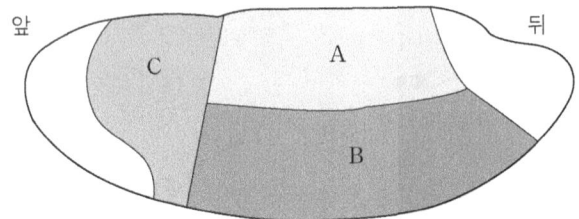

영역간 이식의 형태 \ 이식 후 분화된 세포의 형태	신경세포 (%)	상피세포 (%)	기타 세포 (%)
A 영역에서 A 영역	0	77	23
B 영역에서 B 영역	51	46	3
A 영역에서 B 영역	31	69	0
B 영역에서 A 영역	40	60	0
B 영역에서 C 영역	93	0	7

위 실험 결과로 추론할 수 있는 것으로 옳은 것을 〈보기〉에서 모두 고르면?

보기
ㄱ. A 영역에서 B 영역으로 이식된 일부 세포는 B 영역에 적응하여 신경세포로 분화된다.
ㄴ. A 영역에 있는 세포가 상피세포로 분화하려는 경향은 같은 영역에 있는 주변 세포에 의해 영향을 받지 않는다.
ㄷ. B 영역의 세포는 C 영역에서보다 A 영역에서 신경세포로의 분화가 더 강하게 억제된다.

① ㄱ　　② ㄴ　　③ ㄱ, ㄷ　　④ ㄴ, ㄷ　　⑤ ㄱ, ㄴ, ㄷ

[MEET/DEET - 2006학년도]

W 18.

도롱뇽과 개구리의 유생(larva)은 입과 그 주변의 형태가 다르다. 개구리는 빨판을, 도롱뇽은 이빨을 특이적으로 갖는다. 그림과 같이 도롱뇽 초기 낭배에서 복부로 발생할 부위의 표피를 잘라내, 개구리의 입으로 발생할 부위의 표피가 제거된 부위에 이식하였다.

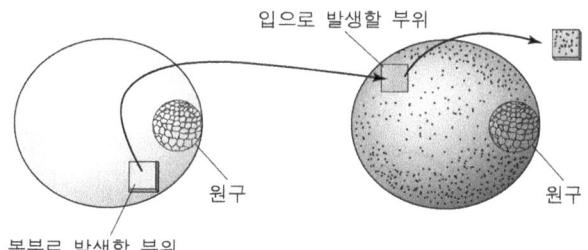

위 실험의 결과로 발생할 개구리의 형태를 옳게 예상한 것은?

① 이빨을 가진 유생으로 발생한다.
② 빨판을 갖는 정상적인 유생으로 발생한다.
③ 머리와 등이 두 개씩 있는 유생으로 발생한다.
④ 입에 개구리의 복부 구조를 갖는 유생으로 발생한다.
⑤ 도롱뇽의 복부와 개구리의 입 특성이 섞인 구조를 갖는 유생으로 발생한다.

Ⅶ. 생식과 발생

[MEET/DEET - 2011학년도]

W 19.

그림은 척추동물에서 신경관 형성과정 동안 시기별로 관찰되는 세포의 신장과 수축을 나타낸 것이다. A와 B는 선형중합체이며, 세포골격을 구성하는 주요 성분이다.

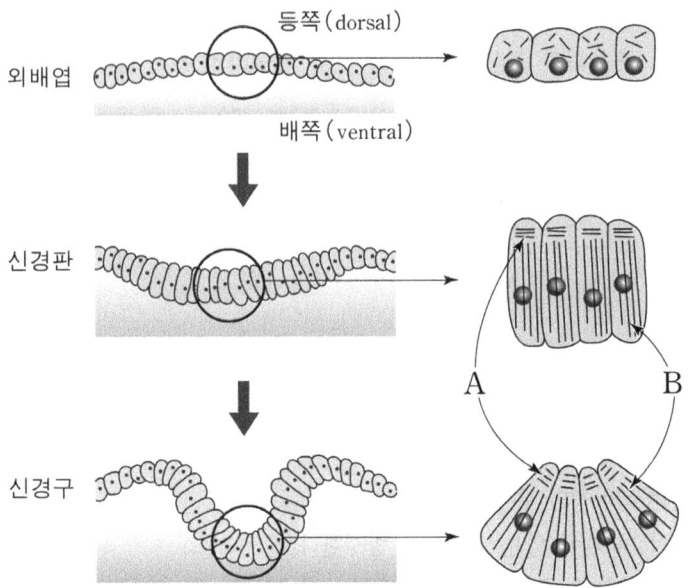

이에 대한 설명으로 옳은 것만을 <보기>에서 있는 대로 고른 것은?

보기
ㄱ. A의 직경은 B의 직경보다 크다.
ㄴ. 콜히친은 B의 형성을 저해한다.
ㄷ. 신경구 형성 과정에서 세포의 형태가 쐐기 모양으로 변할 때 A와 미오신이 관여한다.

① ㄱ   ② ㄴ   ③ ㄷ   ④ ㄱ, ㄴ   ⑤ ㄴ, ㄷ

[MEET/DEET - 2010학년도]

W 20.

다음은 멍게의 발생 과정에 대한 실험이다. 정상 발생의 32세포기 배아에서 세포 A와 세포 B는 내배엽 전구 세포에서 분비되는 FGF(섬유아세포성장인자) 신호를 받는다. 64 세포기에서 세포 A는 신경삭과 척삭 전구 세포로, 세포 B는 간충직과 근육 전구 세포로 분열한다.

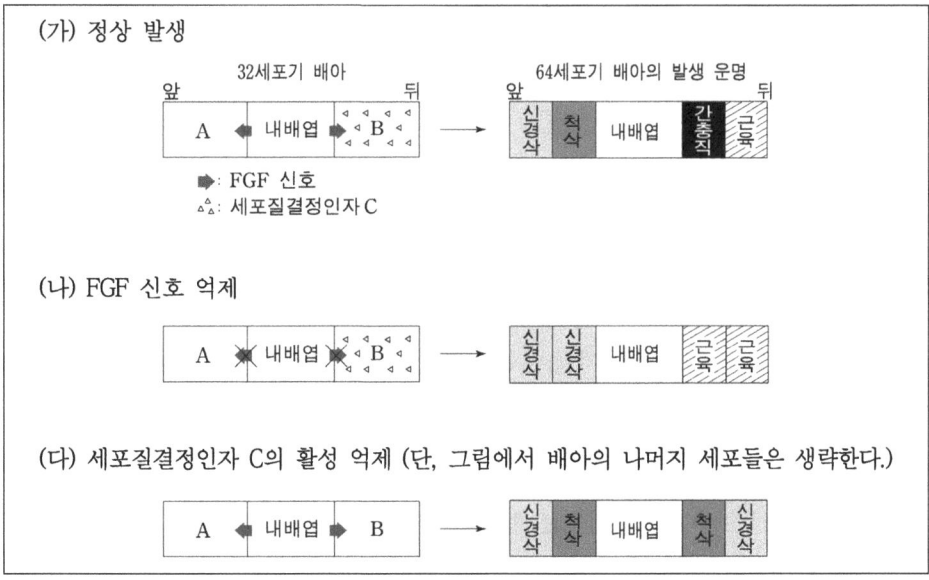

이 실험을 근거로 하여 정상 32세포기 배아의 세포 A에서 세포질 결정인자 C를 발현시킬 때 64 세포기 배아의 발생 운명으로 가장 적절한 것은? (단, 세포 A의 발생 조건은 세포질 결정인자 C의 발현을 제외하고 세포 B와 동일하다.)

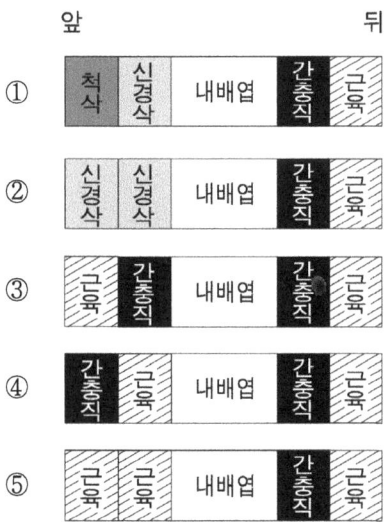

W. 생식과 발생

[MEET/DEET - 2007학년도]

W 21.

그림은 닭의 배아와 배외막(extraembryonic membrane)의 발생 과정을 나타낸 모식도이다.

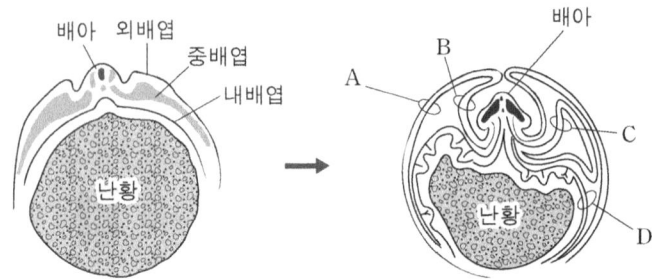

배외막에 관한 특성과 기원에 대한 설명으로 옳은 것을 <보기>에서 모두 고르면?

보기

	배외막	배외막에 대한 설명	배외막의 기원
ㄱ.	A	대사 노폐물의 저장	중배엽 + 외배엽
ㄴ.	B	물리적 충격으로부터 배아의 보호	중배엽 + 외배엽
ㄷ.	C	사람의 경우, 초기 혈구 형성	중배엽 + 외배엽
ㄹ.	D	사람의 경우에는 형성되지 않음	내배엽 + 중배엽

① ㄱ   ② ㄴ   ③ ㄷ   ④ ㄱ, ㄹ   ⑤ ㄴ, ㄷ

(MEET/DEET-2011학년도)

W 22.

다음은 닭 배아의 사지발생에 대한 실험이다.

[실험 과정]
(가) 발생 단계 29의 배아를 실험군 Ⅰ과 Ⅱ로 나눈다.
(나) 오른쪽 날개싹의 사지판을 오려낸 후, 아래의 조건으로 이식하여 배양한다.
 • 실험군 Ⅰ : 오려낸 오른쪽 사지판을 원상태로 봉합.
 • 실험군 Ⅱ : 오려낸 오른쪽 사지판을 A-P 축과 D-V 축이 모두 반대(180°)로 위치하게 하여 봉합.

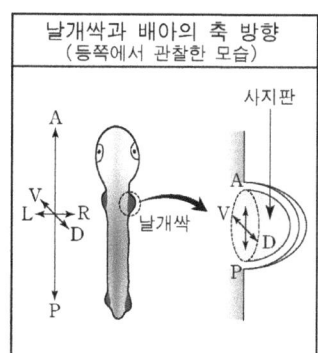
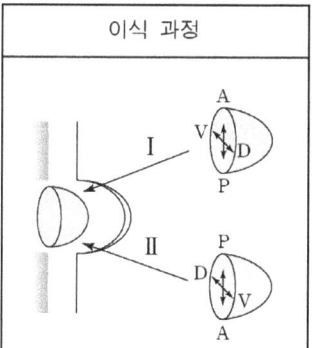

A: 앞쪽, P: 뒤쪽, D: 등쪽, V: 배쪽, L: 왼쪽, R: 오른쪽

(다) 발생 단계 35의 배아를 이용하여 위의 실험을 반복한다.
(라) 7일 후 1지~4지의 위치로 A-P 축의 방향을 확인하고, 날개의 등쪽면과 배쪽면의 위치로 D-V 축의 방향을 확인한다.

[실험 결과]
등 쪽에서 관찰한 모습은 아래와 같다.

	발생 단계 29	발생 단계 35
Ⅰ	(1,2,3,4)	(1,2,3,4)
Ⅱ	(4,3,2,1)	(4,3,2,1)

□ 등쪽면이 보임
■ 배쪽면이 보임

이에 대한 설명으로 옳은 것만을 <보기>에서 있는 대로 고른 것은?

보기
ㄱ. 날개싹 사지판의 A-P 축은 발생 단계 29에 이미 결정되어 있다.
ㄴ. 날개싹 사지판의 D-V 축은 발생 단계 29~35에 결정된다.
ㄷ. 닭날개의 발생에서 이미 형성된 축이라도 주변세포의 유도 작용에 의해 변한다.

① ㄱ   ② ㄴ   ③ ㄷ   ④ ㄱ, ㄴ   ⑤ ㄴ, ㄷ

Ⅳ. 생식과 발생

[MEET/DEET - 2009학년도]

W 23.

다음은 예쁜꼬마선충(*Caenorhabditis elegans*)의 발생 과정을 연구한 실험이다.

[실험 과정 및 결과]
- 대조군의 정상적인 발생에서 4세포기 배아의 A 세포는 비대칭 세포분열을 통하여 MS 세포와 E 세포를 형성한다(가).
- 4세포기 초기 배아에서 A 세포를 떼어내어 단독으로 배양하면, A 세포는 분열하여 두 개의 MS 세포를 형성한다(나).
- 4세포기 후기 배아에서 A 세포를 떼어내어 단독으로 배양하면, A 세포는 분열하여 MS 세포와 E 세포를 형성한다(다).

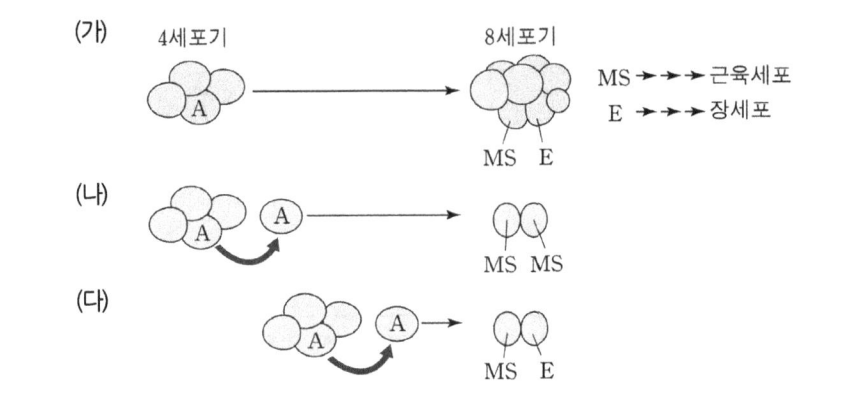

이 실험에 근거하여 예쁜꼬마선충의 정상 발생 과정에 대한 설명으로 옳은 것만을 <보기>에서 있는 대로 고른 것은? (단, (나)와 (다)에서 A 세포를 떼어 낸 시기를 제외한 나머지 실험 조건은 동일하다.)

보기
ㄱ. A 세포는 분열하기 전에 극성화(polarization)된다.
ㄴ. E 세포가 형성되려면 세포 간 상호작용이 필요하다.
ㄷ. A 세포는 분열한 후에 MS 세포와 E 세포로 운명이 예정된다.

① ㄱ   ② ㄴ   ③ ㄷ   ④ ㄱ, ㄴ   ⑤ ㄱ, ㄴ, ㄷ

W 24.

초파리 발생에서 Bicoid, Caudal, Hunchback, Nanos는 앞-뒤 축(anterior - posterior axis)의 형성에 중요한 역할을 하는 형태형성요소(morphogen)이다. 그림은 발생단계에 따른 이 4가지 유전자 산물의 분포 변화를 나타낸 것이다.

(가) 난자

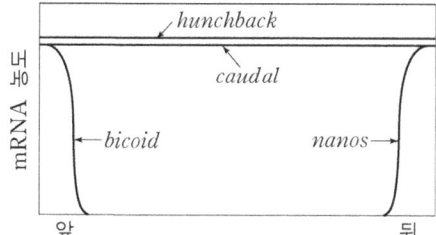

(나) 초기 난할 배아

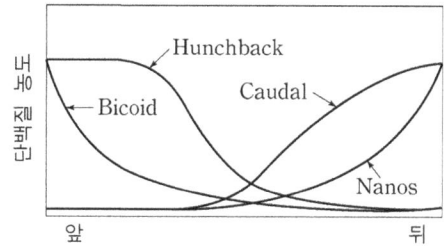

(다) 후기 난할 배아

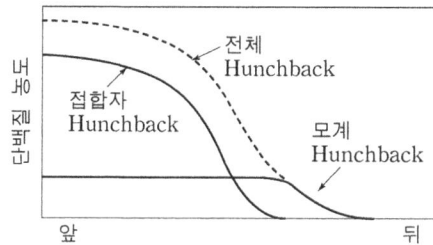

위의 그림에 대한 설명이나 추론으로 옳은 것을 <보기>에서 모두 고른 것은?

보기

ㄱ. Nanos 단백질은 hunchback mRNA의 번역을 억제할 것이다.
ㄴ. 난할이 진행되면서 Bicoid 단백질은 핵 내 hunchback 유전자의 전사를 촉진할 것이다.
ㄷ. Caudal 단백질은 수정 후 nanos mRNA의 번역을 촉진하여 뒤쪽 구조의 형성을 시작하게 할 것이다.

① ㄱ   ② ㄷ   ③ ㄱ, ㄴ   ④ ㄴ, ㄷ   ⑤ ㄱ, ㄴ, ㄷ

Ⅶ. 생식과 발생

[MEET/DEET - 2005년 예비검사]

W 25.

곤충에서 패턴 형성인자의 조절 기작을 알아보기 위하여 초기 배아를 가는 실로 묶은 후, 그 발생 양상을 관찰하였다.

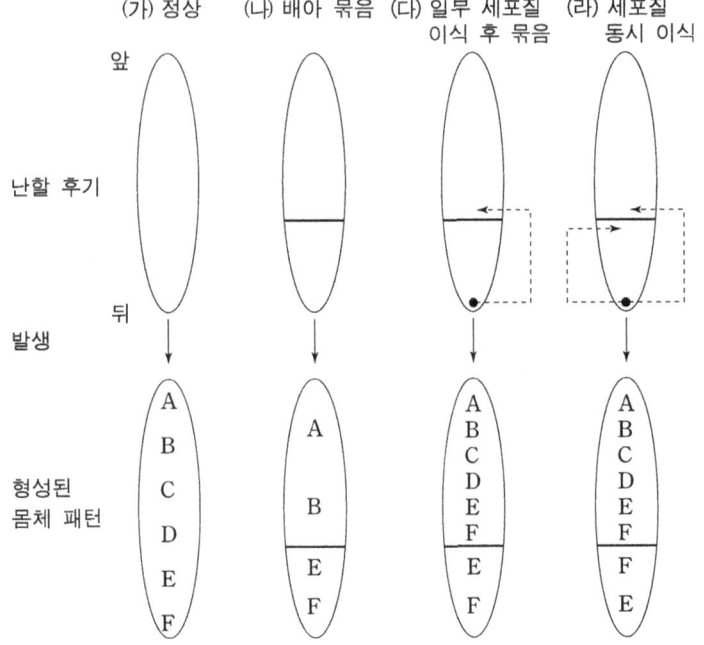

위 실험 결과에 대한 해석이나 추론으로 옳은 것을 <보기>에서 모두 고른 것은?

보기

ㄱ. 앞쪽 패턴 형성 인자는 묶은 부위의 앞쪽에 존재할 것이다.
ㄴ. 묶음에 의해 주로 가운데 체절이 결실되는 것으로 보아 이 부위의 패턴 형성은 앞·뒤 패턴 형성 인자 사이의 상호작용에 의해 이루어질 것이다.
ㄷ. (라)처럼 세포질을 묶은 부위 바로 앞·뒤로 동시에 이식하면 앞쪽에는 정상적인 배아가, 뒤쪽에는 앞·뒤가 역전된 부분 배아가 생길 수 있다.

① ㄱ　　② ㄴ　　③ ㄱ, ㄴ　　④ ㄴ, ㄷ　　⑤ ㄱ, ㄴ, ㄷ

[MEET/DEET - 2009학년도]

W 26.

다음은 생쥐의 착상 전 초기 배아에서 할구의 발생능력에 대한 실험이다. (가)는 2세포기 배아에서 분리된 할구로부터 정상적인 새끼가 태어난 것을 나타낸 것이다. (나)는 털 색깔이 서로 다른 두 생쥐의 8세포기 배아를 융합하여 발생된 포배로부터 정상적인 새끼 키메라가 태어난 것을 나타낸 것이다.

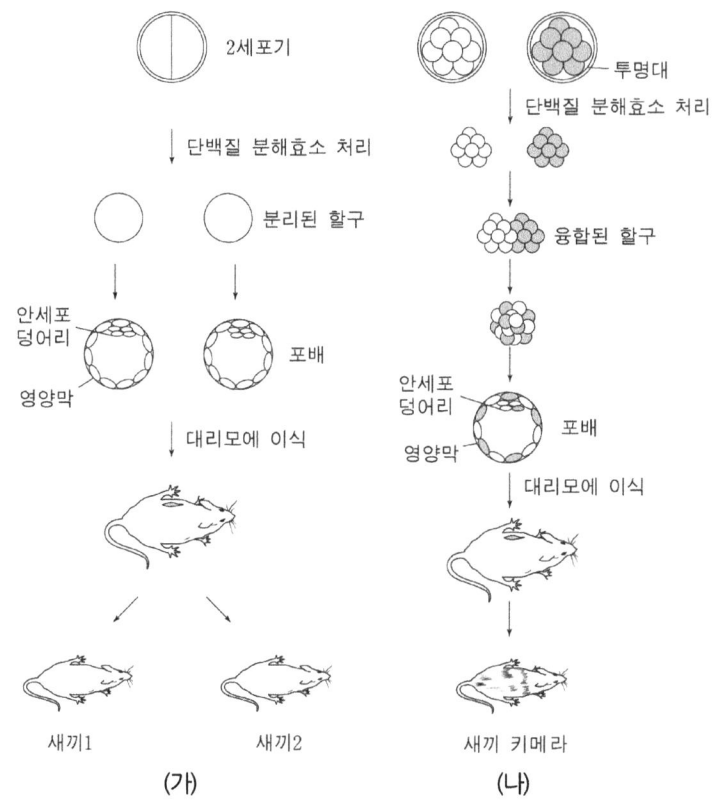

이 실험에 근거하여 포유류 초기 배아의 발생능력과 사람의 일란성 쌍둥이의 기원에 대한 설명으로 옳은 것만을 <보기>에서 고른 것은?

보기

ㄱ. (가)와 (나)의 각 안세포덩어리의 개체 발생능력은 동등하다.
ㄴ. 일부 일란성 쌍둥이는 할구가 포배기 이전에 나뉘어져서 태어난다.
ㄷ. 할구의 운명은 8세포 초기 이전에 안세포덩어리와 영양막으로 이미 결정되어 있다.
ㄹ. 샴쌍둥이는 (나)의 경우처럼 융합된 할구로부터 발생된 포배에서 2개의 배아 축 형성으로 태어난다.

① ㄱ, ㄴ   ② ㄱ, ㄹ   ③ ㄴ, ㄷ
④ ㄴ, ㄹ   ⑤ ㄷ, ㄹ

W. 생식과 발생

[MEET/DEET - 2011학년도]

W 27.

그림은 유전자 적중법을 사용하여 유전자 X를 녹아웃(knock-out) 시킨 생쥐를 생산하는 과정이다.

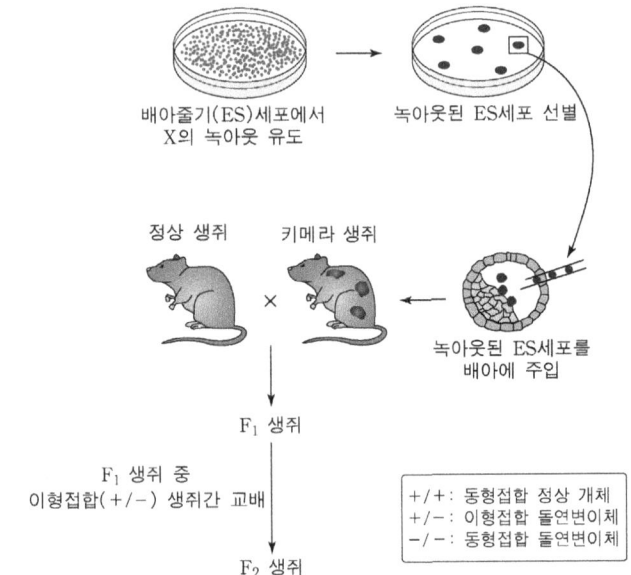

이에 대한 설명으로 옳은 것만을 <보기>에서 있는 대로 고른 것은?

보기

ㄱ. 키메라 생쥐 중 일부 개체에는 유전자 X가 녹아웃된 생식 세포가 존재한다.
ㄴ. F_1에서 유전자 X에 대한 동형접합체(−/−)와 이형접합체(+/−)가 모두 존재한다.
ㄷ. F_2에서 유전자 X가 녹아웃된 동형접합체(−/−)가 나올 확률은 50 %이다.

① ㄱ   ② ㄴ   ③ ㄱ, ㄷ   ④ ㄴ, ㄷ   ⑤ ㄱ, ㄴ, ㄷ

W 28.

그림은 발생 21일의 사람 배아를 나타낸 것이다.

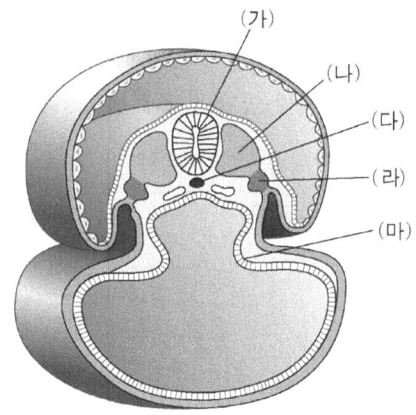

이에 대한 설명으로 옳지 <u>않은</u> 것은?

① (가)에서 뇌와 척수가 형성된다.
② (나)에서 체절이 형성된다.
③ (다)는 성인에서 추간판(intervertebral disc)의 일부로 남는다.
④ (라)에서 콩팥이 형성된다.
⑤ (마)에서 창자의 근육이 형성된다.

[MEET/DEET - 2014학년도]

W 29.
다음은 초파리 난방(egg chamber) 내 난모세포의 형성에 대한 자료이다.

- 초파리 앞뒤를 결정하는 bicoid mRNA와 nanos mRNA는 수정 후 발생되는 유충의 앞 또는 뒤가 되는 부분에 비대칭으로 축적된다.
- bicoid mRNA의 3′ UTR는 초파리 앞뒤 결정에 중요하다.

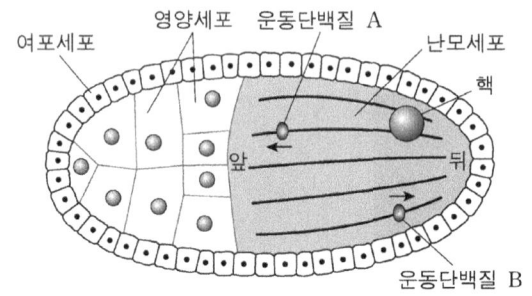

이에 대한 설명으로 옳은 것만을 〈보기〉에서 있는 대로 고른 것은?

보기
ㄱ. bicoid mRNA는 운동단백질 B에 의해 이동된다.
ㄴ. nanos mRNA는 영양세포에서 전사된다.
ㄷ. bicoid의 3' UTR만 있는 RNA를 난모세포에 주입하면 bicoid mRNA의 비대칭 축적이 억제된다.

① ㄱ ② ㄴ ③ ㄷ ④ ㄱ, ㄷ ⑤ ㄴ, ㄷ

W 30.

그림 (가)~(다)는 서로 다른 척추동물 3종의 8세포기 배아를 나타낸 것이다.

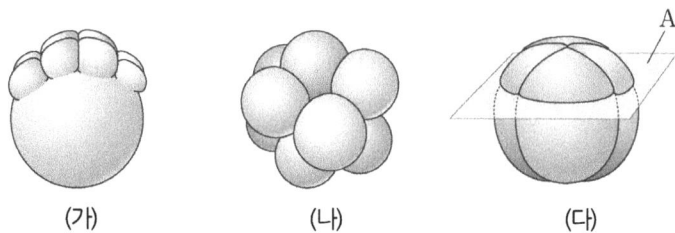

(가)　　　(나)　　　(다)

(가)~(다)에 대한 설명으로 옳은 것만을 <보기>에서 있는 대로 고른 것은?

보기
ㄱ. 배아 부피당 난황의 양은 (가)에서 가장 많다.
ㄴ. (나)는 변태를 거쳐 발생하는 동물의 배아이다.
ㄷ. (다)에서 제1 난할면은 A이다.

① ㄱ　　② ㄴ　　③ ㄷ　　④ ㄱ, ㄴ　　⑤ ㄱ, ㄷ

W. 생식과 발생

[MEET/DEET - 2015학년도]

W 31.

다음은 배아 세포의 운명 결정을 알아보기 위한 실험이다.

[자료]
개구리와 도롱뇽의 올챙이 시기에 나타나는 입 부위의 **흡착판**과 평형체 모양

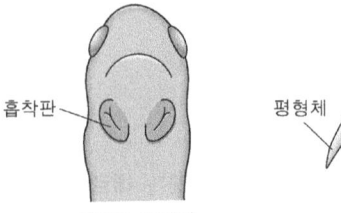

개구리 올챙이   도롱뇽 올챙이

[실험]
(가) 도롱뇽의 초기 낭배에서 ㉠평형체로 분화될 외배엽 부위를 제거한다.
(나) ㉠이 제거된 위치에 Ⅰ~Ⅲ과 같이 조직을 준비하여 이식한다.

실험군	이식할 조직의 준비 과정	이식 과정
Ⅰ	도롱뇽 초기 낭배에서 표피로 분화될 외배엽 부위를 분리	표피로 분화될 조직 → ㉠이 제거된 위치에 이식 (도롱뇽 초기 낭배 → 도롱뇽 초기 낭배)
Ⅱ	개구리 신경배에서 신경판을 분리	신경판 (개구리 신경배 → 도롱뇽 초기 낭배)
Ⅲ	개구리 초기 낭배에서 표피로 분화될 외배엽 부위를 분리	표피로 분화될 조직 (개구리 초기 낭배 → 도롱뇽 초기 낭배)

(다) (나)에서 이식받은 도롱뇽 초기 낭배를 올챙이로 발생시킨다.

Ⅰ~Ⅲ으로부터 발생한 도롱뇽 올챙이에서 평형체가 형성될 위치에 만들어지는 것으로 옳은 것은?

	Ⅰ	Ⅱ	Ⅲ
①	표피	평형체	평형체
②	표피	신경세포	평형체
③	평형체	평형체	흡착판
④	평형체	신경세포	흡착판
⑤	평형체	신경세포	평형체

W 32.

그림은 정상 월경주기를 갖는 여성 A와 B에서 마지막 월경 시작 4주 후에 임신진단키트를 이용하여 실시한 임신 검사 결과를 나타낸 것이다. ㉠에는 생식선자극호르몬(hCG)에 대한 항체가, ㉡에는 비특이적 항원을 검출할 수 있는 항체가 코팅되어 있다. 오줌을 샘플패드에 떨어뜨리고 일정 시간이 지난 후 발색 여부에 따라 임신을 판단한다.

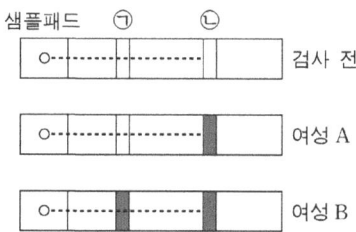

검사 시점에서 여성 A와 B에 대한 설명으로 옳은 것만을 〈보기〉에서 있는 대로 고른 것은? (단, 임신진단키트의 진단 오류는 없다.)

보기
ㄱ. A에서 황체가 퇴화되지 않는다.
ㄴ. B에서 프로게스테론 혈중 농도가 증가한다.
ㄷ. B에서 황체화호르몬 분비급등(LH surge) 현상이 일어난다.

① ㄱ ② ㄴ ③ ㄷ ④ ㄱ, ㄴ ⑤ ㄴ, ㄷ

W. 생식과 발생

[MEET/DEET - 2012년 예비검사]

W 33.

그림은 양막류의 발생 과정 중 신경관과 주변 조직을 나타낸 것이다.

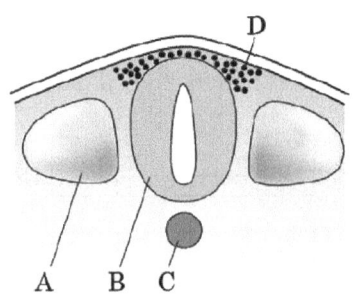

이에 대한 설명으로 옳지 <u>않은</u> 것은?

① A에서 근육이 발생한다.
② B는 중추신경으로 분화한다.
③ C는 척추의 뼈로 분화한다.
④ D의 세포 일부는 이동하여 색소세포로 분화한다.
⑤ A와 B의 분화에 C가 영향을 준다.

W 34.

그림은 사람의 발생 과정 동안 생식기관의 분화를 나타낸 것이다.

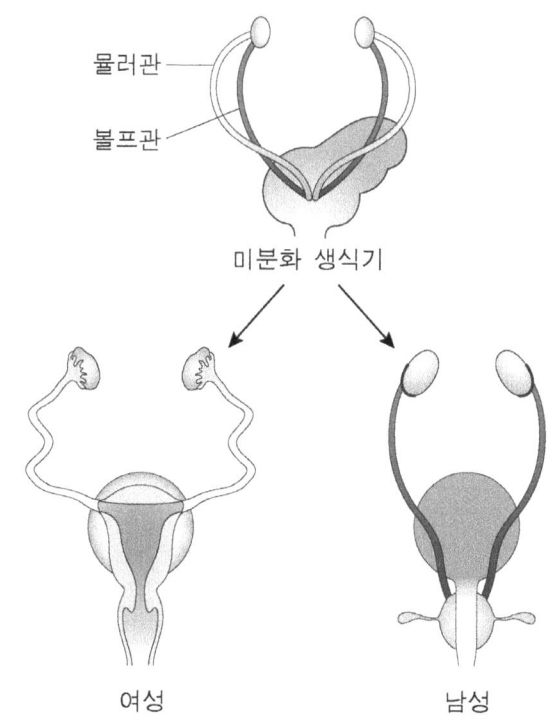

이에 대한 설명으로 옳은 것만을 <보기>에서 있는 대로 고른 것은?

보기
ㄱ. Y 염색체가 없으면 분화 과정 중에 볼프관이 퇴화된다.
ㄴ. 볼프관으로부터 부정소와 정낭이 만들어진다.
ㄷ. SRY 유전자가 발현되면 뮬러관이 퇴화된다.

① ㄱ ② ㄷ ③ ㄱ, ㄴ ④ ㄴ, ㄷ ⑤ ㄱ, ㄴ, ㄷ

Ⅳ. 생식과 발생

[MEET/DEET - 2017년 예비검사]

W 35.

그림은 그림 (가)와 (다)는 생리주기 동안의 뇌하수체 호르몬(㉠, ㉡)과 난소 호르몬(㉢, ㉣)의 혈중 농도 변화를, (나)와 (라)는 난소 주기와 자궁 주기를 각각 나타낸 것이다.

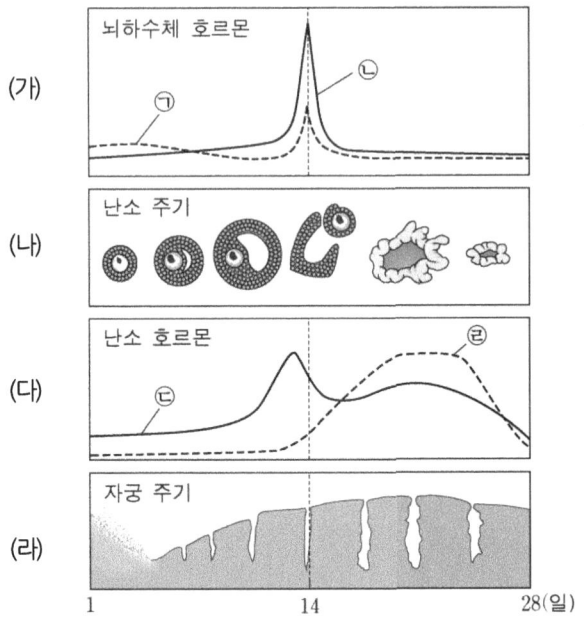

이에 대한 설명으로 옳지 않은 것은?

① ㉠은 난포의 발달을 유도한다.
② ㉡은 배란을 유도한다.
③ ㉢은 자궁내막의 증식을 유도한다.
④ ㉣은 자궁근층의 수축력을 증가시킨다.
⑤ 임신이 되면 ㉣은 태반에서 만들어진다.

W 36.

다음은 개구리 눈의 수정체 발생에 대한 실험이다.

[자료]
○ 개구리 눈의 수정체 발생 과정

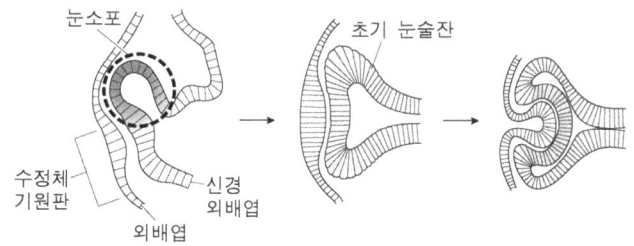

[실험]
○ 발생 초기의 배아에서 눈소포를 제거하거나 다른 부위에 이식한 실험군에서 수정체 발생을 각각 조사한다.

실험군	눈소포를 제거한 개체	눈소포를 머리의 다른 부위에 이식한 개체	눈소포를 몸통에 이식한 개체
	머리 / 몸통	머리 / 몸통	머리 / 몸통
수정체 발생	안 됨	됨	안 됨

이에 대한 설명으로 옳은 것만을 〈보기〉에서 있는 대로 고른 것은?

보기
ㄱ. 수정체 발생에 눈소포가 필요하다.
ㄴ. 머리 부위의 외배엽에서만 수정체가 발생할 수 있다.
ㄷ. 수정체 기원판의 신호에 의해서 눈소포가 수정체로 발생한다.

① ㄱ   ② ㄷ   ③ ㄱ, ㄴ   ④ ㄴ, ㄷ   ⑤ ㄱ, ㄴ, ㄷ

W. 생식과 발생

[MEET/DEET - 2017학년도]

W 37.

다음은 생쥐에서 유전자의 각인(imprinting)이 수정란 발생에 미치는 영향을 알아본 실험이다.

[실험 Ⅰ]
(가) 서로 다른 수정란에서 유래된 난자 전핵(pronucleus)과 정자 전핵을 이용하여 다양한 종류의 재조합 수정란을 만든다.
(나) 수정란을 대리모의 자궁에 이식하고, 태어난 개체의 수를 조사한다.

[실험 Ⅱ]
(가) 체세포 핵치환 기술을 이용하여 재조합 수정란을 만든다.
(나) 수정란을 대리모의 자궁에 이식하고, 태어난 개체의 수를 조사한다.

	재조합 수정란	이식한 수정란(개)	태어난 개체(마리)
실험 Ⅰ	난자 전핵(n) + 정자 전핵(n)	300	40
	난자 전핵(n) + 난자 전핵(n)	300	0
	정자 전핵(n) + 정자 전핵(n)	300	0
실험 Ⅱ	체세포 치환 핵(2n)	300	12

이에 대한 설명으로 옳은 것만을 〈보기〉에서 있는 대로 고른 것은?

보기
ㄱ. 생식세포의 성숙 과정 중 유전자의 각인이 없어진다.
ㄴ. 난자와 정자의 유전체에 존재하는 각인 유전자의 차이에 의해 단성생식이 방지된다.
ㄷ. 수정란의 정상 발생에 필요한 유전자의 각인이 체세포의 유전체에서 모두 없어진다.

① ㄱ   ② ㄴ   ③ ㄷ   ④ ㄱ, ㄴ   ⑤ ㄱ, ㄷ

W 38.

다음은 초파리 배아의 발생에 필요한 Torpedo 단백질의 역할을 알아보기 위한 실험이다.

<자료>
- 초파리의 Torpedo는 여포세포에서만 발현된다. 여포세포는 체세포이다.
- 여포세포에 Torpedo가 결핍된 암컷의 난자는 수정 후 성체 초파리로 발생하지 못한다.
- 수정 후 난할 중인 배아의 극세포는 생식세포로 분화되고, 나머지 세포는 체세포가 된다.

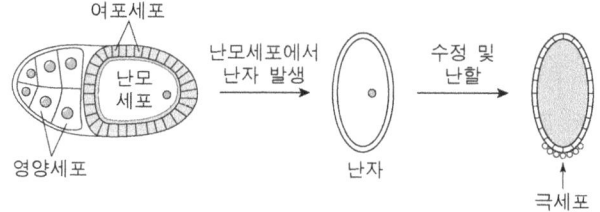

<실험>
(가) 야생형 배아의 극세포를 Torpedo 유전자가 결손된 배아에서 얻은 극세포로 치환한다.
(나) (가)의 키메라 배아로부터 발생한 암컷과 수컷을 교배하여 F1의 발생을 조사한다.

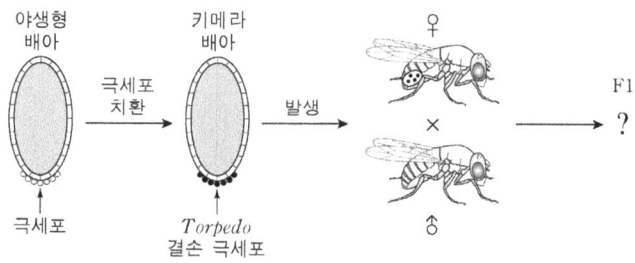

이에 대한 설명으로 옳은 것만을 <보기>에서 있는 대로 고른 것은?

보기
ㄱ. 키메라 배아에서 발생한 암컷의 체세포는 야생형이다.
ㄴ. F1에 성체 초파리가 나온다.
ㄷ. F1 암컷의 여포세포에는 Torpedo 단백질이 없다.

① ㄱ   ② ㄴ   ③ ㄷ   ④ ㄱ, ㄴ   ⑤ ㄱ, ㄴ, ㄷ

Ⅳ. 생식과 발생

[MEET/DEET - 2018학년도]

W 39.

다음은 개구리에서 시각을 담당하는 신경회로의 연결 패턴을 알아본 실험이다.

<자료>
○ 그림은 망막과 중뇌덮개(tectum) 사이의 신경세포 연결을 나타낸 것이다.

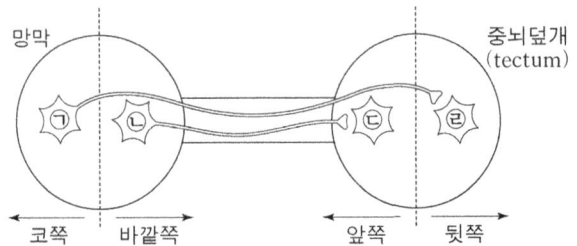

○ 신경세포 A와 B는 각각 ㉠과 ㉡ 중 하나이다.
○ 신경세포 C와 D는 각각 ㉢과 ㉣ 중 하나이다.

<실험>
(가) 신경세포 C와 D에서 분리한 세포막을 아래 그림과 같이 유리판에 격자모양으로 부착시킨다.
(나) (가)의 유리판 왼쪽에 신경세포 A와 B를 배양한 후, A와 B의 축삭이 뻗은 모양을 관찰한다.

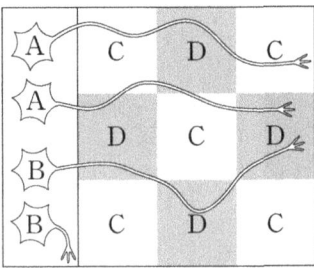

이에 대한 설명으로 옳은 것만을 <보기>에서 있는 대로 고른 것은?

보기
ㄱ. A는 ㉠이다.
ㄴ. D는 ㉣이다.
ㄷ. C의 세포막은 B의 축삭의 접근을 막는다.

① ㄱ   ② ㄴ   ③ ㄱ, ㄷ   ④ ㄴ, ㄷ   ⑤ ㄱ, ㄴ, ㄷ

W 40.

다음은 양서류 수정란의 피층회전(cortical rotation)이 발생에 미치는 영향을 알아본 실험이다.

<자료>
○ 수정란에서 피층세포질이 내부세포질에 대해 30° 회전한 후에 난할이 시작되어 올챙이가 형성된다.

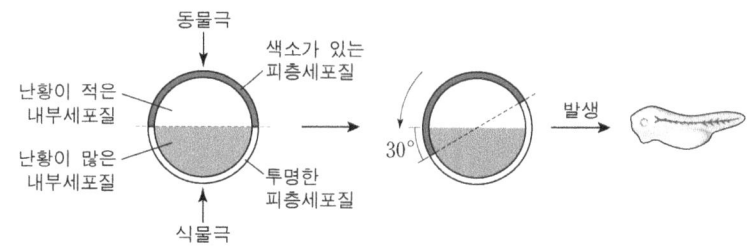

○ 식물극에 자외선을 조사하면 위의 피층회전이 일어나지 않아 복부편만 형성된다.

<실험>
(가) 수정란 식물극에 자외선을 조사한다.
(나) (가)의 수정란을 아래 그림과 같이 30° 회전시킨 후, 수정란이 움직이지 못하도록 아가로스에 고정시킨다.
(다) (나)의 수정란을 난할 시작 전에 저속 원심분리한 후 발생시키면 정상 올챙이가 형성된다.

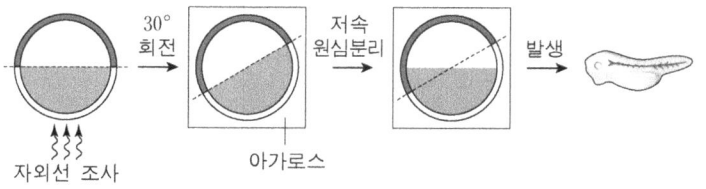

이에 대한 설명으로 옳은 것만을 <보기>에서 있는 대로 고른 것은?

보기
ㄱ. (다)에서 원심분리에 의해 수정란의 내부세포질이 회전된다.
ㄴ. (다)에서 원심분리를 하지 않으면 복부편만 형성된다.
ㄷ. 슈페만형성체(Spemann Organizer)는 피층회전이 일어나야 형성된다.

① ㄱ   ② ㄴ   ③ ㄱ, ㄷ   ④ ㄴ, ㄷ   ⑤ ㄱ, ㄴ, ㄷ

W. 생식과 발생

[MEET/DEET - 2019학년도]

W 41.

그림 (가)~(다)는 사람의 일란성 쌍둥이가 발생할 수 있는 3가지 경우에서, 포배 모양과 일란성 쌍둥이의 발생 양상을 나타낸 것이다.

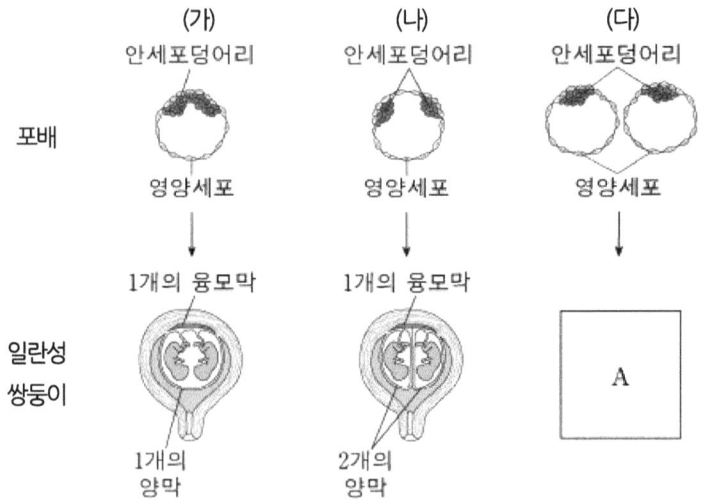

이에 대한 설명으로 옳은 것만을 <보기>에서 있는 대로 고른 것은?

보기
ㄱ. 양막은 영양세포로부터 유래한다.
ㄴ. A에 양막과 융모막이 각각 2개 존재한다.
ㄷ. 몸 일부가 연결된 쌍둥이가 태어날 확률은 (가)~(다) 중 (가)에서 가장 높다.

① ㄱ   ② ㄴ   ③ ㄱ, ㄷ   ④ ㄴ, ㄷ   ⑤ ㄱ, ㄴ, ㄷ

W 42.
그림은 사람에서 수정 과정의 일부를 나타낸 것이다.

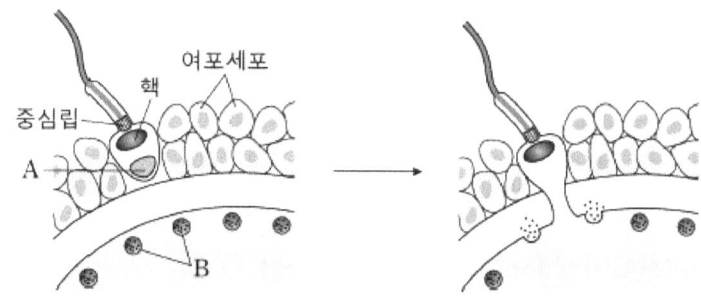

이에 대한 설명으로 옳지 않은 것은?

① 정자의 세포소기관 A에 단백질분해효소가 있다.
② 수정 과정에서 정자의 중심립(centriole)은 난자로 유입된다.
③ 수정 과정에서 난자의 세포소기관 B는 수정막을 형성한다.
④ 수정 전의 난자는 감수분열이 완료된 상태이다.
⑤ 여포세포는 체세포로부터 유래한다.

Ⅶ. 생식과 발생

[MEET/DEET - 2019학년도]

W 43.

다음은 양서류 배아의 중배엽 유도 과정을 알아본 실험이다.

(가) 회색신월환(grey crescent) 부위를 표시한 2세포기 배아를 32세포기까지 배양한다.
(나) 32세포기 배아에서 표시 부위를 기준으로 하여 A층과 D1~D4 세포를 각각 분리한다.
(다) D1~D4 세포 각각을 A층과 포갠 접합체를 만들어 배양한다.
(라) 각각의 접합체에서 A층 유래 세포 ㉠~㉣을 분리하여 등쪽 중배엽, 중간 중배엽, 배쪽 중배엽 특이적 유전자의 발현을 조사한다.

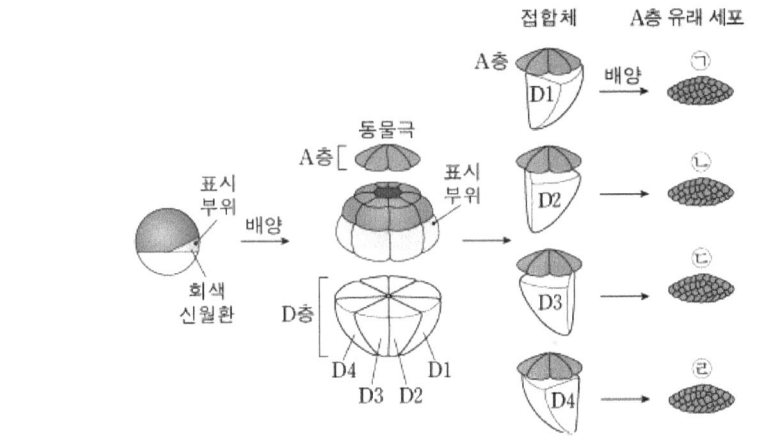

이에 대한 설명으로 옳은 것을 〈보기〉에서 고른 것은?

보기

ㄱ. 등쪽 중배엽 특이적 유전자는 ㉠~㉣ 중 ㉠에서 가장 많이 발현된다.
ㄴ. 혈관 유전자는 ㉠~㉣ 중 ㉣에서 가장 많이 발현된다.
ㄷ. (나)의 D1~D4 세포 중 핵 내 β-카테닌 농도가 가장 높은 것은 D4이다.
ㄹ. 회색신월환 쪽으로 정자가 유입되었다.

① ㄱ, ㄴ   ② ㄱ, ㄷ   ③ ㄴ, ㄷ
④ ㄴ, ㄹ   ⑤ ㄷ, ㄹ

W 44.
그림은 쥐 배아의 발생 과정 중 신경관, 척수, 소뇌의 단면을 나타낸 것이다.

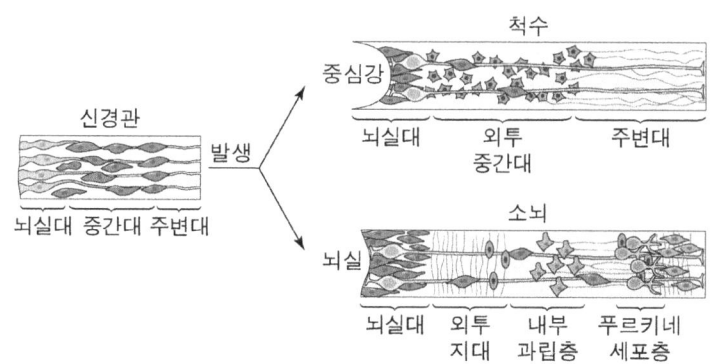

이에 대한 설명으로 옳은 것만을 <보기>에서 있는 대로 고른 것은?

보기
ㄱ. 신경관의 뇌실대에서 세포분열이 일어난다.
ㄴ. 척수의 외투중간대는 백질이다.
ㄷ. 소뇌에서 내부과립층을 형성하는 세포는 푸르키네세포층을 형성하는 세포보다 먼저 생성된다.

① ㄱ   ② ㄴ   ③ ㄱ, ㄷ   ④ ㄴ, ㄷ   ⑤ ㄱ, ㄴ, ㄷ

W. 생식과 발생

[MEET/DEET - 2020학년도 20번]

W 45.

다음은 닭 배아의 날개싹 발생에 관여하는 정단외배엽융기(AER), 극성활성부위(ZPA), 섬유아세포성장인자 8(FGF8)의 역할을 알아본 실험이다.

[자료]
○ 그림은 수정 후 3일 째 닭 배아의 날개싹을 나타낸 것이다.

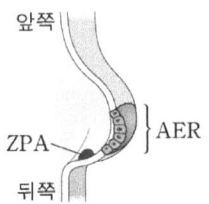

[실험 과정]
○ 수정 후 3일째의 날개싹을 (가)~(라)와 같이 시술한다.

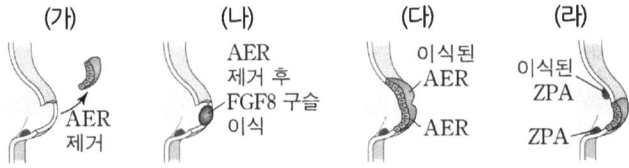

[실험 결과]
○ ㉠~㉣은 (가)~(라)의 시술 후 발생 결과를 순서 없이 나타낸 것이다.

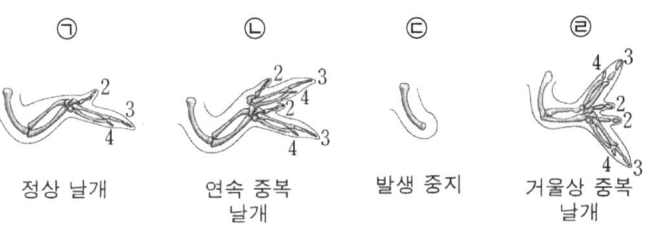

(가)~(라)에 따른 발생 결과를 바르게 짝지은 것은?

	(가)	(나)	(다)	(라)
①	㉠	㉢	㉡	㉣
②	㉠	㉢	㉣	㉡
③	㉡	㉢	㉣	㉠
④	㉢	㉠	㉡	㉣
⑤	㉢	㉠	㉣	㉡

[MEET/DEET - 2020학년도 30번]

W 46.

다음은 생쥐 배아 척수에서 교차뉴런(commissural neuron) 축삭이 바닥판을 통과하여 성장하는 기작에 대한 자료이다.

○ 화학유인물질 A와 화학반발물질 R은 바닥판에서 분비되고, DCC, Robo1/2, Robo3.1은 교차뉴런 축삭에 발현되는 수용체이다.
○ A는 DCC와 결합하여 축삭이 바닥판까지 성장하도록 유도한다(그림 (가)).
○ R은 Robo1/2와 결합하여 바닥판을 통과한 축삭이 반대쪽으로 계속 성장하도록 한다(그림 (나)).

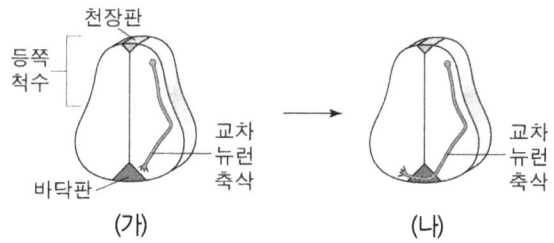

○ Robo3.1은 R과 결합하여 Robo1/2의 작용을 억제한다.
○ 표는 (가)와 (나)의 교차뉴런 축삭에서 DCC, Robo1/2, Robo3.1의 발현을 조사한 결과를 나타낸 것이다.

축삭	DCC	Robo1/2	Robo3.1
(가)	발현	발현	발현
(나)	발현	발현	발현 안 함

이에 대한 설명으로 옳은 것만을 <보기>에서 있는 대로 고른 것은?

보기

ㄱ. 생쥐 배아에서 R이 결핍되면 교차뉴런 축삭은 바닥판에 도달하지 못한다.
ㄴ. Robo1/2 녹아웃 생쥐 배아의 교차뉴런 축삭은 바닥판에 도달한다.
ㄷ. Robo3.1을 항상 발현하는 생쥐 배아의 교차뉴런 축삭은 바닥판을 넘어 반대쪽으로 계속 성장할 수 없다.

① ㄱ   ② ㄴ   ③ ㄱ, ㄷ   ④ ㄴ, ㄷ   ⑤ ㄱ, ㄴ, ㄷ

W. 생식과 발생

[MEET/DEET – 2021학년도 06번]

W 47.

그림은 개구리에서 낭배형성 초기 배아의 단면을 나타낸 것이다. (가)~(라)는 각각 배아의 특정 부위를 나타낸 것이다.

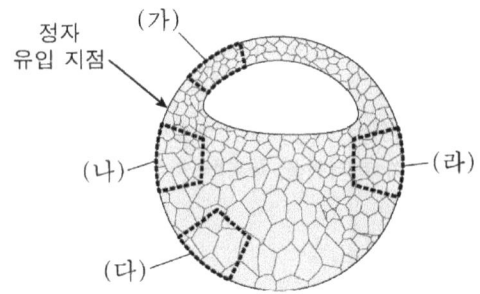

이에 대한 설명으로 옳은 것만을 <보기>에서 있는 대로 고른 것은?

보기
ㄱ. (가)와 (라)를 분리한 후 포개어 배양하면 (가)는 신경외배엽으로 발생한다.
ㄴ. (나)를 분리하여 배양하면 척삭으로 발생한다.
ㄷ. (다)에서 소화관 상피가 형성된다.

① ㄱ   ② ㄴ   ③ ㄷ   ④ ㄱ, ㄴ   ⑤ ㄱ, ㄷ

W 48.

그림은 초파리 배아의 흉부에서 발현되는 호미오(homeo) 유전자와 성체 흉부 발생 결과를 나타낸 것이다. 배아에서 흉부 1번 마디(T1), 2번 마디(T2), 3번 마디(T3)에는 각각 Scr, $Antp$, Ubx 유전자가 발현된다. 성체에서 날개와 평형곤은 각각 T2와 T3에 형성된다.

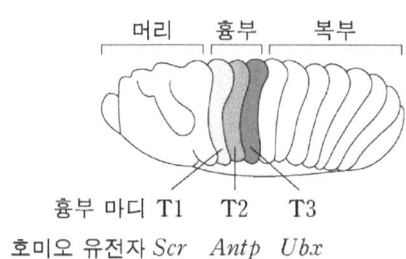

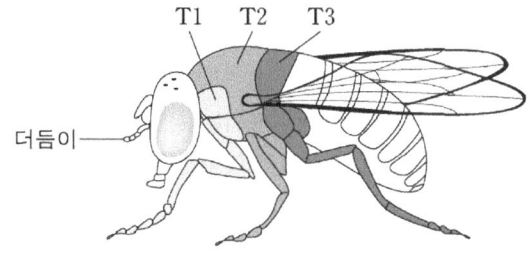

이에 대한 설명으로 옳은 것만을 〈보기〉에서 있는 대로 고른 것은?

보기

ㄱ. 배아의 머리에서 $Antp$ 유전자가 발현되면 성체 머리에 더듬이 대신 다리가 형성된다.
ㄴ. 배아의 T2에서 $Antp$ 유전자와 Scr 유전자가 모두 발현되면 성체에 날개가 형성되지 않는다.
ㄷ. Ubx 유전자의 기능이 상실된 초파리에서 T3에 평형곤 대신 날개가 형성된다.

① ㄱ   ② ㄴ   ③ ㄱ, ㄷ   ④ ㄴ, ㄷ   ⑤ ㄱ, ㄴ, ㄷ

W. 생식과 발생

[MEET/DEET - 2021학년도 29번]

W 49.

다음은 생쥐 배아 발생 중 체절(somite)의 분화에 대해 알아본 실험이다.

〈자료〉
- 초기체절중배엽에서 형성된 체절은 발생이 진행됨에 따라 근육분절, 진피분절, 뼈분절로 분화한다.
- 그림은 체절의 분화가 일어나고 있는 배아의 단면을 나타낸 것이다.

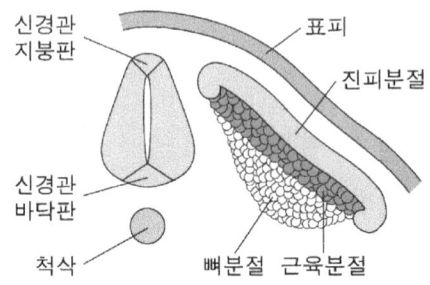

- 신경관 지붕판, 신경관 바닥판, 척삭, 표피는 각각 신호단백질 SHH와 WNT 중 하나를 분비하며, SHH와 WNT는 체절의 분화에 작용한다.

〈실험〉
- 생쥐 배아에서 분리한 초기체절중배엽 절편을 표의 배양 조건에서 5일 동안 배양한 후 분화하여 형성된 조직을 확인하였다. (가)와 (나)는 각각 근육분절과 진피분절 중 하나이다.

배양 조건	형성된 조직
SHH와 WNT가 없는 배지	분화 안 됨
2nM SHH 포함 배지	(가)
20nM SHH 포함 배지	뼈분절
2nM WNT 포함 배지	(나)

이에 대한 설명으로 옳은 것만을 〈보기〉에서 있는 대로 고른 것은?

보기
ㄱ. (가)는 근육분절이다.
ㄴ. 신경관 지붕판은 WNT를 분비한다.
ㄷ. 초기체절중배엽 절편을 표피 절편과 포개어 배양하면 진피분절이 형성된다.

① ㄱ ② ㄴ ③ ㄱ, ㄷ ④ ㄴ, ㄷ ⑤ ㄱ, ㄴ, ㄷ

W 50.

다음은 양서류의 외배엽 분화에 대해 알아본 실험이다.

<자료>

○ 표는 분비 단백질 Cerberus, Dickkopf, Noggin의 작용을 나타낸 것이다.

분비 단백질	작용
Cerberus	Nodal, BMP, Wnt 신호전달 억제
Dickkopf	Wnt 신호전달 억제
Noggin	BMP 신호전달 억제

○ 그림은 배아의 인두내배엽, 머리중배엽, 축중배엽에서 분비되는 Cerberus, Dickkopf, Noggin에 의해 외배엽으로부터 시멘트샘, 뇌, 척수의 형성이 조절되는 것을 나타낸 것이다.

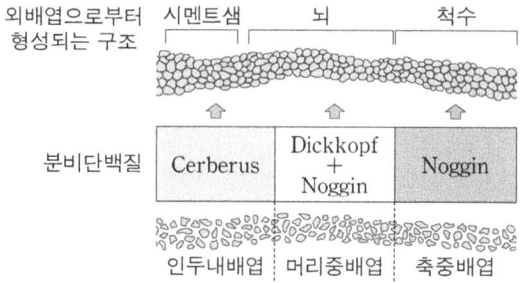

<실험>

○ 양서류 초기 낭배의 외배엽을 분리하여 BMP, Wnt, Cerberus, Dickkopf, Noggin이 다음과 같은 조합으로 포함된 배지에서 각각 배양한 후 형성된 조직을 분석하였다. ㉠은 시멘트샘 조직, 뇌 조직, 척수 조직 중 하나이다.

배지에 포함된 단백질	형성된 조직
BMP, Wnt	표피 조직
Cerberus	?
Wnt, Noggin	㉠
Dickkopf, Noggin	?

이에 대한 설명으로 옳은 것만을 <보기>에서 있는 대로 고른 것은?

보기
ㄱ. ㉠은 뇌 조직이다.
ㄴ. 외배엽으로부터 시멘트샘이 형성되기 위해서 BMP 신호가 필요하다.
ㄷ. 양서류 배아에서 Dickkopf의 작용을 억제해도 척수가 형성된다.

① ㄱ ② ㄷ ③ ㄱ, ㄴ ④ ㄴ, ㄷ ⑤ ㄱ, ㄴ, ㄷ

Ⅶ. 생식과 발생

[MEET/DEET - 2022학년도 21번]

W 51.

그림은 야생형 초파리 배아에서 유전자 A~D의 mRNA 분포 양상을 나타낸 것이다. A~D는 각각 bicoid, even-skipped, krüppel, wingless 중 하나이다.

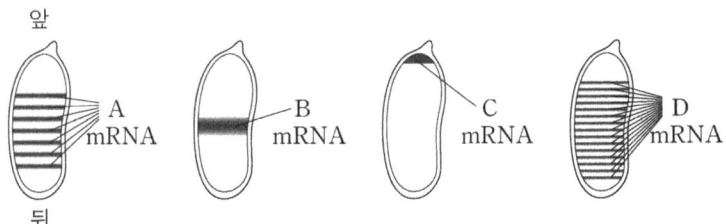

이에 대한 설명으로 옳지 <u>않은</u> 것은?

① A는 간극(gap) 유전자 그룹에 포함된다.
② B에 의해 암호화되는 단백질은 전사인자로 작용한다.
③ C는 모계영향유전자이다.
④ D는 wingless이다.
⑤ C는 B보다 먼저 발현된다.

W 52.

[MEET/DEET - 2022학년도 26번]

다음은 생쥐에서 근육 줄기세포인 위성세포의 세포분열 방식에 따른 딸세포의 운명을 알아본 실험이다.

<자료>
○ 그림은 위성세포의 2가지 세포분열 방식을 나타낸 것이다.

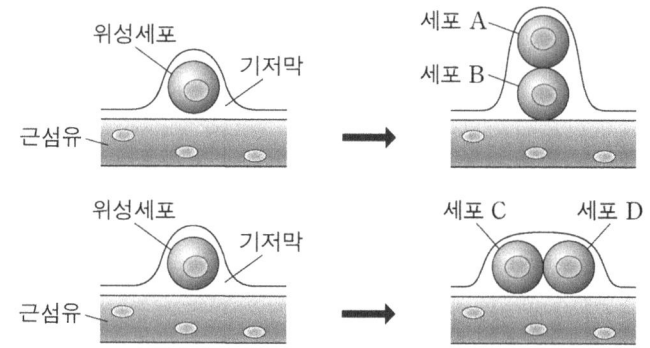

<실험>
○ 세포 A~D를 생쥐 근육에 각각 이식하고, 2일 후 A~D로부터 형성된 딸세포의 종류를 조사하였다. ㉠~㉣은 각각 근육선구세포와 위성세포 중 하나이다.

세포	딸세포의 종류
A	㉠
B	㉡
C	㉢
D	㉣

이에 대한 설명으로 옳은 것만을 <보기>에서 있는 대로 고른 것은? (단, A~D가 이식된 근육은 딸세포의 운명에 영향을 미치지 않는다.)

보기
ㄱ. ㉠은 근육선구세포이다.
ㄴ. B에서 Notch 신호전달 경로가 활성화되어 있다.
ㄷ. ㉢과 ㉣은 같은 종류의 세포이다.

① ㄱ ② ㄷ ③ ㄱ, ㄴ ④ ㄴ, ㄷ ⑤ ㄱ, ㄴ, ㄷ

Ⅳ. 생식과 발생

[MEET/DEET - 2012학년도 23번]

W 53.

그림은 남성 비뇨생식계의 발생 과정을 나타낸 것이다.

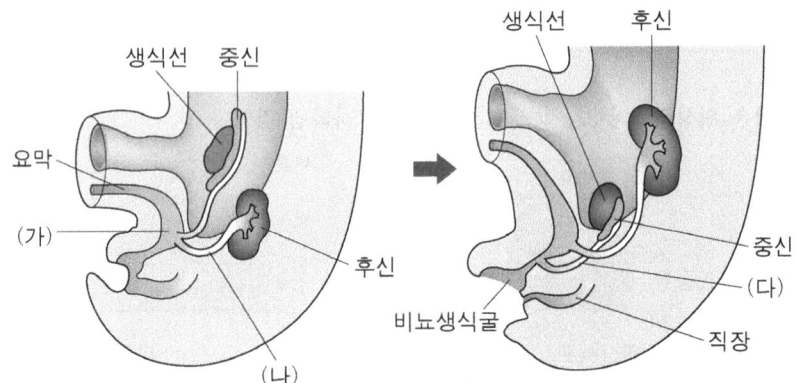

이에 대한 설명으로 옳은 것만을 <보기>에서 있는 대로 고른 것은?

보기
ㄱ. 방광은 (가)에서 형성된다.
ㄴ. 네프론은 (나)에서 형성된다.
ㄷ. 정관은 (다)에서 형성된다.

① ㄱ　　② ㄴ　　③ ㄷ　　④ ㄱ, ㄷ　　⑤ ㄴ, ㄷ

W 54.

[MEET/DEET - 2010학년도 15번]

생식샘 저하증(hypogonadism)은 생식샘의 발달 및 기능 이상 또는 이로 인해 발생하는 증세이다. 다음은 남성 생식샘 저하증 환자에 대한 사례이다.

- 사례 I : 정소의 기능이 정상이었던 성인 남자 A에게서 이 병의 증세가 나타났다. A에게 LH를 투여했더니 정자 형성(spermatogenesis)이 다시 시작되었고, LH와 FSH를 함께 투여했더니 LH만 투여했을 때보다 정자 형성이 약간 더 증가하였다.
- 사례 II : 성인 남자 B는 사춘기 전에 이 병에 이미 걸린 것으로 진단되었다. B에게 LH를 투여했더니 정자 형성이 일어나지 않았으나, LH와 FSH를 함께 투여했더니 정자 형성이 시작되었다.
- 사례 III : LH 수용체 유전자의 돌연변이를 가진 환자 C를 관찰했더니 간질 세포(Leydig cell)와 정자 형성이 비정상적이었다.

LH : 황체형성호르몬
FSH : 난포자극호르몬

위 환자들에 대한 설명으로 옳은 것만을 〈보기〉에서 있는 대로 고른 것은?

보기
ㄱ. 환자 A의 간질 세포에서 정상적인 LH 수용체가 발현된다.
ㄴ. 치료 전 환자 A와 B의 혈중 FSH 농도는 정상인에 비해 낮다.
ㄷ. 치료 전 환자 A와 B의 혈중 테스토스테론의 농도는 정상인보다 높다.

① ㄱ   ② ㄴ   ③ ㄷ   ④ ㄱ, ㄴ   ⑤ ㄴ, ㄷ

W. 생식과 발생

[MEET/DEET – 2011학년도 34번]

W 55.

다음은 생쥐의 초기 배아 발생에서 안세포 덩어리(inner cell mass)를 구성하는 세포의 유래에 대한 실험이다.

[실험 과정]
(가) 상실기에 있는 여러 개의 배아를 준비하여 안쪽 세포의 수를 조사한다.
(나) 상실배의 바깥쪽에 있는 할구만을 형광물질로 표지한 후, 이 배아를 배양한다. 이 형광물질은 표지된 세포와 이로부터 유래한 세포에만 존재한다.
(다) 포배의 안세포 덩어리 세포 중에서 형광표지된 세포의 비율을 구한다.

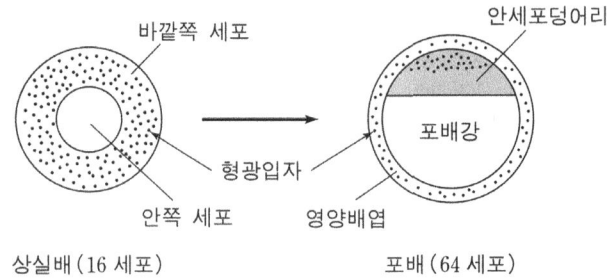

상실배(16 세포) → 포배(64 세포)

[실험 결과]

상실배 (16 세포)		포배 (64 세포)
안쪽 세포의수	바깥쪽 세포의수	$\dfrac{\text{형광 표지된 안세포 덩어리의 세포 수}}{\text{안세포 덩어리의 총 세포수}} \times 100$
2	14	$> 65\%$
5	11	$\approx 25\%$
7	9	$< 5\%$

이에 대한 설명으로 옳은 것만을 〈보기〉에서 있는 대로 고른 것은?

보기
ㄱ. 안세포 덩어리의 세포 수는 상실기에 결정된다.
ㄴ. 할구들의 난할 방향은 8-세포기 이후 배아마다 서로 다르다.
ㄷ. 배아마다 난할 유형(cleavage pattern)이 다르기 때문에 안세포 덩어리를 형성하는 세포의 수가 다르다.

① ㄱ   ② ㄴ   ③ ㄷ   ④ ㄱ, ㄴ   ⑤ ㄴ, ㄷ

W 56.
다음은 닭 배아에서 근육의 크기 변화가 척수 운동뉴런의 발생에 미치는 영향을 알아본 실험이다.

[실험 방법]
(가) 2.5일 된 닭 배아에서 왼쪽 다리싹(limb bud)을 절제하여 닭 배아 A를 준비한다.
(나) 절제한 다리 싹을 2.5일 된 다른 닭 배아에 이식하여 닭 배아 B를 준비한다.

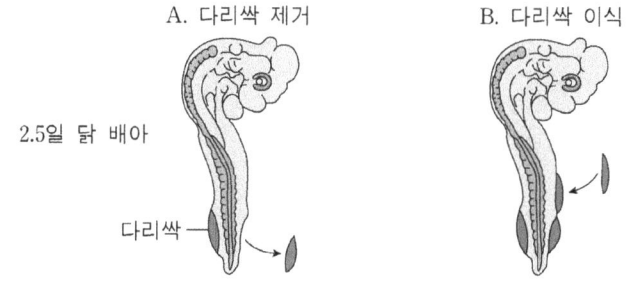

(다) 2.5일 된 닭 배아 허리분절 척수와 A, B에서 부화된 병아리의 허리분절 척수에서 운동뉴런의 수를 조사한다.

[실험 결과]

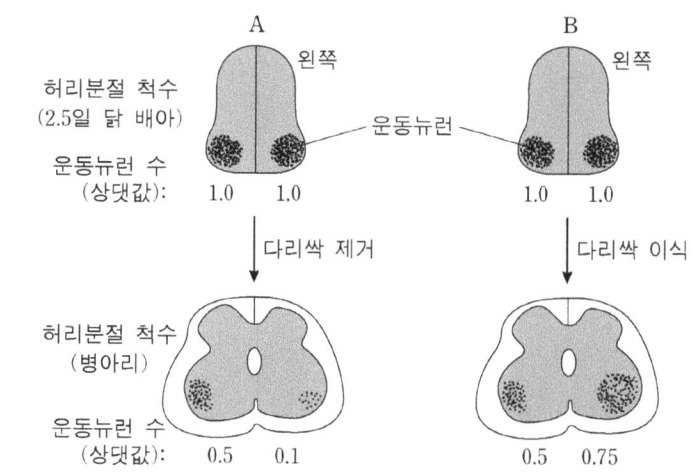

이에 대한 설명으로 옳은 것만을 <보기>에서 있는 대로 고른 것은?

보기
ㄱ. 2.5일 닭 배아보다 병아리의 척수에서 운동뉴런 수가 감소된 것은 세포분열이 억제되기 때문이다.
ㄴ. 다리싹을 제거하였을 때 운동뉴런 수가 감소하는 것은 신경근육 연접 형성이 감소하기 때문이다.
ㄷ. 다리싹에서 운동뉴런의 생존에 필요한 인자가 분비된다.

① ㄱ   ② ㄷ   ③ ㄱ, ㄴ   ④ ㄴ, ㄷ   ⑤ ㄱ, ㄴ, ㄷ

W. 생식과 발생

[MEET/DEET - 2014학년도 09번]

W 57.

그림 (가)는 닭에서 신경관이 형성된 직후의 배아 단면을, (나)는 척수신경이 형성된 직후의 척수 단면을 나타낸 것이다.

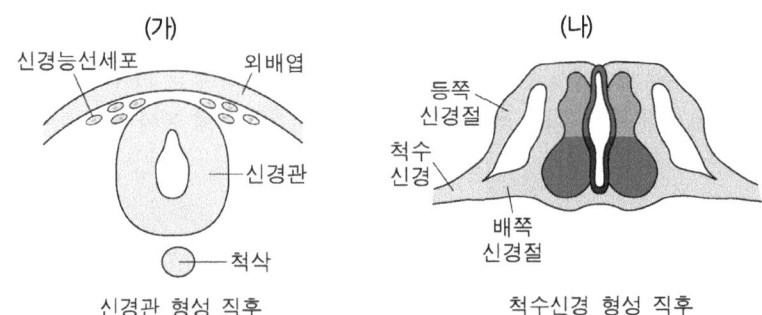

이에 대한 설명으로 옳은 것만을 <보기>에서 있는 대로 고른 것은?

보기

ㄱ. (가)의 단계에서 척삭을 제거하면 (나)의 단계에서 운동뉴런의 축삭이 정상 경로로 뻗지 못한다.
ㄴ. (나)의 감각뉴런은 (가)의 신경능선세포에서 기원한다.
ㄷ. (나)에서 등쪽신경절에 있는 뉴런은 감각뉴런이다.

① ㄱ   ② ㄴ   ③ ㄱ, ㄷ   ④ ㄴ, ㄷ   ⑤ ㄱ, ㄴ, ㄷ

W 58.

[MEET/DEET - 2014학년도 36번]

그림은 닭과 생쥐 배아의 체절과 체절로부터 발생하는 척추의 부위를 나타낸 것이다. 생쥐 배아의 체절에 발현하는 Hox 유전자의 발현 부위를 함께 나타내었다.

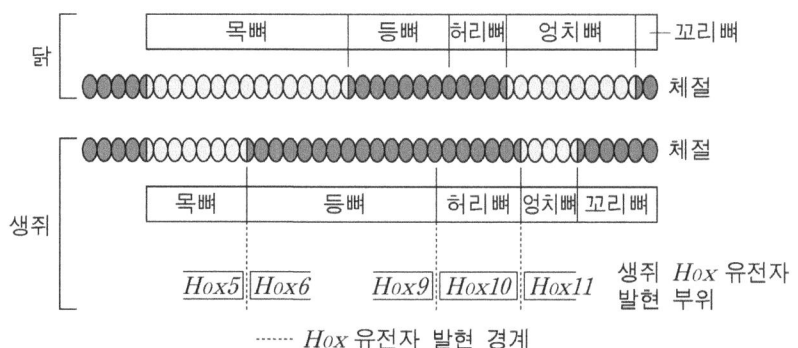

이에 대한 설명으로 옳은 것만을 <보기>에서 있는 대로 고른 것은?

보기

ㄱ. 닭 배아에서는 목뼈와 등뼈의 경계 부위가 Hox5와 Hox6 발현 경계이다.
ㄴ. Hox9 유전자가 모든 체절에 발현되는 형질전환 생쥐 배아는 정상 생쥐 배아의 목뼈에 해당하는 부위에 등뼈의 특징이 나타난다.
ㄷ. Hox10 유전자가 결손된 생쥐 배아는 정상 생쥐 배아의 허리뼈에 해당하는 부위에 엉치뼈가 생긴다.

① ㄱ   ② ㄴ   ③ ㄱ, ㄴ   ④ ㄱ, ㄷ   ⑤ ㄴ, ㄷ

W. 생식과 발생

[MEET/DEET - 2015학년도 18번]

W 59.

정상인에서의 장기 배치는 (가)와 같다. 섬모와 편모에서만 발현되는 다이네인(dynein)의 기능이 결핍된 남성 PCD 환자에서 장기 배치가 (가) 또는 (나)와 같이 나타날 확률은 각각 50 %이다.

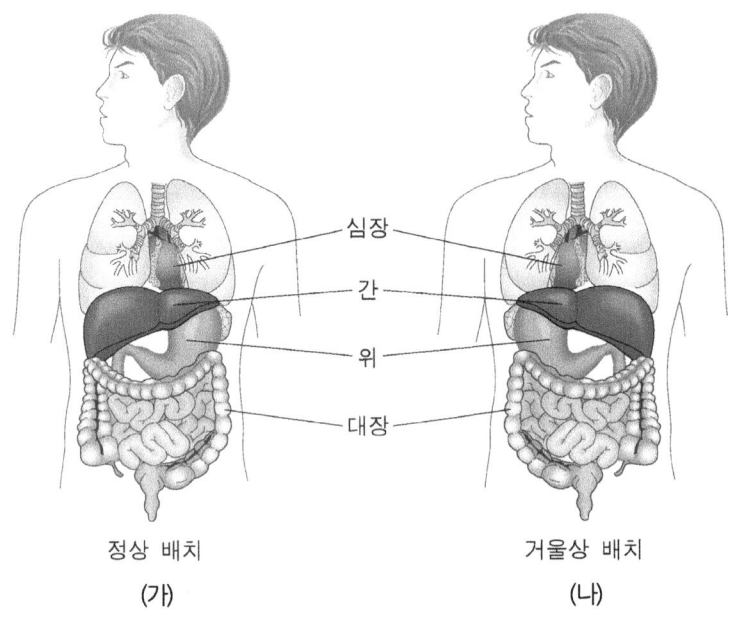

정상 배치 (가)   거울상 배치 (나)

이에 대한 설명으로 옳은 것만을 〈보기〉에서 있는 대로 고른 것은?

보기

ㄱ. (가)의 장기 배치를 갖는 남성 PCD 환자는 다이네인이 정상인 남성보다 불임일 확률이 높다.
ㄴ. 모든 여성 PCD 환자의 장기 배치는 (나)와 같다.
ㄷ. 배아에서 다이네인에 의해 장기 배치가 결정되는 시기는 몸의 머리 - 꼬리 축이 결정되는 시기보다 이르다.

① ㄱ   ② ㄴ   ③ ㄷ   ④ ㄱ, ㄴ   ⑤ ㄱ, ㄷ

W 60.
다음은 닭 배아에서 등측회로 또는 배쪽회로를 통해 이동하는 신경능선세포(neural crest cells)에 대한 자료와 실험이다.

<자료>
○ 등측회로는 표피와 진피근육분절 사이를 지나는 경로이고, 배쪽회로는 신경관을 따라 이동하다 뼈분절의 ⓐ 부위만을 관통하는 경로이다.
○ 신경능선세포에 Ephrin 수용체인 Eph가 있고, 뼈분절의 ⓐ와 ⓑ 중 한 부위에만 Ephrin이 있다.
○ 배쪽회로를 통해 이동하는 신경능선세포의 이동에는 뼈분절의 세포외기질에 있는 fibronectin과 결합이 필요하다.

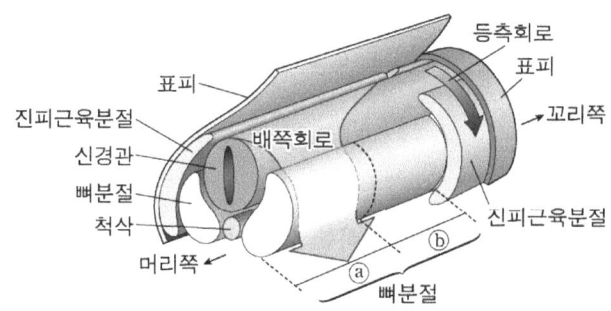

<실험>
(가) 배양접시 전체에 fibronectin을 도말한 후, 배양접시의 일부에만 Ephrin을 도말한다.
(나) 배양접시 전체에 신경능선세포를 넣어준다.
(다) 1시간 후 세척하여 부착하지 않은 세포를 제거한다.
(라) 신경능선세포가 부착된 부위를 확인한다.

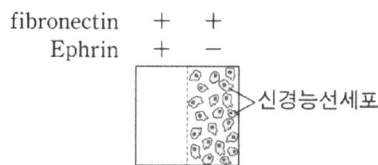

이에 대한 설명으로 옳은 것만을 <보기>에서 있는 대로 고른 것은?

보기
ㄱ. 신경능선세포의 Eph가 세포외기질에 있는 Ephrin과 결합하면 신경능선세포가 fibronectin에 결합하지 못한다.
ㄴ. Ephrin은 뼈분절의 ⓐ 부위에만 있다.
ㄷ. 멜라닌세포(melanocyte)를 형성할 신경능선세포는 등측회로를 통해 이동한다.

① ㄱ   ② ㄴ   ③ ㄱ, ㄷ   ④ ㄴ, ㄷ   ⑤ ㄱ, ㄴ, ㄷ

Ⅶ. 생식과 발생

[MEET/DEET - 2023학년도 15번]

W 61.

다음은 어떤 파충류의 다리 재생을 알아본 실험이다.

〈자료〉
- 다리를 절단하면 절단면에서 정단 표피 모자가 먼저 형성되고 연골, 근육, 진피 섬유아세포로부터 유래한 재생아(regenerative blastema) 세포들이 증식하면서 다리가 재생된다.

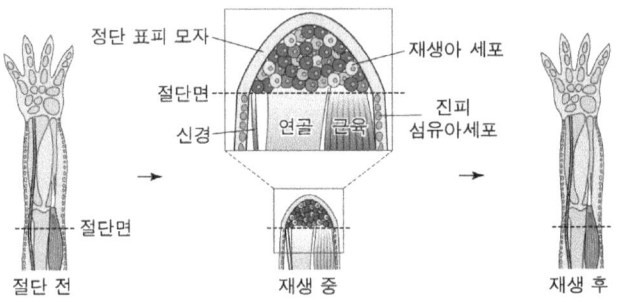

〈실험〉
- 다리에 (가)~(다)와 같이 각각 처리한 후 절단하고, 다리 재생과 GFP 발현을 확인하였다.

다리 절단 전 처리		실험 결과
(가)	신경 제거	크기가 작은 다리가 재생됨
(나)	연골세포에만 GFP 발현	GFP 발현 다리는 정상 재생되고, 연골세포에만 GFP 발현
(다)	진피 섬유아세포에만 GFP 발현	GFP 발현 다리는 정상 재생되고, 연골세포와 진피 섬유아세포 모두에서 GFP 발현

이 실험에 대한 설명으로 옳은 것만을 〈보기〉에서 있는 대로 고른 것은?

보기
ㄱ. 신경은 재생아 세포의 분열을 촉진한다.
ㄴ. 연골세포는 재생 과정에서 근육세포로 분화하지 않는다.
ㄷ. 진피 섬유아세포에서 유래한 재생아 세포는 진피 섬유아세포로만 분화한다.

① ㄱ   ② ㄴ   ③ ㄷ   ④ ㄱ, ㄴ   ⑤ ㄱ, ㄷ

W 62.

다음은 제브라피쉬 배아에서 Nodal 단백질의 역할을 알아본 실험이다.

〈자료〉
○ Nodal 단백질은 세포 밖으로 분비되어 표적세포의 Nodal 수용체를 통해 Gsc, Fh, Nt 유전자의 발현을 유도하는 형태형성 물질(morphogen)이다.
○ 표적세포는 Nodal 단백질의 농도에 따라 서로 다른 유전자를 발현한다.
○ 제브라피쉬 배아에서 Nodal 유전자는 내배엽과 중배엽에서만 발현된다.

〈실험 I〉
○ 그림과 같이 제브라피쉬 배아의 외배엽 세포를 준비하고, 세포 A에 Nodal mRNA를 주입하여 Nodal 단백질을 인위적으로 발현시키면 A로부터의 거리에 따라 각각 Gsc, Fh, Nt 유전자가 발현된다.

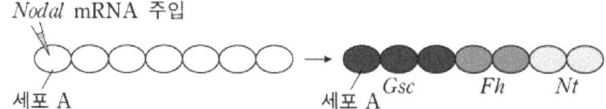

〈실험 II〉
○ 배아의 외배엽 세포와 돌연변이 외배엽 세포 B를 이용하여 (가)~(다)의 실험을 수행한다. 세포 B는 Nodal 수용체를 발현하지 않지만, 단백질 분비에는 이상이 없다.

	실험 과정	실험 결과
(가)	세포 A 뒤쪽에 단백질만 통과할 수 있는 필터를 끼우고 Nodal mRNA를 세포 A에 주입	세포 A, 필터, Gsc Fh Nt
(나)	세포 A 뒤쪽에 두 개의 세포 B를 이식한 후, Nodal mRNA를 세포 A에 주입 (ⓒ 세포A 세포B)	?
(다)	세포 A 뒤쪽에 두 개의 세포 B를 이식한 후, Nodal mRNA를 세포 B에 주입 (ⓒ 세포A 세포B)	?

이 실험에 대한 설명으로 옳은 것만을 〈보기〉에서 있는 대로 고른 것은? (단, 모든 실험에서 주입한 Nodal mRNA의 양은 동일하다.)

보기
ㄱ. Nodal 단백질은 확산에 의해 농도 기울기를 형성한다.
ㄴ. 실험 II의 (나)의 결과, ㉠에서 Fh가 발현된다.
ㄷ. 실험 II의 (다)의 결과, ㉡에서 Gsc가 발현되지 않는다.

① ㄱ ② ㄷ ③ ㄱ, ㄴ ④ ㄴ, ㄷ ⑤ ㄱ, ㄴ, ㄷ

Ⅶ. 생식과 발생

W 63.

다음은 양서류 배아의 세포 운명 조절 인자를 알아본 실험이다.

〈자료〉
○ 낭배형성 직전 배아의 운명지도(fate map)

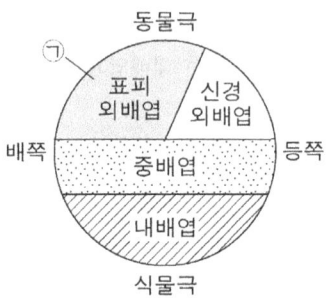

○ 그림 (가)와 (나)는 각각 낭배형성 직전 배아에서 $BMP4$ mRNA와 $Veg\,T$ mRNA 중 하나의 위치를 나타낸 것이고, (다)는 낭배형성 직전 배아에서 $Noggin$ mRNA의 위치를 나타낸 것이다.

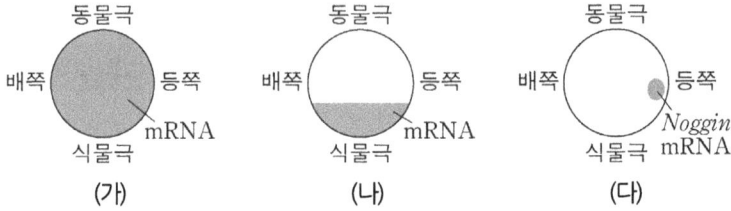

〈실험〉
○ $BMP4$, $Noggin$, $Veg\,T$ 유전자에 대한 siRNA를 각각 배아에 주입하여 단백질의 발현을 억제한 후, 발생하는 배아를 관찰하였다.

배아 종류	관찰 결과
BMP4 발현 억제 배아	표피외배엽 형성 감소 신경외배엽 형성 증가
Noggin 발현 억제 배아	표피외배엽 형성 증가 신경외배엽 형성 감소
VegT 발현 억제 배아	내배엽 형성 감소

이에 대한 설명으로 옳은 것만을 〈보기〉에서 있는 대로 고른 것은?

보기
ㄱ. (가)의 mRNA는 $Veg\,T$ mRNA이다.
ㄴ. ㉠ 부위에서 BMP4 신호가 차단되면 신경외배엽이 발생한다.
ㄷ. Noggin은 BMP4의 길항물질(antagonist)로 작용한다.

① ㄱ ② ㄷ ③ ㄱ, ㄴ ④ ㄴ, ㄷ ⑤ ㄱ, ㄴ, ㄷ

W 64.

다음은 예쁜꼬마선충 배아에서 세포 운명 결정인자의 상호 작용을 알아본 실험이다.

<자료>
○ 예쁜꼬마선충 초기 배아의 분열 형태와 8세포기 세포의 운명

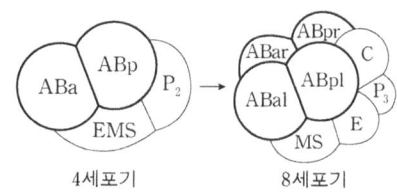

4세포기 → 8세포기

세포	MS	E	C	P_3
세포 운명	근육, 인두	장	근육, 피하층	근육, 생식계

○ 전사 인자인 PAL1은 4세포기의 EMS와 P2 세포에서 발현되어 근육의 발생을 유도한다.

<실험>
(가) 야생형, $mex-3$ 기능상실 돌연변이체, $par-1$ 기능상실 돌연변이체, $par-1/mex-3$ 이중 돌연변이체로부터 각각 배아를 얻는다.
(나) (가)의 4세포기 배아에서 MEX-3과 PAL1 단백질의 발현 양상을 면역형광염색법으로 관찰한다.

배아 종류	관찰 결과
야생형	
$mex-3$ 돌연변이체	
$par-1$ 돌연변이체	
$par-1/mex-3$ 이중 돌연변이체	

■ :세포질에서 MEX-3 발현됨　☐ :세포질에서 MEX-3 발현 안 됨
● :핵에서 PAL1 발현됨　　　▨ :핵에서 PAL1 발현 안 됨

이에 대한 설명으로 옳은 것만을 <보기>에서 있는 대로 고른 것은?

보기
ㄱ. MEX-3은 $pal1$의 발현을 억제한다.
ㄴ. PAR-1은 MEX-3이 배아 전체로 확산되는 데 필요하다.
ㄷ. MEX-3이 결핍된 배아에서는 근육이 과다하게 형성된다.

① ㄱ　② ㄴ　③ ㄷ　④ ㄱ, ㄷ　⑤ ㄴ, ㄷ

W 65.

다음은 양서류 배아에서 Smad1에 의한 외배엽의 분화 조절을 알아본 실험이다.

〈자료〉
- 양서류 포배의 동물극 덮개를 분리하여 배양하면 높은 BMP 신호에 의해 상피 조직으로 분화한다.
- Smad1은 BMP 신호에 의해 활성화되는 전사 인자이다. Smad1 신호가 억제되면, 동물극 덮개에서 상피 조직으로의 분화는 억제되고 신경 조직으로의 분화는 촉진된다.
- BMP와 결합한 BMP 수용체는 Smad1의 C-말단에 있는 세린 잔기를, FGF 신호에 의해 활성화된 MAPK는 Smad1의 연결 부위에 있는 세린 잔기를 인산화한다.
- DN-FGFR은 FGF 신호를 막는 돌연변이 FGF 수용체이고, LM-Smad1은 연결 부위의 세린 잔기를 모두 알라닌 잔기로 치환한 Smad1이다.

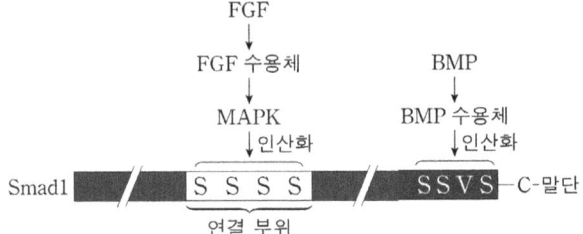

〈실험〉
(가) 4세포기 배아의 동물극 부위에 표와 같이 mRNA를 미세 주입한 후 포배기까지 배양한다.
(나) (가)에서 얻은 포배로부터 동물극 덮개를 분리하여 12시간동안 배양한다.
(다) (나)의 배양 조직에서 신경 조직 마커의 발현량을 측정한다.

미세주입한 mRNA	신경 조직 마커 발현량
없음	−
Noggin	+ + +
Noggin, *BMP*	−
Noggin, *DN−FGFR*	−
Noggin, *LM−Smad1*	+

(+ + + : 많음, + : 적음, − : 발현 안 됨)

이에 대한 설명으로 옳은 것만을 〈보기〉에서 있는 대로 고른 것은?

보기
ㄱ. Noggin은 동물극 덮개에서 상피 조직 형성을 억제한다.
ㄴ. Noggin에 의한 신경 조직 형성은 FGF 신호를 필요로 한다.
ㄷ. Smad1의 연결 부위의 인산화가 증가하면 BMP 신호에 의한 상피 조직 형성이 촉진된다.

① ㄱ   ② ㄷ   ③ ㄱ, ㄴ   ④ ㄴ, ㄷ   ⑤ ㄱ, ㄴ, ㄷ

[MEET/DEET - 2025학년도 27번]

W 66.

다음은 초파리의 눈 모양 유전에 대한 자료이다.

- 염색체의 *Bar* 부위가 중복되어 생기는 *Bar* 돌연변이는 홑눈의 생성을 억제한다.
- 눈을 구성하는 홑눈의 수가 감소되면 달걀형 눈이 막대형 눈으로 변한다.
- 야생형(B^+B^+) 암컷의 눈은 달걀형, *Bar* 동형접합형(BB) 암컷의 눈은 막대형, *Bar* 이형접합형(B^+B) 암컷의 눈은 중간형이다.

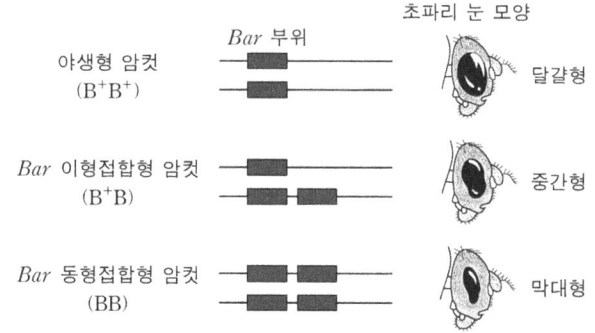

- 달걀형 눈 암컷과 막대형 눈 수컷을 교배해서 얻은 자손(F1) 중 암컷은 모두 중간형 눈을, 수컷은 모두 달걀형 눈을 갖는다.

중간형 눈 암컷과 달걀형 눈 수컷을 교배하여 자손(F1)을 얻을 때, F1이 달걀형 눈을 가질 확률은?

① 0　　② $\frac{1}{4}$　　③ $\frac{1}{2}$　　④ $\frac{3}{4}$　　⑤ 1

Ⅶ. 생식과 발생

W 67.

다음은 양서류 발생 과정에서 히스톤 아세틸화에 의한 *siamois* 유전자의 발현 조절을 알아본 실험이다.

〈자료〉
- *siamois* 발현은 Wnt / β-카테닌 신호전달 과정에 의해 조절되며, 발현량은 낭배기에서 최대이다. 리튬 이온(Li^+)은 GSK3 활성을 억제한다.

  Wnt ┐
  　　 ├─┤ GSK3 활성 ─┤ β-카테닌 농도 → *siamois* 발현　　→ : 촉진
  Li^+ ┘ 　　　　　　　　　　　　　　　　　　　　　　　　　　 ─┤ : 억제

- TSA는 히스톤 탈아세틸화효소의 활성을 억제한다.

〈실험〉
- 표와 같이 양서류 배아 발생 중 특정 시기에 Li^+ 또는 TSA를 처리하여 얻은 낭배에서 *siamois* 발현량을 측정한다.

실험	실험 과정	*siamois* 발현량
Ⅰ	약물처리 없음 1세포기 ────────────→ 낭배	+
Ⅱ	Li^+ 처리(20분) 1세포기　32세포기 ──────→ 낭배	+ + +
Ⅲ	Li^+ 처리(20분) 1세포기 ──────── 포배 후기 → 낭배	+
Ⅳ	TSA 처리(낭배기까지) 1세포기　32세포기 ──────→ 낭배	+
Ⅴ	TSA 처리(낭배기까지)　Li^+ 처리(20분) 1세포기　32세포기　　포배 후기 → 낭배	+ + +

(+ : 적음, + + + : 많음)

이에 대한 설명으로 옳은 것만을 〈보기〉에서 있는 대로 고른 것은?

보기
ㄱ. 실험 Ⅲ에서 Li^+ 대신 TSA를 처리하면 *siamois* 발현량은 실험 Ⅱ의 결과와 같다.
ㄴ. 16세포기 배아의 배쪽 식물극에 β-카테닌을 과발현시키면 2차 등축(secondary dorsal axis)이 형성된다.
ㄷ. 배아 발생 과정에서 32세포기와 포배기 사이에 *siamois* 프로모터 부위에 있는 히스톤의 아세틸화가 증가한다.

① ㄱ　　② ㄴ　　③ ㄷ　　④ ㄱ, ㄷ　　⑤ ㄴ, ㄷ

정답

L. 신호전달

01.	⑤	02.	①	03.	②	04.	①	05.	①
06.	③	07.	②	08.	⑤	09.	②	10.	⑤
11.	③	12.	⑤	13.	④	14.	④		

M. 내분비계

01.	⑤	02.	④	03.	⑤	04.	④	05.	②
06.	⑤	07.	③	08.	④	09.	④	10.	④
11.	⑤	12.	③	13.	⑤	14.	⑤	15.	③
16.	⑤	17.	③	18.	①	19.	①	20.	⑤
21.	①	22.	①	23.	④	24.	⑤	25.	①
26.	②	27.	⑤	28.	⑤	29.	④	30.	②
31.	①	32.	④	33.	①	34.	⑤	35.	③
36.	②	37.	④	38.	①	39.	②		

N. 신경계

01.	⑤	02.	④	03.	④	04.	③	05.	①
06.	③	07.	②	08.	③	09.	③	10.	④
11.	⑤	12.	②	13.	④	14.	②	15.	②
16.	⑤	17.	④	18.	②	19.	⑤	20.	④
21.	④	22.	①	23.	③	24.	③	25.	②
26.	④								

O. 중추신경계와 말초신경계

01.	③	02.	④	03.	③	04.	③	05.	③
06.	②	07.	③	08.	④	09.	④	10.	⑤
11.	①								

P. 감각계

01.	②	02.	②	03.	①	04.	⑤	05.	④
06.	③	07.	③	08.	①	09.	①	10.	④
11.	①	12.	①	13.	①	14.	④		

Q. 운동계

01.	①	02.	②	03.	①	04.	②	05.	⑤
06.	①	07.	④	08.	④	09.	②	10.	②
11.	⑤	12.	②	13.	③	14.	②	15.	⑤
16.	④	17.	①	18.	①	19.	②	20.	③

R. 순환계

01.	①	02.	①	03.	⑤	04.	④	05.	①
06.	③	07.	②	08.	③	09.	④	10.	④
11.	④	12.	②	13.	⑤	14.	⑤	15.	③
16.	④	17.	⑤	18.	①	19.	④	20.	④
21.	⑤	22.	④	23.	②	24.	②	25.	④
26.	③	27.	①	28.	④	29.	④	30.	②
31.	①	32.	⑤						

S. 호흡계

01.	①	02.	③	03.	②	04.	②	05.	②
06.	④	07.	①	08.	②	09.	②	10.	②
11.	①	12.	①	13.	②	14.	①	15.	②
16.	①	17.	③						

T. 소화와 영양

01.	③	02.	③	03.	⑤	04.	②	05.	③
06.	⑤	07.	①	08.	⑤	09.	③	10.	③
11.	③								

U. 배설계

01.	④	02.	②	03.	⑤	04.	①	05.	①
06.	①	07.	⑤	08.	⑤	09.	④	10.	①
11.	③	12.	③	13.	⑤	14.	⑤	15.	③
16.	①	17.	②	18.	②	19.	①	20.	⑤
21.	①	22.	⑤						

V. 면역계

01.	④	02.	①	03.	①	04.	③	05.	②
06.	④	07.	⑤	08.	①	09.	③	10.	①
11.	④	12.	⑤	13.	①	14.	②	15.	①
16.	③	17.	⑤	18.	⑤	19.	⑤	20.	⑤
21.	③	22.	③	23.	②	24.	②	25.	①
26.	②	27.	⑥	28.	①	29.	⑤	30.	②
31.	⑤	32.	⑤	33.	①	34.	④	35.	①
36.	③	37.	④	38.	②	39.	④	40.	⑤
41.	⑤	42.	④	43.	③	44.	②	45.	②
46.	④	47.	④	48.	②	49.	①	50.	②
51.	①	52.	④	53.	①	54.	④	55.	③
56.	③	57.	②	58.	⑤	59.	④	60.	⑤
61.	②	62.	⑤						

W. 생식과 발생

01.	④	02.	⑤	03.	③	04.	⑤	05.	⑤
06.	⑤	07.	③	08.	①	09.	①	10.	④
11.	④	12.	⑤	13.	④	14.	①	15.	②
16.	⑤	17.	③	18.	①	19.	⑤	20.	③
21.	②	22.	④	23.	④	24.	③	25.	⑤
26.	①	27.	①	28.	⑤	29.	⑤	30.	①
31.	④	32.	②	33.	③	34.	⑤	35.	④
36.	③	37.	②	38.	⑤	39.	③	40.	⑤
41.	④	42.	④	43.	①	44.	③	45.	④
46.	④	47.	⑤	48.	③	49.	⑤	50.	②
51.	①	52.	②	53.	④	54.	④	55.	②
56.	④	57.	⑤	58.	③	59.	①	60.	③
61.	④	62.	③	63.	④	64.	④	65.	③
66.	③	67.	②						

최성윤

약 력

서울대학교 생명과학부(유전공학전공) 석사 졸
서울대학교 생명과학부(유전공학전공) 박사과정

現 김영편입 전임교수
現 한빛변리사학원 전임교수
現 ㈜ 위스토리 대표
前 삼성의료원 연구팀장
前 서울메디컬스쿨/유웨이엠디 전임교수
前 위너스엠디/윌비스엠디 전임교수
前 프라임엠디 전임교수
前 메가엠디 전임교수
前 메가공무원 전임교수

저 서

TB생물 기본이론. 위스토리. 2024
TB생물 심화이론. 위스토리. 2024
TBcore필기노트 5판. 위스토리. 2016~2024
TB기본문제집 10판. 위스토리. 2014~2024
TB편입생물 기출유사문제집 Lv1. 4판. 위스토리. 2018~2024
TB편입생물 기출유사문제집 Lv2. 플러스 1판. 위스토리. 2024
TB생물 MEETDEET기출문제집. 2008~2024
TB생물 MEETDEET대비 실전문제집. 2008~2024
TB생물 변리사 실전문제집 3판, 위스토리. 2022~2024
새로운 생물 19판. 한빛지적소유권센터. 2007~2022
Total Biology's Solution. 6판, 위스토리. 2011~2018
적중문제풀이 15판. 한빛지적소유권센터. 2009~2021
Total Biology 10판. 위스토리. 2008~2019
TB생물 워크북 2판. 위스토리. 2016~2018
생물 Subnote. 한빛지적소유권센터. 2006